DE
LA TÉNOTOMIE
SOUS-CUTANÉE.

PARIS. — IMPRIMERIE DE BOURGOGNE ET MARTINET.
Rue Jacob, 30.

DE
LA TÉNOTOMIE
SOUS-CUTANÉE,

ou

DES OPÉRATIONS QUI SE PRATIQUENT
POUR LA GUÉRISON

DES PIEDS-BOTS, DU TORTICOLIS,
DE LA CONTRACTURE DE LA MAIN ET DES DOIGTS,
DES FAUSSES ANKYLOSES ANGULAIRES DU GENOU, DU STRABISME,
DE LA MYOPIE, DU BÉGAIEMENT, ETC.,

PAR

Le docteur Ch. PHILLIPS

DE LIÉGE),

Chevalier de l'ordre impérial St-Stanislas.

Accompagné de 12 planches.

A PARIS,

CHEZ J.-B. BAILLIÈRE,

LIBRAIRE DE L'ACADÉMIE ROYALE DE MÉDECINE,

RUE DE L'ECOLE-DE-MEDECINE, 17;

A LONDRES, CHEZ H. BAILLIÈRE, 219, REGENT-STREET;
A LIEGE, chez Palante. — A BRUXELLES, chez Tircher.

1841.

PRÉFACE.

La ténotomie sous-cutanée compte à peine quelques années d'existence, et déjà elle a produit un grand nombre de faits. Cet excès de richesse devient un embarras réel pour le praticien éloigné du cercle de la chirurgie parisienne; il ne connaît que les suites immédiates des opérations, les seules publiées jusqu'à ce jour. Et comme on se tait généralement sur les résultats définitifs, son esprit incertain ne sait pas s'il doit faire une opération dont l'utilité générale ne paraît pas encore être bien démontrée.

J'ai cherché dans ce travail à maintenir les chirurgiens dans le vrai, en ne leur dissimulant pas les revers qui ont été les suites de ces opérations nouvelles.

Je ne prétends pas tout dire sur la ténotomie, la question est encore trop récente, et c'est avec circonspection qu'il faut en parler; mais comme les faits ont une force réelle, je n'ai pas hésité à me prononcer pour admettre ou pour rejeter quelques sections sous-cutanées.

Plusieurs opérations qui ont servi de base à ce travail ont été faites à Saint-Pétersbourg, grâce à l'obligeance de quelques hommes qui m'en ont offert l'occasion, parmi lesquels je me plais à nommer MM. Arendt, Bouyalsky, Salomon et Rulh, qui ont rendu de si grands services à l'enseignement et à la chirurgie russe, malheureusement si peu connue en France (1).

J'ai étudié aussi des sujets remarquables dans le bel établissement orthopédique de M. Bouvier. Cet habile chirurgien a donné en France de la valeur aux opérations sous-cutanées, soit par les progrès qu'il a fait faire à cette nouvelle branche de la thérapeutique, soit par la résistance qu'il a sans cesse opposée aux envahissements de ceux qui voient partout la contraction et le raccourcissement des muscles, et qui sont dominés dans leur pratique par une véritable myotomomanie.

Je ne puis terminer cette préface sans adresser mes remerciements à M. Lisfranc; je suis heureux de pouvoir témoigner ma reconnaissance au célèbre chirurgien de l'hôpital de la Pitié, pour l'offre qu'il m'a si généreusement faite de démontrer quelques opérations dans son amphithéâtre, en présence de ses nombreux élèves.

Paris, le 24 juin 1841.

(1) M. Arendt a fait avec grand succès la ligature des grosses artères. Voici un tableau de ces opérations.

ARTÈRES.	OPÉRATIONS.	GUÉRISONS.	MORTS.
Carotide primitive. . .	1	1	
Sous-clavière au-dessus de la clavicule.. . .	3	2	1
Innominée..	1		1
Iliaque externe. . . .	4	3	1
Fémorale.	5	5	
Poplitée..	1	1	
Brachiale.	2	2	
Radiale..	2	2	
Cubitale.	2	2	
Totaux. .	21	18	3

DE
LA TÉNOTOMIE
SOUS-CUTANÉE.

INTRODUCTION.

La contraction spasmodique des muscles, appréciée comme détail, était encore éparse et dispersée dans plusieurs ouvrages de chirurgie, lorsque Stromeyer, de Hanovre, en donna la formule générale, en attribuant une classe des difformités du système osseux à la contracture musculaire et au raccourcissement de ces agents. Stromeyer fit connaître ses idées en 1828 et 1829, et Dieffenbach, dès 1830, professa publiquement cette théorie nouvelle.

En France, on fut long-temps sans connaître les travaux de Stromeyer et de Dieffenbach, et M. Guérin a été dans l'erreur quand il a écrit que « de 1830 jusqu'en 1837 on ne peut guère citer rien de remarquable, si ce n'est la pratique de la section du tendon d'Achille, remise en honneur et mieux précisée par Stromeyer. » Nous verrons dans le cours de ce travail que toutes les grandes opérations de ténotomie sous-cutanée ont été faites pendant ce temps. M. Guérin réclame encore pour lui les honneurs de l'invention des opérations sous-cutanées et de la formule de la contraction musculaire. Quand un homme de l'âge de M. Guérin réclame, comme il le fait, ce qui appartient à d'autres, il faut bien le croire de bonne foi, et placer l'ardeur de ses réclamations sur la non-connaissance des travaux publiés depuis plusieurs années en pays étranger.

C'est en Allemagne que cette idée a été fécondée et a pris naissance ; en France elle a été généralisée par Bouvier et J. Guérin.

Toute difformité congénitale est le résultat de la contraction musculaire, et cette dernière est sous la dépendance d'une altération du système nerveux. Dans les faits qui rentrent dans le domaine chirurgical, c'est-à-dire, ceux que l'on peut guérir, il ne reste plus de trace des altérations des centres nerveux, on n'en voit plus que les effets, qui sont les déviations ; et ce sont ces faits qui doivent seuls nous occuper.

La contraction musculaire atteint tous les tissus ; elle modifie leur forme, elle altère leur organisation, et quelquefois même elle les transforme en tissus où la vie est moins active.

Guérin a formulé deux lois qui caractérisent avec précision les transformations que subissent les muscles lorsqu'ils sont ainsi contractés :

1° Dans toutes les difformités anciennes, les muscles, au lieu de continuer leurs rapports primitifs avec la portion du squelette déviée, tendent à se raccourcir et à se diriger en ligne droite, entre leurs deux points d'insertion ;

2° La transformation des muscles est graisseuse ou fibreuse : graisseuse dans les conditions où les muscles sont comprimés et frappés d'inertie; fibreuse lorsqu'ils sont soumis à des tractions exagérées. (*Rapport de l'Institut.*)

Lorsque la nature de la difformité a changé les points d'insertion des muscles, ils sont déplacés, et dans des directions différentes; leurs rapports naturels sont altérés.

Ces changements existent aussi dans la longueur, dans la forme, et dans la texture des agents musculaires.

Le tissu fibreux éprouve plutôt des altérations dans son organisation que des changements de forme; en d'autres termes, la rétraction des tendons suit la rétraction musculaire. Le tendon n'est pas raccourci comme le muscle, mais il est arrêté dans son développement. Il en est de même des ligaments. La rétraction musculaire ayant déplacé les pièces du squelette. les cordons ligamenteux ont suivi ces déplacements, et ils ont été arrêtés dans leur développement. Dans toutes les conditions, lorsque les cordons fibreux sont condamnés au repos, ils changent d'organisation, ils deviennent plus compactes, et souvent ils sont transformés en plaques osseuses. Cette transformation osseuse n'a pas lieu seulement, comme le dit Guérin, dans les conditions où le système musculaire passe à l'état graisseux.

Les artères subissent aussi des changements de forme, de position et de capacité. Guérin a très bien décrit ces changements; ces vaisseaux ne suivent pas les muscles dans leurs déviations; comme eux, elles ne sont pas raccourcies ; comme eux, elles ne marchent pas en ligne droite et tendue ; elles accompagnent les courbures musculaires lorsqu'elles sont attachées à ces muscles, et redeviennent flexueuses aussitôt qu'elles sont libres, et d'autant plus flexueuses que le trajet qu'elles avaient à parcourir est plus limité. (*Rapport cité.*)

Les veines sont aussi soumises à des lois de changements ; mais au lieu de s'atrophier, ou au lieu de perdre la largeur de leur calibre comme les artères, elles acquièrent plus de largeur, ou leur nombre augmente. C'est à l'aide de ces modifications que Guérin explique les transformations musculaires.

Les membres rendus difformes par la contraction des muscles, ont d'abord été traités par le seul emploi des machines. On trouve bien dans l'histoire de la chirurgie, des faits épars de section des tendons, mais il faut arriver à notre époque pour en trouver l'usage généralisé. Depuis dix années cette opération est faite avec succès en Allemagne, tandis qu'à Paris les premières opérations ont seulement été exécutées en 1835. Aujourd'hui les procédés sont nombreux, et les instruments plus nombreux encore. C'est à ne pas croire le nombre de petits couteaux imaginés pour faire cette opération : on a émoussé des couteaux pointus, on a rendu pointus des couteaux émoussés ; on a courbé et recourbé des instruments droits, on a multiplié les tranchants. Toute cette vieille ferraille est abandonnée, et l'on ne se sert plus aujourd'hui que du ténotome de M. Bouvier, ou du canif de Dieffenbach. Quelques chirurgiens ont cependant cru devoir encore modifier ces instruments ; mais ils se trompent, ceux qui placent dans la forme de l'instrument **toute** l'importance d'une opération.

Pour couper les tendons des muscles rétractés, il faut placer le malade de manière à ce que le tendon qu'il faut diviser soit le plus apparent. Si par la position seule on n'obtient pas ce résultat, il faut produire sur le membre un mouvement exagéré, qui rendra le tendon plus visible en écartant les deux points d'attache du muscle.

Il faut, autant que possible, éviter les sections des fibres musculaires ; il est toujours plus avantageux de couper seulement le tendon. Le point important de l'opération, c'est de faire une seule ouverture à la peau, la plus petite possible, afin d'empêcher l'air de pénétrer dans la plaie.

Les plaies étant soustraites à l'action de l'air extérieur, ne suppurent pas, et en peu de temps les tissus divisés sont cicatrisés. Les plaies sous-cutanées sont très rarement dangereuses ; elles guérissent non seulement sans suppuration, mais encore sans réaction inflammatoire.

La section sous-cutanée des tendons raccourcis a été faite par plusieurs procédés. Je ne parlerai que de ceux employés encore aujourd'hui.

Stromeyer opère en faisant deux piqûres à la peau ; son instrument est un bistouri pointu, convexe sur son tranchant ; il coupe le tendon de la profondeur vers la peau.

Dieffenbach se sert d'un canif, dont la lame est très

recourbée, en forme de serpette ; il ne fait qu'une seule piqûre à la peau. (Pl. I , fig. 1.)

Bouvier se sert d'un ténotome qu'il a imaginé ; c'est un petit couteau droit, très étroit, à pointe mousse ; pour la section *sus-tendineuse*. La conséquence de ce procédé est une très petite ouverture de la peau. On peut aussi lui donner une direction longitudinale qui la fait fermer par l'abaissement du talon ; il ne fait qu'une piqûre à la peau au moyen d'un bistouri.

Duval ne s'est pas écarté du procédé de Stromeyer, et Stœss, après avoir fait une ouverture à la peau avec une lancette, se sert d'un ténotome coudé du côté tranchant.

Guérin fait d'abord un pli à la peau et en soutient une extrémité, l'autre est confiée à un aide. Il fait, avec une lancette, une ponction à la peau, et par cette ouverture il introduit un ténotome pour couper le tendon.

C'est là la méthode générale ; mais tantôt on coupe des parties superficielles aux parties profondes, et tantôt des parties profondes aux parties superficielles. Quelques chirurgiens sont exclusifs : ils prétendent qu'il faut toujours opérer par la méthode qu'ils préconisent ; c'est évidemment une erreur, car il est telle région qui est plus favorable à la manœuvre de l'instrument agissant de la peau vers les parties profondes, et d'autres qui facilitent la marche de l'instrument des parties profondes vers la peau. Lorsque l'on coupe le tendon du jambier postérieur au-dessus de la malléole, Velpeau conseille d'agir des parties profondes vers la peau, afin d'éviter l'artère tibiale postérieure ; il en est de même pour le demi-membraneux, le psoas et l'iliaque, que l'on coupe plus facilement en suivant le conseil de M. Velpeau ; mais il ne faut jamais couper les muscles, dans la région où ils manquent d'enveloppe celluleuse. Lorsqu'ils passent seulement dans une gaîne synoviale, leur réunion dans ce point est impossible dans la majorité des cas.

Aussitôt que la section du tendon est achevée, on entend un bruit d'échappement nettement prononcé, et accompagné quelquefois de résonnance ; ce dernier phénomène a lieu surtout lorsque l'on opère près de la cavité thoracique. Les deux bouts du tendon divisé sont écartés à une distance plus ou moins considérable, et l'on peut, en agissant avec quelque force, ramener dans certains cas la partie déviée à sa position normale. Lorsque l'on opère sur le cou, les pieds, les mains, la quantité de sang épanché est très petite : mais elle est plus abondante, et elle est quelquefois considérable, lorsque l'on coupe les muscles de l'épaule ou du creux poplité ; mais je ne sache pas que jusqu'à ce jour on ait eu à déplorer quelque hémorrhagie inquiétante. Lorsque la section du tendon ou du muscle est achevée, on applique immédiatement le doigt sur la plaie après avoir retiré le ténotome, et l'on presse la peau afin de faire sortir la petite quantité de sang épanché. Si, par hasard, il s'introduit de l'air dans la plaie, il faut agir de manière à l'expulser entièrement ; on y parvient en laissant la petite plaie ouverte, et en pressant avec le doigt la petite tumeur qui s'est formée sous la peau ; cette

complication n'arrive guère qu'après les opérations
faites sur les articulations, en coupant les ligaments, et
en faisant mouvoir les jointures articulaires. Aussi, après
de telles opérations, il faut avoir soin de laisser le membre en repos. Le pansement de ces plaies est fort simple : il faut d'abord les fermer avec un morceau d'emplâtre agglutinatif; on place ensuite une compresse
trempée dans l'eau froide, et l'on maintient le tout avec
un mouchoir médiocrement serré.

Quelques opérateurs pensent qu'il est utile de commencer aussitôt après l'opération le traitement mécanique; cette pratique n'est pas aussi heureuse que celle
qui consiste à attendre que les accidents inflammatoires
soient entièrement dissipés. On peut, en agissant avec
trop de rapidité, enflammer les plaies, et se créer de
grands obstacles qui retardent souvent la cure de la difformité.

CHAPITRE PREMIER.

DE LA RÉUNION DES TENDONS DIVISÉS.

Un fait presque constant, c'est la réunion des tendons divisés, au moyen d'une substance intermédiaire. Ce fait matériel semble devoir être facile à apprécier, et cependant chaque opérateur l'a expliqué par une théorie particulière.

Stromeyer pense que la réunion des tendons est un acte physiologique. La contraction musculaire persiste autant que le muscle est tiraillé par ses deux attaches ; lorsque le tendon est divisé, le muscle est en repos, et insensiblement il s'allonge pour venir rejoindre le bout inférieur. La preuve de cet allongement est dans le volume de la substance nouvelle qui se place entre les deux bouts divisés : dans un pied-équin du plus haut degré, par exemple ; si le pied est entièrement renversé, le tendon d'Achille est fortement tiraillé. Lorsqu'on le coupe, et lorsqu'on fait effort sur le pied pour le ramener dans sa position normale, les deux bouts du tendon sont fortement écartés ; on peut dans certains cas placer tous les doigts dans cet écartement. Après la cicatrisation, on sent une substance intermédiaire, à peine grosse comme une forte bague, et cependant le pied a conservé sa position normale. Comment expliquer ce phénomène, si ce n'est par l'allongement musculaire ? ceux qui rejettent cette théorie, feraient bien de prouver que Stromeyer est dans l'erreur.

D'Ammon dit que le bout supérieur se rétracte davantage que le bout inférieur ; il s'écoule du sang entre ces deux bouts divisés, en assez grande quantité pour remplir l'espace laissé vide dans la gaîne. Ce sang se coagule et devient de plus en plus solide. Deux jours après, la lymple plastique est sécrétée autour du caillot, elle le pénètre, et ils s'organisent. Ce nouveau tissu peut, après quinze jours, avoir assez de solidité pour rétablir les fonctions du membre. C'est surtout sur les chevaux et sur les lapins que ce chirurgien a expérimenté.

Bouvier a fait connaître le mode de réunion qu'il a observé jour par jour sur des chiens (*Mémoire*, 12 *septembre* 1836) ; il a trouvé du deuxième au troisième jour la gaîne du tendon épaissie et plus consistante que dans l'état naturel. « Cette gaîne forme une espèce de canal ouvert du côté seulement où l'instrument a pénétré, et embrassant à ses deux extrémités les deux bouts du tendon qui fait saillie dans son intérieur. La surface interne de ce canal, fortement ecchymosée et teinte d'un rouge vif presque uniforme, est partout en contact avec elle-même, ou avec les extrémités du tendon, qui offrent à leur surface la même coloration.

» Le neuvième jour, la gaîne du tendon forme déjà un lien assez solide, qui adhère à ses deux bouts ; sa substance, de couleur grisâtre, moins blanche que celle du tendon, n'offre point encore d'apparence de fibres. Son canal s'est rétréci et ne présente plus d'ouverture, celle qui a livré passage à l'instrument étant complétement effacée. Le plus souvent le canal est vide, et sa surface interne, d'une rougeur assez prononcée, est contiguë à elle-même. J'ai *trouvé* une fois *sa cavité remplie de sang*, en partie liquide et en partie coagulé, qui lui donnait, à l'exploration, une figure olivaire.

Le douzième jour, la densité de la substance celluleuse intermédiaire a augmenté : son canal tend à s'effacer, les bouts des tendons sont encore distincts de cette substance, qui leur adhère néanmoins dans leur plus grande étendue.

Le dix-huitième jour, la nouvelle substance a la forme d'un cordon de même volume que le tendon, dont les deux bouts lui adhèrent fortement, quoique leur aspect tranche avec le sien. Son canal est presque entièrement effacé ; son tissu serré, infiltré d'un peu de liquide séreux, commence à offrir une structure fibreuse.

» Le vingt-quatrième jour, la substance est assez semblable au tissu fibreux que j'ai trouvé sur l'animal qui m'a servi à cette époque, plus grêle que le tendon lui-même, dont les extrémités offraient un renflement considérable, qui tranchait encore davantage avec le peu d'épaisseur de la nouvelle substance. Ce renflement des deux bouts appartenait, non aux fibres tendineuses elles-mêmes, mais à des prolongements du tissu fibreux nouveau qui se trouvaient placés dans leur interstice, et qu'on pouvait regarder comme du tissu cellulaire tuméfié, induré par un travail inflammatoire trop intense. Il est donc probable que la formation de ces petites tumeurs est un fait purement accidentel ; et, en effet, je ne les ai point rencontrées sur les autres animaux que j'ai ouverts. La cicatrice tendineuse, longue de près de deux pouces, jouissait néanmoins d'une grande force de résistance. Elle adhérait solidement au tendon, avec lequel seulement des fibres semblaient se continuer. Il n'existait plus autour d'elle aucune trace du travail inflammatoire qui l'avait produite. Il est probable qu'à la longue les deux bouts du tendon avaient disparu, et que son épaisseur serait devenue plus uniforme.

Enfin, sur un tendon qui avait été coupé trente-cinq jours avant la mort de l'animal, la cicatrice intermédiaire était parfaitement continue aux deux bouts, qui n'offraient aucun renflement, et bien que la substance tendineuse et la substance fibreuse nouvelle fussent encore très distinctes l'une de l'autre.

Sur un autre animal tué soixante-seize jours après la section, le tendon offre à peu près la même apparence que le précédent, si ce n'est que la substance intermédiaire est encore plus solide.

Enfin, ces faits, ajoute M. Bouvier, me paraissent démontrer que la formation du tendon nouveau est due à ce que le tissu cellulaire ambiant, d'abord converti en un canal à parois contiguës, se change à peu près en un cordon solide, de substance fibreuse, qui, sans être exactement de la même nature que le tendon qu'il supplée, s'est montré, dans tous les cas, parfaitement apte à en remplir les fonctions (1).

Duval a fait connaître le résultat de ses expériences le 14 février 1837 (2). Sa théorie est à peu près la même que celle d'Ammon, c'est-à-dire qu'il attribue au sang le principal rôle dans la formation de cette substance nouvelle. Held se rapproche de la manière de voir de Bouvier.

(1) *Mémoires de l'Académie royale de médecine.* **Paris, 1838, t. VII,** p. 438.

(2) *Bulletin de l'Académie royale de médecine,* t. I, p. 408.

Guérin pense que la lymphe plastique est le principal agent de cette réunion ; le sang épanché dans cette plaie est divisé en deux parties : l'une rentre dans la circulation, l'autre reste dans la plaie et se coagule. Cette seconde partie abandonne encore de sa substance à la résorption, de sorte qu'il ne reste plus qu'un petit caillot fibrineux, qui s'organise, et qui prend part à la vie générale. Le tissu cellulaire s'épaissit, mais il n'a aucune importance dans l'acte de la réunion des deux bouts séparés.

Les expériences que j'ai faites sur les chiens et sur les chevaux lorsque je donnais le cours d'anatomie du cheval à l'École vétérinaire de Liége, m'ont donné des résultats semblables à ceux de M. Guérin ; et mon collègue et ami **Pétry**, un des vétérinaires les plus distingués de la Belgique, a constamment fait les mêmes observations.

Strempel a aussi vérifié ces expériences ; il a vu que pendant la section d'un grand tendon, la gaîne n'est pas coupée, elle fuit devant le couteau. Par cette conservation, le sang n'est pas répandu dans les tissus voisins, et la gaîne reste mobile sous la peau.

§ I. Traitement mécanique.

Les conditions du traitement mécanique ont été généralisées d'une manière remarquable par Guérin. Toutes les difformités du squelette, dit cet orthopédiste, ont les mêmes conditions matérielles d'existence, les mêmes résistances à vaincre, les mêmes rapports à établir avec les machines, et toutes réclament les mêmes précautions. Partout c'est un angle à ouvrir, une courbe à redresser, des brisures du squelette à mobiliser les unes sur les autres, et par conséquent partout ce sont des points de centre à circonscrire, et des bras de lévier à établir et à mouvoir autour de ces points. Partout il faut produire beaucoup de résultats avec peu d'efforts, c'est-à-dire distribuer le mieux les forces afin d'avoir le plus d'effet avec le moins de douleur. Pour arriver à cette application, Guérin a brisé les appareils en autant de points qu'il y a de brisures du squelette; il a fait correspondre les centres des mouvements de l'appareil au centre des parties mobiles, les unes sur les autres, et il a porté la plus grande somme d'action à la corde des courbures décrites par les difformités. (*Vues générales. Ou. c. p.* 55.) En un mot, c'est la flexion opposée à la compression.

Selon M. Guérin, six conditions principales doivent diriger le choix des moyens que l'on doit employer pour guérir les difformités (*Rapport cité*); ce sont : 1° la cause essentielle de la difformité ; 2° le degré ; 3° l'ancienneté ; 4° le siége ; 5° la direction ; et 6° l'âge, le sexe et la constitution.

Les appareils orthopédiques ne sont pas seulement employés pour corriger ou guérir les altérations des os, leur action atteint aussi les affections des muscles et des ligaments ; c'est-à-dire que l'état particulier de contracture passagère, qui est si différente par ses causes et par ses effets de la contracture permanente, peut être guéri par la simple application d'un appareil. On observe la même chose dans les ligaments : ils se laissent distendre après la section musculaire, et ils reprennent leur dimension et leur texture normales.

Ce n'est pas ici le lieu de parler des appareils de soutien ; ils ne sont pas destinés à corriger une difformité, mais ils assurent la position des individus dont les ligaments sont relâchés et dont les muscles sont paralysés.

§ **II. Contre-indications.**

On a déjà peut-être un peu abusé de la ténotomie, il faut cependant savoir mettre des bornes au désir d'étendre cette nouvelle opération. Que de fois depuis peu de temps n'avons-nous pas eu le déplorable spectacle de nombreuses sections au moins inutiles! On a vu des malades supporter sans peine ces opérations, mais quelles en sont les suites? Je rapporterai plus loin l'histoire de la maladie de M. Doubovitski publiée par lui-même (1), et je transcris ici la note que M. Guérin a adressée à l'Institut après une ténotomie faite sur toutes les extrémités. L'histoire de ces faits suffira pour établir les contre-indications de la ténotomie.

Section sous-cutanée de quarante-deux muscles, tendons ou ligaments, pratiquée le même jour, sur le même individu, pour remédier à une difformité articulaire générale ; lettre adressée à l'Académie des sciences, le 13 août 1840,

Par le docteur Jules Guérin.

J'ai l'honneur de faire part à l'Académie d'une opération qui, par son caractère de généralité et *ses résul-*

(1) *Mémoire sur la section sous-cutanée des muscles pronateurs et des muscles fléchisseurs de la main et des doigts.* (Annales de la chirurgie française et étrangère. Paris, 1841, t. I, p. 129.)

tats immédiats, me paraît destinée à fixer d'une manière définitive la valeur d'un principe que j'ai cherché à établir dans mon mémoire sur les PLAIES SOUS-CUTANÉES, à savoir que les plaies pratiquées sous la peau, à l'abri du contact de l'air, sont affranchies de tout travail d'inflammation suppurative.

Le 25 de ce mois, à cinq heures du soir, j'ai fait, sans désemparer, sur un jeune homme de vingt-deux ans, la section sous-cutanée de 42 muscles, tendons ou ligaments, pour remédier à une série de difformités articulaires du tronc et des membres, causées par la rétraction active de ces muscles et ligaments. Cette série d'opérations a exigé 28 ouvertures à la peau. Les muscles, tendons et ligaments divisés sont les suivants :

Au tronc, le grand pectoral.	1
Aux coudes, les deux biceps brachiaux.	2
Les ronds pronateurs.	2
Les deux radiaux antérieurs.	2
Les deux fléchisseurs communs superficiels.	2
Les deux petits palmaires.	2
Aux avant-bras, les tendons isolés des deux cubitaux antérieurs.	2
Ceux des grands et petits palmaires.	4
Ceux des grands abducteurs du pouce.	2
Aux deux genoux, les deux couturiers.	2
Les deux biceps cruraux.	2
Les deux demi-membraneux.	2
Les deux demi-tendineux.	2
Les deux droits internes.	2
Fascia lata.	1
Ligaments latéraux externes.	2
Aux deux pieds, les deux tendons d'Achille.	2
Les deux jambiers antérieurs.	2
Les deux extenseurs communs.	2
Les deux extenseurs propres du gros orteil.	2
Les deux péroniers antérieurs.	2
Total.	42

Voici les résultats immédiats des ces opérations :

L'opéré n'a éprouvé qu'une douleur et une fatigue médiocres; il n'a proféré aucune plainte pendant les opérations, et celles-ci ont duré une heure. Une heure après, il s'est endormi d'un sommeil calme. La nuit et le jour suivant ont été très tranquilles. Aucun accident inflammatoire n'est survenu, et le troisième jour, les vingt-huit plaies étaient cicatrisées. Aujourd'hui, cinquième jour de ces opérations, les points de la peau qui ont été divisés sont débarrassés de toute espèce d'applications, et on distingue à peine les traces des cicatrices.

Je me dispense pour le moment de faire ressortir de ce cas remarquable de difformité générale les circonstances propres à confirmer mes idées sur l'origine commune des difformités particulières, qu'une affection cérébrale avait réunies et combinées sur le même individu. Je me borne aujourd'hui à signaler le fait de la section sous-cutanée de quarante-deux muscles, tendons ou ligaments, avec vingt-huit plaies à la peau, sans le plus petit symptôme de réaction inflammatoire. Pour ôter à cette opération toute apparence de témérité, j'ajouterai que, depuis que j'ai cherché à établir, par de nombreuses expériences sur les animaux, l'innocuité absolue des plaies sous-cutanées, je suis arrivé à vérifier le même principe chez l'homme par une série d'opérations convenablement graduées, depuis la section d'un seul muscle jusqu'à la section d'un grand nombre. Quant aux procédés opératoires que j'ai mis en usage, la plupart sont nouveaux et ont été appliqués à des difformités partielles qui n'avaient été ni décrites, ni attaquées par la méthode sous-cutanée. Je me propose de faire connaître les uns et les autres en communiquant en *temps opportun* à l'Académie *le résultat définitif* de ces opérations.

Certes, cette opération est remarquable, mais qu'est devenu ce malade? Voici bientôt une année que cette opération est faite, et les résultats définitifs sont dans l'ombre. Quand donc viendra ce temps opportun? On ignorerait aussi encore le résultat final de l'opération pratiquée sur le bras de M. Doubovitzki, si cet honorable professeur n'avait pas consenti à se mettre en scène pour rendre un éclatant service à la pratique chirurgicale.

Cette opération venait d'être publiée à l'Académie des sciences; elle avait donc, par ce moyen, acquis de la valeur, et l'on pouvait la répéter, sans pour cela montrer trop de témérité. J'eus bientôt l'occasion de l'exécuter, mais le résultat ne donna pas tout ce que l'on était en droit d'espérer de l'annonce de M. Guérin. Comme il s'est tu sur les suites de son opération, je ne sais s'il a été plus heureux que moi. Voici l'opération que j'ai faite.

Jérigen Son, âgé de onze ans, de la colonie allemande à Saint-Pétersbourg, eut le choléra à l'âge de deux ans : il fut assez heureux pour échapper à cette désastreuse maladie, mais sa convalescence fut le commencement d'un supplice qui paraît ne devoir finir qu'avec sa vie. Cet enfant me fut envoyé par un médecin, qui me le fit voir comme un phénomène curieux. J'examinai ce sujet avec intérêt, et en étudiant successivement les membres, je vis, contractés avec violence, les muscles grands dorsaux, les deux pectoraux, les sus-épineux et

les sous-épineux, les deux biceps des bras, les deux ronds
pronateurs, les deux grands palmaires, les deux petits
palmaires, les fléchisseurs superficiels. Les membres inférieurs étaient déviés par la contraction des muscles
droits internes; les deux biceps, les demi-tendineux et
les demi-membraneux fléchissaient la jambe sur la
cuisse, et les muscles du mollet tiraient le talon fortement en haut.

Ce petit être, replié sur lui-même, présentait l'aspect
le plus misérable. Que l'on se figure une créature ché-
tive, souffrante, étiolée, l'œil éteint et bordé d'un cercle
bleu, sans apparence de vie, comme du plomb; les bras
invinciblement liés contre la poitrine, les avant-bras
fléchis, sans mouvement sur le bras, les mains, en forme
de crochet, repliées sur la face interne des avant-bras,
tous les doigts cramponnés dans la main, comme ceux
des cadavres que l'on retire de l'eau! Que l'on se figure
les cuisses soudées au bassin, les jambes fléchies en angle
aigu sur les cuisses, et les pieds presque renversés sur les
jambes! Que l'on se figure un être aussi misérable, et
l'on sentira en soi-même qu'il était permis d'*oser* pour
chercher à le soulager.

Je fus encouragé à pratiquer cette opération par Son
Excellence M. Arendt, qui avait vu M. Guérin couper
les tendons dont je viens de parler. Tous ces muscles et
ces tendons nommés plus haut, furent divisés; cette créature rabougrie fut allongée, mais aucun mouvement ne
fut rétabli.

La sœur de ce petit garçon était dans le même état
aussi à la suite du choléra. Je ne voulus pas opérer les

mains, parce que des altérations des os du carpe avaient ankylosé ces articulations. Je coupai seulement les muscles fléchisseurs des jambes, et ensuite je brisai les adhérences solides du genou, par le procédé décrit dans le chapitre des ankyloses angulaires du genou. Les jambes furent redressées, mais elle ne put se servir de ces deux membres, même en marchant avec roideur, sans flexion des jambes sur la cuisse.

On voit que jusqu'à ce jour les résultats de la ténotomie n'ont pas été aussi complets qu'on a voulu le faire croire. Il y a encore un fait publié par M. Guérin, peu de temps après avoir exécuté les opérations, et dont on n'a rien appris depuis cette époque.

C'est dans la séance du 20 janvier 1840 que M. Guérin fit à l'Académie des sciences la communication suivante : « J'ai fait il y a trois semaines, à l'hôpital des Enfants, chez une jeune fille de quatorze ans, la section des muscles biceps, demi-tendineux, demi-membraneux et droit interne, pour deux luxations incomplètes du genou, produites par la rétraction primitive de ces muscles. Il y avait des deux côtés subluxation des tibias en arrière, sur les condyles du fémur, rotation de la jambe d'un quart de cercle en dehors, et inclinaison en dehors de cette dernière sur le fémur, de 60 degrés environ. La rotation en dehors, l'inclinaison latérale et le glissement en arrière des tibias, ont pu, dès le lendemain de l'opération, être ramenés à la simple flexion normale de la jambe sur la cuisse, et depuis cette époque il ne reste des deux difformités qu'un certain degré de flexion permanente de l'articulation.

» Pour rassurer immédiatement les personnes qui ne seraient pas convaincues de l'innocuité des opérations pratiquées sous la peau, hors du contact de l'air, j'ajouterai que j'ai fait le même jour, et sans désemparer, chez la jeune fille de quatorze ans, la section sous-cutanée de *treize muscles ou tendons pour remédier à diverses difformités dont elle était atteinte.* »

Cette communication est fort intéressante; mais M. Guérin ne donnait pas les détails des treize sections de muscles, et, enfin, quinze mois se sont écoulés sans que l'on ait appris le résultat de ces opérations. Je crois rendre un service aux praticiens en complétant cette observation. La malade est aujourd'hui, 19 avril 1841, à l'hospice de la Salpêtrière; elle se nomme Jenny Wilson, âgée de quinze ans et demi.

L'état de contraction a commencé à l'âge de sept ans. Après des convulsions, il y eut aussi paralysie de la langue. Ces convulsions ont duré toute une journée, et elles ne se sont pas reproduites. Aujourd'hui elle jouit de toutes ses facultés intellectuelles.

Voici dans quel état sont les membres :

L'avant-bras gauche est fléchi à angle droit sur le bras; la flexion peut être augmentée, mais l'extension est impossible. La demi-pronation est la position habituelle de cet avant-bras; lorsque la malade le place en supination, elle ne peut plus le ramener en pronation, à moins d'écarter le coude du tronc; alors la main se renversant par son propre poids, entraîne l'avant-bras dans ce mouvement. On éprouve une résistance invincible lorsqu'on veut étendre ce membre, qui jamais ne dépasse l'angle droit. Il y a une faible tension du biceps, et les obstacles les plus forts paraissent résider dans l'articulation du coude, où la malade ressent des douleurs.

La main est étendue sur l'avant-bras, et la flexion est impossible.

Le pouce est dans sa position normale, les quatre derniers doigts sont à moitié fléchis. Le mouvement des doigts est impossible lorsque la main est dans l'extension; si au contraire on force cette position presque jusqu'à l'angle droit avec l'avant-bras, les doigts peuvent se mouvoir faiblement. L'extrémité inférieure du doigt indicateur peut aussi être déplacée légèrement. On peut étendre facilement les doigts et les mouvoir dans toutes les directions; le bras est mobile.

Les mouvements du bras droit sont libres, la main seule est malade; la flexion et l'extension sont très bornées. Le pouce est droit, mais paralysé. Les quatre derniers doigts sont fléchis comme ceux du côté gauche, et leurs mouvements sont aussi limités. Lorsqu'on étend ces doigts, on ne sent pas la saillie des tendons dans la paume de la main.

La cuisse droite fait un angle de 150 degrés avec le bassin; l'extension et la flexion sont impossibles, si ce n'est que par de grands efforts on la fléchit un peu. L'adduction et l'abduction sont facilement produites.

La jambe est fléchie à angle droit sur la cuisse, et cette flexion est augmentée par la malade au point de mettre le mollet en contact avec la cuisse; mais l'extension est impossible au-delà de l'angle droit.

Le genou est déformé; il y a subluxation en arrière

avec rotation en dehors de la jambe. Le pied est déformé; il représente une variété de l'équin en dehors.
Les mouvements sont peu étendus. Sans effort, on peut
avec la main remettre le pied dans sa position droite, et
le fléchir presque à angle droit; les tendons des péroniers et d'Achille opposent une très faible résistance.

La cuisse gauche est aussi légèrement fléchie, les
mouvements volontaires d'adduction et d'abduction sont
faciles, mais on ne peut ni augmenter ni diminuer l'extension ou la flexion.

La jambe est fléchie sur la cuisse, et il ne reste qu'un
faible mouvement de flexion. Le genou n'est pas aussi
déformé qu'à droite; il y a une légère rotation de la
jambe en dehors.

Le pied est déformé en équin varus; il y a une
saillie de l'astragale et un très petit mouvement volontaire des orteils; mais le pied ne peut être mu dans aucune direction.

Cette malade est restée pendant neuf mois dans le service de M. Guérin, à l'hôpital des Enfants. Elle déplore
amèrement, ainsi que sa mère, les résultats de toutes les
opérations qu'elle a subies. Avant ces sections elle pouvait encore faire un mouvement avec les doigts, ce qui lui
permettait de tenir une aiguille, qu'elle prenait ensuite
avec la bouche, pour être de nouveau prise avec les
doigts; par ces mouvements elle pouvait coudre assez
rapidement pour faire des chemises; aujourd'hui il ne
lui reste plus même cette unique ressource : elle est con-
damnée à végéter dans un service des incurables, à l'hospice de la Salpêtrière. Les treize sections ont été faites
dans l'avant-bras, aux deux jambes et aux deux pieds.

Ces faits suffiront, je pense, à ouvrir les yeux des praticiens; ils seront prévenus que l'annonce pompeuse faite à l'Institut, et répétée par tous les journaux, de cinquante à soixante sections de muscles sur le même individu, provoquent peu d'accidents, mais aussi que les résultats *connus* sont déplorables, et que l'on est fondé à redouter les *inconnus*.

Cependant cette opération nouvelle est d'une application très étendue; elle peut être efficace dans une très grande variété de difformités; et lorsque ces premières années d'entraînement auront ouvert les yeux des praticiens, lorsque plusieurs faits aussi malheureux que les précédents auront prouvé qu'elle n'est pas une panacée, on commencera à étudier les indications, et, renfermée dans ses justes limites, elle sera encore un des moyens les plus salutaires que puisse employer le chirurgien.

La chirurgie est déjà modifiée par cette nouvelle opération : elle a imprimé une tout autre direction à la thérapeutique chirurgicale. Tous les opérateurs cherchent aujourd'hui à simplifier leurs manœuvres; ils essaient de faire les opérations, de manière à soustraire le plus possible les plaies au contact de l'air. Il n'y a pas jusqu'aux grands abcès que l'on a tenté de vider par une plaie sous-cutanée, et de beaux succès ont donné de la valeur à ces nouveaux essais. Grâce à cette opération, on ne verra plus se reproduire le triste spectacle des mutilations pour débarrasser les malades de pieds-bots et autres difformités. En 1834, Dieffenbach et moi nous avons été témoins d'une amputation de la jambe, faite dans une clinique de l'école, par un professeur de l'école de Paris, pour débarrasser un malade d'un pied-équin.

§ III. Indications nouvelles.

Ces dernières années ont fait faire un pas immense à la chirurgie ; et que ne peut-on pas encore en espérer, si l'on parvient à généraliser quelques idées nouvelles présentées par M. Guérin ? Il propose l'application de la méthode sous-cutanée pour faire :

1° L'ouverture de tumeurs sanguines qui se forment et ne se résorbent pas toujours à la suite des sections sous-cutanées des grands muscles ; opération répétée quatre fois avec succès complet, c'est-à-dire, suivie immédiatement de l'organisation adhésive des parois du foyer, sans trace aucune d'inflammation ;

2° L'ouverture de poches séreuses qui succèdent assez souvent aux épanchements sanguins produits par les opérations de myotomie sous-cutanée ; opération répétée trois fois avec des résultats semblables à ceux obtenus pour les tumeurs sanguines ;

3° L'incision sous-cutanée de tumeurs phlegmoneuses commençantes, dans le but de produire le débridement et le dégorgement de ces tumeurs. Dans les trois cas où il a eu recours à cette opération, l'inflammation a été enrayée immédiatement, et les engorgements se sont dissipés;

4° L'ouverture et l'évacuation d'une loupe mélicéris suivies de la cicatrisation immédiate du kyste ;

5° L'enlèvement d'une petite exostose à la partie supérieure et antérieure du tibia, suivi de résorption des débris de la tumeur, sans aucun symptôme d'inflammation consécutive ;

6° L'ouverture de plusieurs abcès par congestion à l'aine, à la cuisse et au dos. Cette application, l'une des plus importantes de celles faites jusqu'ici, a été répétée douze fois sur différents individus atteints d'affection tuberculeuse des os, et n'a jamais produit aucun accident ;

7° La section sous-cutanée du sphincter de l'anus pour la fissure ; opération pratiquée une fois par nous et répétée déjà avec un succès complet par notre honorable ami, M. Blandin ;

8° Enfin, une foule d'opérations de myotomie entièrement nouvelles, et que personne n'eût osé entreprendre avant la connaissance préalable du fait-principe de ma méthode (1).

La ténotomie a encore été appliquée à la réduction des luxations anciennes : nous avons vu Dieffenbach couper successivement tous les muscles qui s'attachent à la tête de l'humérus, détruire la capsule de nouvelle formation, et réduire une luxation de l'humérus datant de plusieurs mois. Il a également coupé les muscles qui s'attachent au grand trochanter, afin de replacer un fémur qui était sorti de la cavité cotyloïde depuis long-temps. Mais ces manœuvres hardies, bien que produisant des résultats heureux, ne peuvent pas être présentées comme des exemples à suivre généralement. Elles sont entourées de trop de dangers pour servir de règles, et les indications ne sont pas assez positives, ne sont pas assez dessinées, pour pouvoir bien préciser les cas où ces sections peuvent être faites sans péril.

La ténotomie, jeune encore, a déjà produit une quan-

____

(1) Guérin, *Gazette médicale.*

tité considérable de faits ; quelquefois les résultats ont été brillants, ils sont généralement connus, la publicité sous toutes les formes ne leur a pas manqué ; mais aussi il existe des faits qui ont d'abord étonné les praticiens ; la hardiesse de ces opérations leur a donné de justes inquiétudes, et lorsque, désireux d'en connaître le résultat final , ils ont demandé ce que sont devenus les malades opérés , ils n'ont obtenu aucune réponse satisfaisante, le doute n'a pas encore cessé dans leur esprit, et déjà une réaction commence à se faire sentir.

Les médecins qui ont eu pleine et entière confiance dans l'habileté de certains orthopédistes, croient, à tort peut-être, qu'il y a quelque mystère peu favorable à cette méthode autant généralisée , et ils n'abandonnent plus avec la même facilité les jeunes sujets difformes pour être adroitement *outillés* ; si les orthopédistes ne veulent pas être les plus dangereux ennemis de la ténotomie, ils agiront sagement en choisissant avec plus de circonspection les malades qu'ils veulent soumettre à leurs manœuvres adroites.

Voici une liste d'instruments qui peut donner une idée approximative du grand nombre de petits couteaux imaginés pour faire la ténotomie.

Instruments pour la ténotomie en général (1).

1. Plusieurs bistouris étroits , de longueur et de largeur variées, pour faire les ponctions.
2. Ténotome à pointe mousse pour les sections sus-musculaires (modèle de M. Bouvier).
3. Ténotome plus petit, pour les enfants, et pour les tendons des orteils (modèle du même auteur).

(1) Chez M. Charrière, coutelier à Paris.

4. Ténotomes droits avec la pointe aiguë, de deux grandeurs, pour les sections sus-musculaires (modèle du même auteur).

5. Ténotome droit, pour la section du sterno-mastoïdien, et pour d'autres sections sous-musculaires (modèle du même auteur).

6. Ténotome à deux courbures pour la section du sterno-mastoïdien (modèle du même auteur).

7. Ténotome caché pour la section des muscles profonds et entourés d'organes importants (modèle du même auteur).

8. Ténotome caché, droit, de M. Carbonai (de Florence).

9.   *Id.*   courbe (modèle du même auteur).

10. Ténotome de Dieffenbach.

11. Deux modèles de ténotomes de M. Duval.

12. Bistouri droit, pointu, à lame étroite, pour ponctions (modèle de M. J. Guérin.

13. Instrument en fer de lance pour le même usage (modèle du même auteur).

14. Sonde cannelée à dard pour les ponctions très profondes (modèle du même auteur).

15. Deux ténotomes pour la section du tendon d'Achille chez les adolescents et les adultes, et pour la section du jambier postérieur (modèle du même auteur).

16. Série de petits ténotomes pour la section des petits muscles (modèle du même auteur).

17. Ténotome pour la section de la face profonde vers la face superficielle, des tendons enveloppés de gaînes résistantes (modèle du même auteur).

18. Ténotome pour compléter la section des brides non entièrement divisées (modèle du même auteur).

19. Série de myotome pour la section des masses musculaires, des brides aponévrotiques ou ligamenteuses, de leur face superficielle vers leur face profonde (modèle du même auteur).

20. Myotome pour la section des masses musculaires de l'épine (modèle du même auteur).

21. Myotome pour la section des transversaires épineux (modèle du même auteur).

22. Instruments de deux grandeurs pour la section du sterno-cléido-mastoïdien, par le *procédé du doigt* (modèle du même auteur).

23. Ténotome de M. Pravas.

24.   *Id.*   de M. Rigal (de Gaillac).

25.   *Id.*   de M. Scoutetten.

26.   *Id.*   de M. Stas.

27. Bistouri-ténotome de M. Stromeyer.

28. Deux modèles de ténotomes de M. Vallin.

29. Ténotomes de M. Velpeau, de trois grandeurs différentes.

CHAPITRE DEUXIÈME.

DU PIED-BOT.

On appelle, en général, pied-bot, toute déviation qui déforme le pied, et l'on a donné des noms spéciaux aux variétés de cette difformité.. Ainsi, le pied relevé et formant une ligne droite avec la jambe, a reçu le nom de pied-bot *équin*, le pied porté en dedans a été nommé pied-bot *varus*, et le pied dirigé en dehors a été appelé pied-bot *valgus*. Chacune de ces variétés a été également subdivisée en degrés.

Le pied-bot est la difformité que l'on observe le plus fréquemment. D'après Dieffenbach, elle est dix fois plus nombreuse que le bec-de-lièvre, et les garçons en sont plus souvent atteints que les filles. Ces dernières n'ont souvent qu'un seul pied difforme, tandis que les garçons ont presque toujours les deux pieds contournés ensemble. Lorsqu'un seul pied est malade, c'est le plus ordinairement le pied droit, et le dernier est le plus fortement dévié, lorsque tous deux sont difformes. Dieffenbach dit le contraire; mais les faits que je rapporte sont le résultat de l'observation soit de la pratique de quelques chirurgiens français, soit de la mienne. Le pied-équin est plus rare que le varus dans la proportion de 1 à 10, et le valgus congénital est beaucoup moins fréquent que le pied-équin ; on peut en général compter un pied-bot sur mille individus.

Presque tous les enfants naissent avec la disposition au pied-bot, mais à un faible degré. Lorsque l'enfant apporte en naissant le degré le plus élevé, il existe aussi alors d'autres difformités. Une observation intéressante qui a été faite par Dieffenbach, c'est l'absence de l'adhérence des orteils dans le pied-bot. Jamais les orteils ne sont réunis par la peau, comme on le voit quelquefois chez des jeunes enfants dont les pieds sont du reste bien conformés ; cette membrane, qui réunit les orteils, donne à ces pieds une ressemblance avec les pieds des oiseaux nageurs.

Lorsque le pied-bot est fort, la difformité s'étend encore à la partie supérieure du membre, de sorte qu'à l'aspect seul des genoux et des cuisses, on pourrait caractériser la variété à laquelle appartient la déviation. Généralement, les jambes des sujets sont amaigries ; cet amaigrissement est moins apparent chez les femmes et chez les enfants, parce que le tissu cellulaire est plus abondant que chez les garçons adultes. Si le pied-bot est congénital, la jambe est un peu raccourcie ; mais en général, la difformité est moins caractérisée par la déformation que par le déplacement des os, et les individus marchent quelquefois comme s'ils étaient montés sur des échasses, ou, ils ont l'air de traîner un membre inutile, ou, ils rampent et se traînent à la manière des reptiles.

Le pied-bot est congénital ou acquis :

Le premier est produit par la rétraction musculaire, le second est le résultat de différentes maladies qui agissent sur les muscles en les contractant ou en les paralysant, et enfin de maladies articulaires et osseuses.

L'étiologie du pied-bot congénital, par la rétraction musculaire, avait déjà été établie en Allemagne par Stromeyer; en France, c'est M. Guérin qui l'a formulée le premier. « Le pied-bot congénital est le résultat de » la rétraction musculaire convulsive des muscles du » pied et de la jambe. » (*Mémoire*, 1839, p. 7.) Toutes les variétés du pied-bot représentent l'exagération d'un mouvement naturel produit par une contraction exagérée d'un ou de plusieurs muscles. Lorsque les muscles qui produisent un mouvement direct sont seuls contractés, ils donnent naissance à une variété simple, tandis que si plusieurs muscles, agissant dans des directions différentes, sont simultanément contractés, ils déterminent une variété mixte.

La difformité des pieds change encore la nature, les fonctions et l'aspect des organes qui enveloppent le squelette. Ainsi, dans les degrés les plus élevés du pied-bot, les parties antérieures sont renversées en arrière, les surfaces plantaires deviennent dorsales, des tendons extenseurs jouent le rôle des tendons fléchisseurs ; la peau ordinairement rude et calleuse de la plante des pieds, devient douce, lisse, moelleuse et très sensible ; d'autres parties de la peau ordinairement mince deviennent dures et se recouvrent de substances analogues à celles des cors aux pieds.

Cette difformité produit, en un mot, le renversement total de la forme et des usages des pieds.

On a eu recours à un grand nombre de traitements, pour guérir ces déviations; ainsi, on a employé des machines de toute espèce, le traitement par le plâtre, et enfin la section des tendons.

Ce sont ces différents points que nous examinerons, après avoir étudié les diverses variétés du pied-bot.

On rencontre quelquefois des pieds-bots chez les adultes qui ont tous les caractères des pieds-bots des très jeunes enfants. Ce sont ceux qui sont produits par une rétraction musculaire faible, et intermittente dans des cas plus rares.

Lorsqu'on cherche à les redresser avec la main seulement, ils reprennent facilement leur position naturelle, ils la conservent pendant quelque temps, et enfin la rétraction reparaissant, le pied quitte de nouveau sa place et il redevient difforme.

Si le sujet est en repos pendant quelque temps, la difformité cesse d'être aussi exagérée, mais elle reprend bientôt tous ses caractères sous l'influence de l'exercice et de la fatigue. Il est rare de voir le pied-bot être à la naissance au degré le plus élevé. Ce n'est guère que par l'exercice et par le poids du corps que la contraction musculaire augmente et que les os se déplacent. La contracture musculaire, le raccourcissement des muscles, deviennent plus saillants, *plus actifs*, à mesure que le squelette se développe, et ces cordes agissant sur des parties mobiles, les déplacent et les entraînent dans le sens de leur action. De sorte que, comme le dit M. Guérin, la brièveté relative des muscles ne tient pas seulement à ce qu'ils ont été raccourcis à un temps donné, mais à ce qu'ils ne peuvent suivre le développement du squelette.

Tous les muscles du pied peuvent être atteints de contracture, ils agissent dans des directions différentes ; et d'après leur force de contraction, ils produisent des déviations variées, c'est ce qui constitue les variétés du pied-bot et leurs degrés différents. D'autres causes indépendantes de la contraction musculaire peuvent produire des difformités qui simulent celles qui sont le résultat de l'action spasmodique, mais elles ont cependant des caractères qui doivent les faire reconnaître. Elles n'ont en réalité pas les véritables dehors du pied-bot congénital. Ainsi, après des scrofules, des plaies, etc., le pied peut être dévié, mais ce pied portera des signes du mal qui a provoqué sa difformité ; on voit rarement ces tendons saillants sous la peau lorsque le pied est en action, et qui disparaissent lorsqu'il est en repos. D'autres fois ce sont des cicatrices sur la peau qui sont les traces anciennes de longues suppurations, ou des articulations déformées par usure d'un os, ou par ankylose. Dans ces cas, les obstacles que l'on éprouve pour redresser le pied ne dépendent pas des muscles ; on sent distinctement une autre force qui s'oppose au redressement.

Dans ces variétés, les tissus n'ont pas subi les mêmes transformations organiques ; il y a bien en effet amaigrissement du membre, mais jamais on n'y trouve la transformation fibreuse. Quelquefois on rencontre des plaques graisseuses dans la substance musculaire, mais c'est lorsque ces affections sont très anciennes, et lorsque les muscles ont cessé leurs fonctions depuis longtemps. Généralement, ces difformités ne guérissent pas aussi complétement que le véritable pied-bot, c'est-à-dire le pied-bot congénital : ce sont tantôt des articulations ankylosées, ou des os déformés par usure qui s'opposent au redressement complet du pied, et rarement il est nécessaire de faire plusieurs sections de tendons pour corriger la difformité.

Les diverses variétés du pied-bot présentent des altérations de forme du squelette qui passent par des degrés différents, suivant la force de la déviation. Dans le pied-bot-équin du premier et du second degré, les déplacements sont peu considérables; ils ont lieu principalement dans l'articulation du tibia avec l'astragale. Le calcanéum est plus ou moins fortement porté en haut, quelquefois même son bord supérieur touche le tibia, et le pied est abaissé en totalité. Dans le second degré, les extenseurs des orteils relèvent ces extrémités, de sorte que tout le poids du corps repose sur les têtes des métatarsiens. Dans le troisième degré, lorsque le pied est renversé, le dos du pied joue le rôle de la face plantaire; alors les métatarsiens sont légèrement écartés des cunéiformes, et l'articulation des os du tarse entre eux est très lâche, et l'astragale est presque entièrement luxée. Si le pied est dévié en dedans ou en dehors, le dos forme une voussure considérable produite par l'écartement des os du métatarse et des cunéiformes; les métatarsiens sont quelquefois recourbés dans leur longueur, et les orteils fortement fléchis et renversés sont entrelacés. Au premier aspect d'un semblable pied, il semble qu'il manque un ou deux orteils, et c'est après un examen attentif qu'on les trouve cachés sous d'autres.

La peau de la plante du pied est amincie ainsi que

celle du talon , et la face dorsale du pied qui repose sur le sol est devenue rude et calleuse.

Le varus est une déviation composée : le pied est porté dans l'adduction et dans l'extension. Plusieurs muscles agissent pour former cette difformité ; cependant le premier degré du varus est le résultat de la contraction d'un seul muscle , ou plutôt d'une partie d'un muscle. La contraction des muscles du mollet produit , tantôt le pied-équin , tantôt le premier degré du pied varus ; et la preuve de ce fait , c'est qu'il suffit souvent de couper le tendon d'Achille pour ramener un pied-varus à sa position normale. Dans ces cas, la partie interne des gastrocnémiens, et peut-être seulement le muscle soléaire, sont seuls contractés. Comme les deux parties des gastrocnémiens et le soléaire se confondent souvent en un seul tendon , il se peut que la contraction de l'une de ces deux parties produise la déviation en dedans, tandis que la contraction des deux parties des jumeaux produit le pied-équin.

L'adduction est poussée au-delà de ses limites normales ; l'extension ne dépasse pas les siennes à la naissance. Ce n'est que plus tard , par les progrès de la difformité, que ce dernier mouvement s'exagère au-delà de ses bornes naturelles.

L'adduction et l'extension appartenant à des articulations différentes doivent être étudiées séparément.

1° *Adduction.* L'astragale est le point le plus fixe des mouvements d'adduction. Le calcanéum , le scaphoïde, se meuvent autour de lui. De plus, le cuboïde se meut sur le calcanéum , les cunéiformes ne vont que suivre le scaphoïde et les orteils, le cuboïde et les cunéiformes. Les os antérieurs au scaphoïde et au cuboïde concourent bien à la difformité en se portant en dedans dans leurs articulations respectives, mais dans les limites des mouvements normaux.

Le mouvement du calcanéum est une rotation qui tourne son plan inférieur en dedans. Les rapports avec l'astragale ne sont que modifiés ; mais ils subsistent, et il n'y a pas ici de luxation même incomplète.

Le cuboïde est déjà entraîné avec le calcanéum, et tourne comme lui ; mais il est en outre porté en dedans avec le scaphoïde, et laisse à découvert en dehors une petite partie de la facette correspondante du calcanéum. Ce déplacement est rarement très étendu.

Le mouvement du scaphoïde est le plus prononcé, il dépasse de beaucoup les bornes naturelles ; il change tout-à-fait sa situation et sa direction : au lieu d'être au-devant de la tête de l'astragale, le scaphoïde se place en dedans de cette tête ; sa direction, de transversale, devient oblique ou longitudinale. De plus, son côté externe s'abaisse et abandonne le haut de la tête astragalienne : c'est une véritable luxation incomplète. La tête de l'astragale, en partie découverte, est saillante sous les téguments par sa portion supérieure externe. Une nouvelle facette se forme sur son côté interne et sur son col pour la nouvelle articulation ; il éprouve, dans certains cas, une légère déviation de ses faces.

2° *Extension*. Elle résulte du glissement de la poulie astragalienne sous le tibia d'arrière en avant. L'astragale entraîne dans ce mouvement le reste du pied. La partie antérieure de la poulie reste à découvert au-devant du tibia. Avec l'âge, ce mouvement s'exagère au point de luxer partiellement l'astragale en avant.

Parmi les nouvelles articulations, la plus commune, après l'articulation du scaphoïde avec le col de l'astragale, résulte du contact du scaphoïde avec la malléole interne. Il y a pendant long-temps du tissu cellulaire fibreux entre les surfaces; mais à la longue elles se touchent immédiatement et prennent les caractères des facettes diarthrodiales; c'est le côté interne supérieur de la circonférence du scaphoïde non articulaire dans l'état normal, qui vient ainsi toucher le tibia au sommet de la malléole.

Quand l'extension forcée a luxé l'astragale en avant, le tibia s'articule au-delà de la poulie avec le plan postérieur de l'astragale, et même avec le calcanéum.

Si cette luxation est portée très loin, le péroné est porté lui-même contre le calcanéum, ou plutôt celui-ci remonte contre le péroné, et il s'établit en contact articulaire entre ces deux os. Cette dernière articulation du tibia et du péroné avec le calcanéum, celle du scaphoïde avec la malléole tibiale, ont cela de particulier que leurs mouvements consistent en écartement des os, non en glissement.

Les portions de surfaces qui ont perdu leurs rapports sont continues à celles qui les conservent; il n'y a presque pas de démarcation entre elles. A mesure que l'ossification envahit les cartilages temporaires, les limites la dessinent nettement. Le côté externe de la tête astragalienne, le côté externe de la facette cuboïdienne du calcanéum, la partie antérieure de la poulie astra-galienne s'ossifient complétement sans conserver de car-tilages articulaires, puis perdent leur poli, et finissent par devenir très raboteux comme des espèces de tubérosités.

Les surfaces articulaires déplacées se déforment aussi avec l'âge, et avec elles les parties osseuses qui les sup-portent. La tête de l'astragale, déjà à la naissance au-trement configurée que dans les sujets normaux, se dé-prime en dedans, et son axe change totalement de direction. La facette antérieure du calcanéum s'affaisse du côté interne, et prend une direction très oblique. L'astragale diminue de hauteur en dedans vis-à-vis son articulation avec le calcanéum.

Le valgus, rarement simple, quelquefois congénital, est l'opposé du varus, et se compose ordinairement d'une flexion et d'une abduction outrée. C'est en arrière que l'astragale se luxe partiellement, en dehors que le cu-boïde et le scaphoïde se déplacent ; mais le déplacement du cuboïde et du scaphoïde n'est jamais aussi étendu que le pied-bot en dedans. Ce n'est qu'à la longue que le côté interne de la tête de l'astragale, abandonné par le scaphoïde, devient inarticulaire. (Note de M. Bou-vier, *thèse* de M. A. Sanson.)

Les aponévroses et les ligaments ne produisent pas la déviation, c'est seulement après que la difformité est formée qu'elles se raccourcissent et qu'elles deviennent plus solides. Les muscles, agents déterminant ces diffor-mités, subissent des changements dans leurs proportions : du côté de la déviation, ils sont plus courts, souvent ils sont amaigris, et quelquefois ils sont altérés dans leur organisation. Du côté opposé de la difformité, les tendons sont plus allongés et un peu plus grêles ; les ligaments surtout présentent cette particularité de l'allongement, tandis qu'on trouve souvent des plaques solides dans leur centre du côté de la déviation.

Les individus atteints d'un seul pied-bot-équin marchent assez facilement et avec rapidité ; quelquefois, lorsqu'ils sont assis, et lorsque le poids du corps ne porte pas sur le pied, la difformité semble ne plus exister. Après une marche un peu longue, ils ressentent des douleurs vives dans le talon. Les douleurs existent encore dans le dos du pied, lorsqu'il fait une saillie en avant, parce que les portions fibreuses sont fortement tendues. Ordinairement le sujet ne marche que par des pas courts ; il pose d'abord le pied sain en avant, et il traîne après lui le pied-équin, c'est-à-dire que la jambe malade semble traîner un fardeau ; elle est souvent, du reste, assez semblable à la marche des galériens traînant le boulet. Cette marche est assez solide pour empêcher le sujet de tomber, mais c'est seulement lorsque le pied-équin est formé par la contraction musculaire active, car si la déviation dépend de la paralysie, la marche est faible, incertaine, et le sujet peut difficilement se passer de bâton.

Lorsqu'il y a deux pieds-équins, la marche est incertaine, vacillante, même avec le secours d'un bâton. Il est quelquefois impossible de se tenir droit ; les genoux sont rapprochés, les jambes écartées sont fléchies sur les cuisses, et les cuisses sur le bassin ; alors les malades doivent se servir de béquilles. Ils marchent comme les individus que l'on suspend à des béquilles pour redresser les déviations de la taille, et, suivant une comparaison pittoresque de Dieffenbach, leur marche ressemble à celle des kangouros. D'autres ne peuvent pas se tenir sur leurs jambes; alors ils se traînent sur les genoux.

Dans les varus, le plus petit degré apporte du trouble dans la marche, le pied sain avance lentement, et il traîne l'autre après lui comme un fardeau inutile et gênant. Lorsque le varus est fort grave, la station droite est douloureuse, et parfois impossible, surtout si une petite partie seulement du bord externe ou du dos du pied porte sur le sol; la peau s'irrite, elle s'enflamme, s'ulcère et suppure. Les malades marchent les genoux en dedans, tantôt en traînant un pied, tantôt en décrivant des courbes, afin de ne pas heurter l'autre pied, tantôt en faisant passer un pied au-dessus de l'autre. Les jambes sont fléchies sur les cuisses, et celles-ci sur le bassin. Souvent, dans ces degrés élevés, les sujets ne peuvent pas marcher sans appui; ils se soutiennent sur une canne. Cette flexion continue des jambes produit quelquefois la solidification des tissus fibreux de l'articulation du genou, alors les ligaments, en se raccourcissant, amènent la jambe en arrière, et forment une fausse ankylose angulaire du genou. Dans cet état extrême, la marche est impossible, et les malheureux qui en sont atteints se traînent comme des reptiles. L'on voit cependant des déviations très fortes ne pas être d'aussi grands obstacles à la marche : c'est dans les cas de varus paralytiques. Les liens sont relâchés, et le pied se dévie à mesure que le relâchement augmente; mais les jambes et les cuisses ne souffrent pas de cet état.

Dans le valgus, ce qui s'oppose le plus à la rapidité de la marche et au libre exercice de cette fonction, c'est l'inflammation de la peau. Une très petite surface porte sur le sol; elle ne tarde pas à s'enflammer et à s'ulcérer, et le malade est obligé de se condamner au repos.

§ Ier. Traitement par les appareils.

Il y a peu d'années que les pieds-bots étaient encore traités dans tous les cas par la seule force des machines; quelques chirurgiens avaient rarement recours à la ténotomie; aussi l'on ne pouvait guère obtenir des guérisons que lorsqu'on appliquait les appareils dans le plus jeune âge, encore ne réussissait-on pas toujours.

Les diverses machines imaginées pour ce traitement n'ont pas été abandonnées par l'application de la ténotomie; elles sont devenues au contraire des auxiliaires puissants sans lesquels la ténotomie aurait peu de valeur. En effet, que peut la section des tendons , sans le secours des machines pour redresser un pied difforme?

Ce traitement par les appareils réclamait une attention de tous les instants , ce n'est pas le vice des machines qui a quelquefois fait échouer cette médication, mais le manque de surveillance pendant son emploi. Lorsqu'on a appliqué un appareil à un enfant, les tissus comprimés par les courroies se laissent déprimer, le pied devient plus petit, et bientôt il est libre dans sa prison. Les muscles agissant sans cesse, ramènent la difformité, et le pied est dans cet appareil tout aussi déformé que si on ne l'avait pas redressé.

Ces appareils doivent être résistants et inflexibles, afin de ne pas céder à la force musculaire ; ils doivent être faits de manière à se mouler sur toutes les irrégularités du pied. C'est donc au médecin à apprécier les différents changements qu'ils doivent subir pendant le traitement.

Le but que l'on s'est proposé a été d'agir sur le squelette et sur les muscles, en produisant d'une part la flexion du pied sur la jambe, et le redressement de la torsion.

Les appareils que l'on a le plus employés contre cette difformité, sont le sabot de Venel, qui exerce une pression continue sur le côté externe du membre et sur la face interne du pied ; il agit également sur le talon, de sorte que toute son action se produit latéralement. Dans le pied varus, par exemple, cette machine agit sur trois points différents, qui sont, 1° sur le bord externe, et 2° sur les deux extrémités de l'arc formé par la déviation. On peut comparer cette action à celle que l'on exerce sur un bâton recourbé que l'on veut redresser.

Les machines de Scarpa sont faites pour atteindre les mêmes résultats ; mais elles manquent de force et de solidité dans les points de rapport.

Delpech a employé deux machines de forces différentes : il cherchait d'abord à redresser la déviation en dedans, à ramener le pied dans la position droite, et seulement alors il appliquait la seconde machine pour donner au pied la position horizontale.

Ces appareils et beaucoup d'autres ont été modifiés, variés, changés de tant de manières, qu'il est presque impossible, à travers toutes ces transformations, de retrouver l'appareil primitif.

Ce qui peut être établi comme une règle générale, c'est qu'il ne faut pas exiger d'une machine un double effet, c'est-à-dire, redresser le renversement et dérouler la rotation.

Les résultats obtenus par ces machines ne sont pas toujours satisfaisants; le plus souvent la guérison est incomplète et temporaire. Les guérisons radicales sont fort rares.

Dieffenbach a long-temps employé le plâtre comme moyen curatif du pied-bot : il faisait ramener le pied le plus possible dans une position droite; et alors, après avoir placé le membre dans une boîte qui s'étendait jusqu'au genou, il versait du plâtre coulé autour du membre. Alors, après la solidification de ce plâtre, le pied était abandonné à son mouvement naturel. Le pied était ainsi régulièrement comprimé dans toutes les parties; la boîte était enlevée, et l'on pouvait diminuer le volume du plâtre, afin d'alléger son poids.

Pour vérifier de temps en temps l'état des tissus comprimés, il faut briser une petite partie du plâtre; il est facile d'en enlever des tranches avec un ciseau de menuisier; et après l'examen du pied, on coule de nouveau du plâtre liquide, afin de compléter l'appareil. Après quinze jours ou trois semaines, on brise tout ce pansement, on donne de nouveau au pied une position plus correcte, et l'on rétablit le soutien, comme nous l'avons expliqué plus haut.

M. Guérin a eu beaucoup à se louer de ce moyen dans le traitement du pied-bot : aussi n'a-t-il pas hésité à se l'approprier sans dire où il l'avait pris. L'époque n'est cependant pas bien éloignée où ce mode de traitement fut publié par le Gallois (*Gazette médicale*, 23 avril 1831), relativement aux fractures ; et en 1834, Dieffenbach, pendant son voyage à Paris, a exposé publiquement ses idées sur l'emploi du plâtre, pour la guérison des pieds-bots.

Ces différentes machines peuvent être d'un très grand secours pour commencer la cure du pied-bot avant d'en faire la ténotomie. Je veux dire que dans quelques cas de pieds-bots non congénitaux on obtient souvent une grande amélioration dans l'état du pied par l'emploi seul des machines. Ce serait en vain qu'on les appliquerait pour guérir le pied-bot congénital ; la force musculaire serait toujours trop considérable pour céder devant l'emploi des appareils.

Stromeyer et Dieffenbach disent qu'il ne faut pas opérer les enfants de trois ou quatre ans : ils prétendent que les machines peuvent suffire. Sans doute on a guéri des enfants sans faire la ténotomie, mais ces faits sont peu nombreux, et le traitement exige tant de soins, une si grande surveillance, qu'il est réellement fort difficile de le conduire à bonne fin. Et enfin la ténotomie convenablement faite est une opération si peu dangereuse et d'une exécution si rapide, elle abrège tellement le traitement mécanique, que nous n'hésitons pas à le proposer pour tous les faits et à tous les âges, dans les cas du pied-bot congénital.

§ II. Traitement des pieds-bots par la section du tendon d'Achille.

A. Historique.

Thilénius, médecin à Francfort, ayant été consulté pour une jeune fille âgée de dix-sept ans, prescrivit la section du tendon d'Achille. Cette opération fut faite par son aide, ou plutôt par son chirurgien, Lorenz, qui coupa le tendon et la peau transversalement, le 26 mars 1784, et le traitement dura jusqu'au 12 mai de la même année. (*Chirurgische Bemerkungen.*)

Sartorius fit aussi cette opération en 1806; il coupa la peau et le tendon, et ayant agi avec trop de violence et de précipitation dans son traitement consécutif, la plaie s'enflamma, il y eut de la suppuration, et le membre conserva de la roideur. On a été dans l'erreur en reportant cette opération à l'année 1812. Cette dernière date est celle de la publication du fait, tandis que l'opération fut pratiquée six années plus tôt. (*In Siebold's journal.*)

Michaëlis paraît ne pas avoir connu ces opérations faites antérieurement. Il fut amené à couper le tendon d'Achille en voulant appliquer au pied la méthode que l'on employait déjà pour redresser la tête déviée. En 1809, il coupa le tendon d'Achille, seulement dans un tiers de son diamètre. Ces opérations ont été répétées par lui plusieurs fois avec succès; mais Stromeyer dit que Michaëlis a coupé en entier le tendon sans le savoir, ou qu'il a déchiré ce qui restait adhérent, en faisant l'extension pendant le traitement consécutif. On a donné à ces opérations une date fausse ; l'année 1811 est celle de leur publication, c'est-à-dire deux années après avoir été faites. (*In Hufeland's journal.*)

Delpech coupa le tendon d'Achille en 1816. Ce grand chirurgien ne sut pas résister aux attaques dirigées de Paris contre cette nouvelle conquête, il l'abandonna. Un grand nombre d'années se sont écoulées sans que l'on s'occupât de nouveau de cette opération ; enfin, un homme qui a depuis acquis en Allemagne une si grande et si digne renommée, fit connaître un nouveau fait.

Stromeyer ressuscita la section du tendon d'Achille en 1831, et elle fut rendue publique en 1833 dans *Rust's Magazin*, etc. Depuis ce moment, Dieffenbach porta sur cette nouvelle opération toute sa dévorante activité ; en peu de temps il enrichit la science de plus de trois cents observations de pieds difformes guéris par la section du tendon d'Achille. Ce qui excita principalement l'attention de Dieffenbach, ce fut la guérison du pied-bot de Litle, chirurgien anglais, opéré par Stromeyer.

Depuis les faits nombreux publiés par M. Dieffenbach, plusieurs chirurgiens ont répété cette opération avec succès. Ainsi, à Berlin, MM. Reiche, Boëm, Bérend, Hildebrand, Holthof ; à Copenhague, Jacobson, Otto, Thal ; à Saint-Pétersbourg, Arendt, Salomon, Bouyalsky, à Dorpatt, Pirogoff ; et à Paris, Bouvier, V. Duval, Velpeau, Roux, Guersant fils et Guérin, en continuant à démontrer l'utilité de l'opération faite par Stromeyer et Dieffenbach, ont contribué à la populariser.

A Paris, cette opération a été répandue par les soins et les travaux de M. Bouvier. Les deux mémoires de Stromeyer publiés dans les *Archives générales de médecine* ont été le point de départ de M. Bouvier dans la ténotomie du pied-bot.

En 1835, ce chirurgien, qui faisait un service à la Charité, fit des expériences sur ce sujet, en présence des élèves de cet hôpital. M. V. Duval fit pour la première fois la section du tendon d'Achille, en 1835, et M. Bouvier opéra dans le mois de janvier 1836.

M. Duval exécuta, sans rien changer, le procédé de Stromeyer (1); M. Bouvier posa de suite la règle de supprimer une des deux ouvertures que faisait Stromeyer, et à son imitation M. Duval; et en même temps il recommanda l'emploi de l'instrument mousse, afin de ne pas blesser la peau (2). Le rapport de l'Institut fait mention des succès de M. Bouvier; il ne dit rien de la section du tendon d'Achille en parlant de M. Guérin; à cette époque, cet orthopédiste n'avait pas encore pratiqué cette opération.

En 1836, M. Bouvier fit connaître le résultat de ses recherches sur la cicatrisation des bouts des tendons divisés.

En 1837, M. Duval rendit les siennes publiques par une communication qu'il fit à l'Académie, le 14 février.

B. Procédés opératoires.

Les opérateurs ont modifié la forme des instruments

(1) **Lettre de M. Duval à l'Académie de médecine**, 12 janvier 1836.
(2) *Bulletin de l'Académie royale de médecine*, t. I, p. 32, 199.

pour faire la section des tendons ; les uns se sont servis d'un bistouri ordinaire ou d'une lancette pour ouvrir la peau , et ensuite ils ont coupé le tendon avec des instruments recourbés dans les directions les plus variées et les plus bizares. Les autres ont préféré des instruments mousses ; quelques uns ont fait des pointes aux lames, d'autres ont voulu des convexités tranchantes, etc., etc. On comprend que ces modifications puériles n'ont aucune importance dans l'exécution de l'opération.

Stromeyer pique la peau des deux côtés, et il se sert d'un bistouri étroit, pointu et tranchant sur la convexité ; il donne le conseil de porter le talon haut, afin de ne pas trop écarter les deux bouts du tendon après qu'il a été coupé.

Dieffenbach fait mettre le malade à genoux ; un aide tient la jambe d'une main, et de l'autre il cherche à ramener le pied dans sa position naturelle, afin de tendre davantage le tendon d'Achille. Il introduit le petit canif sous la peau , et, après en avoir senti la pointe au côté opposé, sans traverser la peau une seconde fois, il tourne le tranchant de l'instrument vers le tendon, et, en agissant avec la pointe, il le coupe en travers. On entend un bruit de claquement, le pied fait un mouvement brusque, et en pressant avec le doigt on fait sortir quelques gouttes de sang.

Bouvier fait une piqûre à la peau avec la pointe d'un bistouri, puis il introduit par cette ouverture un petit ténotome droit et mousse ; il dirige le tranchant sur le tendon, et, par quelques mouvements de va-et vient, il le coupe en travers.

Duval et Scoutetten n'emploient qu'un seul instrument. Celui de Scoutetten ressemble à un scalpel, mais il est pointu, et convexe sur les deux bords.

Je me suis toujours servi du petit canif de Dieffenbach : la pointe est très recourbée, et la lame doit seulement couper dans son tiers supérieur. (Pl. I, fig. 1.) Cette modification est importante, afin que cet instrument, étant manié par des mains peu exercées, n'agrandisse pas l'ouverture de la peau lorsque l'on agit sur le tendon pour le couper. Je place le malade de la même manière que Dieffenbach, et j'exécute exactement son procédé.

Vallin, de Nantes, se sert d'un ténotome en forme de bistouri convexe. Il fait coucher le malade sur un lit, il saisit le pied qu'il veut opérer, et il fait saillir le tendon en ramenant le pied ; il enfonce l'instrument au-dessous du tendon, jusqu'à ce qu'il soit en contact avec la peau du côté opposé ; il tourne alors le tranchant en arrière, et en sciant il coupe le tendon. Lorsque les deux bouts du tendon sont écartés, on sent une dépression entre l'écartement, qui se remplit de sang épanché ; il suffit de presser avec le doigt pour le faire sortir.

La section du tendon d'Achille se fait donc de deux manières différentes : les uns coupent d'arrière en avant, les autres d'avant en arrière. Nous préférons la première de ces méthodes, qui consiste à faire glisser le couteau entre la peau et le tendon.

En agissant de la sorte, on est plus certain des résultats. Il est rare qu'en coupant le tendon d'Achille on coupe également la face antérieure de sa gaîne ; elle fuit au-devant du couteau, et elle entraîne avec elle les vaisseaux et les nerfs qui l'accompagnent. Si au contraire on fait entrer le couteau entre le tendon et le tibia, on peut avoir placé au-devant du tranchant du bistouri les vaisseaux et les nerfs, qui sont ainsi inévitablement coupés.

Nous abandonnons également les deux piqûres de la peau; elles sont inutiles, et elles peuvent devenir dangereuses en facilitant l'introduction de l'air.

Après l'examen de ces différents procédés, voici celui auquel j'ai donné la préférence.

Si c'est un enfant, on le fait coucher sur le ventre, sur les genoux d'un aide ; on peut ainsi manœuvrer les pieds avec facilité. Si c'est un adulte, on le fait placer à genoux sur une chaise, de manière à exposer les talons en pleine lumière. Un aide tient la jambe de l'opéré. Le chirurgien doit, dans toutes les circonstances, tenir dans sa main le pied qu'il veut opérer, jamais il ne doit le confier à un aide, afin qu'il y ait toujours accord dans les mouvements qu'il doit produire. Par exemple, si l'aide force le mouvement du pied pour rendre le tendon saillant, la peau sera si intimement attachée à ce tendon qu'il sera impossible de faire glisser le canif entre ces tissus différents ; tandis que si l'opérateur reste seul maître des mouvements du pied, il relâchera le tendon afin de permettre à la peau de s'en écarter pour faciliter l'introduction de la lame du canif. Lorsque cet instrument est glissé à plat jusqu'à l'autre côté du tendon, et lorsque l'on sent la pointe sous la peau, on dirige le tranchant sur le tendon, et, en exagérant le mouvement du pied, on produit une roideur très grande de la corde tendineuse, qui est coupée alors avec la plus grande facilité. On entend un bruit d'échappement et un mou·vement du pied, qui avertissent que l'opération est heureusement achevée, et on incline légèrement le manche du canif, afin de retirer la lame dans la position qu'elle avait pour être introduite. Il faut agir doucement et avec prudence, afin de ne pas agrandir la petite ouverture faite à la peau.

On presse légèrement sur l'enfoncement produit par l'écartement des bouts tendineux, et il sort par la petite plaie un peu de sang rouge et écumeux.

La plaie est fermée avec un morceau d'emplâtre ag-glutinatif, et j'enveloppe ordinairement le pied avec des compresses et des bandes trempées dans l'eau froide. Ce traitement continué pendant les deux premières heures qui suivent l'opération, fait cesser la cuisson dont se plaignent quelquefois les malades, et ordinairement, en deux jours, toute chance de développement inflam-matoire a cessé.

Le procédé par la ponction a l'avantage de toujours faire une ouverture plus petite, mais on allonge la du-rée de l'opération ; avec des soins, avec un peu d'habi-tude, on peut toujours achever l'opération avec le même instrument, sans agrandir la petite plaie faite à la peau. Quant au procédé par deux piqûres, je ne l'ai jamais employé, et je pense qu'il est aujourd'hui généralement abandonné.

C. Lieu de section du tendon d'Achille.

Il n'est pas indifférent de couper le tendon d'Achille dans un point quelconque de son étendue. Chez les adultes, c'est à un pouce au-dessus des malléoles; et chez les enfants, à un demi-pouce. Lorsque le tendon est fort, tendu et saillant, on peut, avec avantage, le couper quelques lignes plus haut; mais lorsqu'il est plat, **on** ne le sent guère que près du talon, et Dieffenbach l'a déjà coupé près de son insertion. Comme on le voit, c'est pour un cas exceptionnel qu'il a agi ainsi; ce serait une faute d'en faire une règle générale, parce que, trop près du talon, la réunion peut ne pas se faire à cause de la faiblesse et du peu de vitalité des tissus. Si **on le** coupe trop haut, on peut atteindre la masse musculaire, et alors la lésion est beaucoup plus grave. Les muscles étant divisés, laissent s'écouler une plus grande quantité de sang. Il agit comme corps étranger, et il peut donner naissance à des foyers de suppuration. Cette hémorrhagie est surtout plus abondante chez les sujets mous et lymphatiques. C'est dans ces circonstances que le tendon coupé s'enflamme. On n'a la connaissance de cette inflammation que par la douleur qui existe dans la région opérée, car souvent la peau ne change pas d'aspect et le membre ne se tuméfie pas. Il faut alors envelopper cette partie avec des cataplasmes émollients; et lorsque la douleur a cessé, on doit rouler autour du membre, en commençant par le pied, une bande que l'on serre médiocrement. Si le pus s'accumule, il faut faire une ponction pour l'évacuer. Si on a été assez prudent, ou assez heureux pour soustraire le tendon au contact de l'air, il ne prend aucune part à cette inflammation, et l'on n'a rien à redouter pour les suites du traitement. Ces indications du lieu où la section du tendon doit être faite sont importantes, afin d'éviter la lésion des vaisseaux et des nerfs que l'on traverse dans cette région. L'artère tibiale postérieure placée au côté interne du tendon y est quelquefois attachée; c'est en descendant vers le talon qu'elle se sépare du tendon. Cette artère est entourée de veines plus ou moins développées, plus ou moins nombreuses, et du nerf tibial postérieur. Ces organes seront lésés d'autant plus facilement que le pied-bot sera plus fort, parce que, plus le tendon est contracté, plus il se rapproche d'eux, et plus le couteau les atteindra facilement. C'est surtout dans ces cas qu'il faut proscrire la méthode qui fait couper le tendon d'avant en arrière, du tibia vers la peau, parce qu'il est presque impossible de ne pas charger tous ces organes sur le tranchant du couteau, en le dirigeant vers le tendon. L'existence d'une bourse muqueuse (Scoutetten, *Mémoire sur la cure radicale des pieds-bots*, p. 74) étendue près du talon, fait encore une loi de s'écarter de ce point pour diviser le tendon. On peut ouvrir cette bourse, la liqueur synoviale se répand alors dans la plaie, et la cicatrisation des bouts du tendon peut être entravée, et même devenir impossible.

Lorsque le tendon a été coupé, et lorsqu'il n'y a pas eu d'inflammation, la cicatrisation se fait rapidement; et à mesure que cette cicatrice se solidifie, l'obstacle au redressement augmente par le retrait qui se fait dans la cicatrice même ; et il arrive quelquefois que la cicatrice revient si fortement sur elle-même , que l'on perd tous les avantages de l'opération. Il ne faut cependant pas exercer de violences sur le pied pour le redresser , il est nécessaire d'attendre quelques jours, en laissant le pied dans l'appareil , et si l'on n'obtient aucun résultat, il faut alors faire de nouveau la section du tendon.

Cette opération, une seconde fois faite, est surtout utile dans les cas de pieds-équins du troisième degré, ou dans les varus très forts lorsqu'il y a renversement du pied.

Cette section nouvelle ne doit jamais être faite dans le lieu où la première a été pratiquée, parce qu'il n'y a pas assez de force de reproduction, les tissus manquent de vie, et la puissance génératrice y est encore trop faible. On s'exposerait à voir les bouts divisés, rester isolés, sans cicatrisation. C'est toujours au-dessus de la première section que les autres doivent être faites ; alors ce nouveau foyer reçoit encore directement les vaisseaux sanguins, et la guérison y est aussi rapide qu'après la première section. Généralement, pour achever le traitement d'un pied-bot d'un degré élevé , il faut couper le tendon d'Achille plusieurs fois. Un jeune homme opéré à Berlin d'un pied-équin du degré le plus fort a subi vingt-deux sections du tendon d'Achille. J'ai assisté à l'exécution des quatre dernières qui ont été faites dans l'espace de quelques semaines.

La douleur produite par la section du tendon d'A-chille est faible communément. Les opérés disent qu'ils ont ressenti une secousse électrique ; d'autres disent avoir senti un coup porté sur le mollet, etc., etc.

Dans les cas de pieds-bots composés, il faut encore couper des tendons, autres que le tendon d'Achille ; ainsi les jambiers, les fléchisseurs, les extenseurs, les brides aponévrotiques, la masse musculaire de la plante du pied, doivent être successivement divisés. Dans les degrés les plus élevés, il est utile de commencer la section par ces tendons, on ramène insensiblement le pied à la forme de pied-équin simple, et l'on achève le traitement chirurgical par la section du tendon d'Achille.

Pour couper ces divers tendons, il faut faire asseoir le malade, excepté pour l'aponévrose plantaire et pour la masse musculaire de la plante des pieds, il est alors plus utile de placer le malade à genoux, et dans la position indiquée pour diviser le tendon d'Achille. Il faut autant que possible choisir le lieu où l'on veut couper les tendons. Ainsi il est utile d'éviter le voisinage des artères et des nerfs, il faut s'éloigner du siége des articulations : c'est lorsqu'il y a nécessité absolue qu'il faut alors, en coupant le tendon, diviser aussi des ligaments.

Lorsque les indications exigent la division des aponévroses, il ne faut pas se contenter d'une section partielle ; l'aponévrose plantaire, par exemple, doit être coupée dans toute sa largeur. On introduit la lame du canif par le côté interne du pied, on la fait entrer le plus profondément possible, et, en relevant la pointe vers les os, on la coupe en travers et en totalité. Pour diviser la masse musculaire de la plante des pieds, il faut faire la même manœuvre, mais en agissant avec plus de force. On ne doit pas craindre de porter l'instrument jusque sur les os du métatarse. Cette opération est douloureuse, c'est de toutes les sections la plus pénible à supporter. Celles qui causent le moins de douleurs sont les divisions des extenseurs des orteils, les jambiers, les péroniers, etc.

Les plaies de la plante du pied sont pansées de la manière décrite plus haut, et lorsque la cicatrisation est achevée on commence le traitement mécanique.

D. Traitement mécanique après l'opération.

Il y a peu de traitement mécanique qui exige une attention plus soutenue, plus scrupuleuse, que celui des pieds-bots après la section des tendons. Il ne peut être confié qu'à des médecins, et autant que possible à l'opérateur lui-même, afin qu'il y ait unité, liaison, dans les soins que l'on donne à l'opéré. Ce traitement, qui d'ordinaire est certain, qui ne provoque pas d'accidents, peut, par des mains non exercées, produire les résultats les plus fâcheux et aggraver la situation des malades; de sorte que cette puissance, qui est le complément indispensable d'une opération, peut devenir l'obstacle le plus grand à la guérison du malade.

Le but que l'on doit se proposer dans l'application des machines, c'est de rendre au pied la forme normale, en le ramenant dans sa position naturelle. Il faut donc un temps assez long pour obtenir ce résultat ; et pour que les machines ne blessent pas les parties qu'elles compriment pendant la durée du traitement, il faut savoir graduer leur force, et ne pas leur accorder d'abord une trop grande puissance.

Le pied n'est pas également recouvert de tissus ; dans certaines parties, les os sont sous la peau, sans être protégés par des tissus graisseux ou par des muscles, ces parties sont comprimées par les appareils. La peau devient rouge, chaude, douloureuse, et elle ne tarde pas à être recouverte d'une ulcération par la chute d'une escarre gangréneuse. Il faut alors suspendre l'usage de la machine, faire un traitement local, et laisser le membre en repos pour guérir cette plaie; on a donc, faute de soins et de précautions, retardé le moment de la guérison. En général, ce traitement mécanique produit des douleurs sourdes, qui deviennent quelquefois insupportables ; le gros orteil, le dos du pied, sont le siége de ces douleurs dans le traitement du pied-équin, tandis que c'est dans le bord externe du pied qu'elles se font sentir pendant le traitement du varus. Dans cette région, elles sont lancinantes, pulsatives ; elles se réveillent la nuit par la chaleur du lit. Ce n'est souvent que la pression d'une courroie ou d'une boucle qui la provoque, et lorsqu'on enlève la machine, la douleur ne cesse pas ; alors en détachant les bandes et le coton qui enveloppe le pied, on voit sur le point qui était comprimé une petite vésicule gangréneuse. Il n'est pas rare de voir le pied gonflé, lorsqu'il se forme de la suppuration, et alors tout le membre se tuméfie. Rarement le membre devient œdémateux, excepté chez les scrofuleux.

Lorsque le malade se plaint, lorsqu'il dit souffrir dans un point fixe, lorsque la douleur ne se déplace pas, il faut enlever la machine pour examiner le pied. Si l'on voit ces plaques rouges à la peau, il suffit de les laver avec de l'eau de camomille, contenant du laudanum, pour les faire disparaître. Ce traitement, employé pendant quatre ou cinq heures, permet de nouveau l'application de l'appareil. Il faut alors protéger le point qui a été blessé; il doit être matelassé avec du coton, afin de ne plus être exposé aux pressions de l'appareil. Si déjà il y a des escarres gangréneuses, il faut les couvrir avec de petits cataplasmes laudanisés; après deux ou trois jours de soins leur chute laisse à nu une petite plaie vive que l'on recouvre de compresses d'eau de camomille; et lorsqu'il y a de la suppuration, et lorsque le membre est tuméfié, on place sur les points qui suppurent des compresses d'eau de plomb, et l'on enveloppe tout le membre avec une bande médiocrement serrée. Ces soins, continués pendant quelques jours, ramènent le membre à un état satisfaisant, et l'on peut de nouveau continuer le traitement mécanique.

Il est cependant utile de varier quelquefois les pièces de pansement, afin de déplacer les points sur lesquels la pression se faisait le plus, et de laisser du repos aux parties comprimées. Pendant ces changements, il est important de maintenir le pied, afin d'éviter les déplacements par les contractions musculaires que l'on pourrait réveiller, de même que, dans les fractures, il faut maintenir les fragments rapprochés. Ce n'est pas sans produire de vives douleurs que le membre opéré peut reprendre brusquement sa position vicieuse : il faut donc fixer ce membre avec soin pendant ces changements d'appareil.

La première application de l'appareil ne remplit pas

toutes les indications d'un bon traitement. Cet appareil est composé de pièces diverses et de substances diffé-rentes, les unes très extensibles, les autres résistantes; il est appliqué sur des organes vivants, qui se laissent modifier par la pression, et qui cèdent de leur volume sous l'action des courroies. Enfin un premier appareil n'est jamais aussi serré que le seront les autres, parce qu'il est destiné à habituer les parties au contact de ces nouveaux instruments. Les parties opérées doivent pren-dre la forme de cet appareil, sinon les points qui sont trop en saillie deviennent douloureux, et ils sont quel-quefois excoriés. C'est seulement après un certain temps que les tissus supportent la pression des courroies, et c'est après cette habitude acquise, qu'il est possible de suivre dans le traitement une marche régulière et uni-forme.

Pendant les dix ou douze premiers jours du traite-ment mécanique, il est utile de vérifier les machines une ou deux fois par jour, et il est prudent d'attendre au lendemain matin pour augmenter le degré de serrement des liens. En augmentant leur action dans la soirée, on peut provoquer des douleurs qui empêcheraient le ma-lade de dormir, et il faudrait alors relâcher toutes les courroies le lendemain matin. Ces détails sont d'une haute importance pratique, parce que, en se mettant dans la nécessité de suspendre l'action de l'appareil, on perd pendant ce repos ce qu'on a acquis pendant plu-sieurs jours de soins les plus assidus.

Les sujets lymphatiques ou gras supportent le trai-tement presque sans douleur, et avec une facilité bien plus grande que les sujets maigres, qui sont d'ordinaire très irritables.

Il faut avoir soin de vérifier les bandes et les compresses qui doivent servir au pansement, afin de couper les ourlets qui causent souvent de vives douleurs, et qui peuvent produire des excoriations.

Le pied emprisonné dans l'appareil ne doit pas être tenu trop chaudement, afin d'éviter les douleurs qui augmentent sous la pression des courroies et par la chaleur.

Quant au degré de force et à l'activité qu'il faut donner à l'appareil, il est impossible d'en donner une mesure exacte : c'est au véritable praticien à apprécier l'état des parties, et à savoir graduer la puissance qu'il a entre les mains.

CHAPITRE TROISIÈME.

DU PIED-BOT-ÉQUIN.

Le pied-équin est la variété la plus simple des déviations du pied ; l'aspect général de cette difformité, c'est l'élévation du talon, qui est plus ou moins éloigné du sol.

Cette forme primitive, due à la contraction d'un seul muscle, est modifiée par la multiplicité des muscles malades qui agissent dans des directions inverses ; et enfin, une troisième variété est caractérisée par une déformation du squelette, déformation due plutôt à un écartement, à une distorsion des surfaces articulaires, qu'à des changements de forme des os eux-mêmes. Ces causes diverses nous permettent d'étudier le pied-équin dans trois degrés différents.

Le premier degré consiste dans la contraction d'un seul muscle, à quelque distance que le talon soit éloigné du sol.

Le second degré est formé par la contraction simultanée de plusieurs muscles, à quelque degré que soit cette contraction.

Le troisième degré enfin est le résultat de la déformation du squelette, par la contraction musculaire complexe.

§ I. Pied-équin, premier degré.

L'extension exagérée permanente est le trait saillant

de ce degré. Il n'y a ni direction à droite, ni direction à gauche; le talon, attiré en haut par les muscles du mollet, est plus ou moins éloigné du sol. Lorsque la contraction est puissante, cette élévation peut être portée à quatre ou cinq pouces. Le pied n'est pas renversé en arrière, sans voussure, ni excavation exagérée. La seule puissance qui agit dans ce cas, c'est la masse musculaire de la face postérieure de la jambe. Le sujet marche sur les orteils, plus ou moins fléchis à angle droit sur les métatarsiens. Cette position du pied est donc un effet permanent d'une action qui n'est que momentanée et volontaire dans l'état physiologique. (Pl. IV, fig. 1.)

Dans ce cas, les orteils ne sont pas fléchis par la rétraction musculaire, mais bien par le poids du corps qui, agissant sur les extrémités des métatarsiens, force les orteils à se redresser. Si le sujet est déjà adulte, les orteils restent souvent redressés lorsque le sujet n'appuie pas sur l'extrémité du pied, les fléchisseurs ne sont plus assez puissants pour les ramener, parce que cette position vicieuse dans laquelle ils sont depuis plusieurs années a permis aux ligaments de se raccourcir, de perdre leur élasticité, et d'opposer ainsi des obstacles aux libres mouvements de ces parties, qui sont ordinairement écartées et aplaties ou courbées en crochet. Dans le premier degré, la peau du pied est peu modifiée, la face plantaire des orteils seule est dure et calleuse, et la peau du talon est moins épaisse et moins rugueuse.

L'aspect de cette difformité est celui d'un pied vu en raccourci. Si l'extension est forte, il y a une voussure du cou-de-pied, et la face plantaire est concave. Lorsque

l'extension est très exagérée, le talon est porté en haut
à deux ou trois pouces du sol , et c'est dans ces cas que
le calcanéum touche le tibia à sa surface postérieure.

§ II. Pied-équin , deuxième degré.

Les modifications qui caractérisent le deuxième degré
sont : la multiplicité des muscles contractés, et déjà une
déviation en dedans ou en dehors.

Le pied est plus court et plus large , surtout près des
orteils ; le talon est porté en haut , les extenseurs relèvent les orteils, quelquefois les fléchisseurs agissent en
même temps, et les orteils relevés d'une part par les
extenseurs, et abaissés par les fléchisseurs , sont recourbés en forme de crochets. Le pied est voûté , arrondi
sur la face dorsale , et plus ou moins creux sur la face
plantaire. Déjà on trouve , indépendamment des muscles du mollet contractés , les extenseurs et les fléchisseurs des orteils. Le gros orteil est quelquefois relevé
d'une manière exagérée par la contraction de son extenseur propre. On voit donc que la voussure est le résultat de ces puissances qui , agissant en sens inverse sur
l'axe longitudinal du pied, le forcent à se courber.
(Pl. IV, fig. 2.)

La peau de la face plantaire est sillonnée de rides qui
se croisent en tous sens ; d'autres parties sont épaissies,
les os reposent sur un coussin graisseux , et l'épiderme
est durci et calleux. Dans ce degré, lorsque le talon ne
peut pas être abaissé, en un mot lorsque le malade ne
peut pas le poser sur le sol , la peau de cette partie s'a-
mincit, et elle cesse d'être rugueuse comme elle est com-

munément ; tout l'avant-pied , au contraire, toute la surface horizontale qui recouvre les têtes des métatarsiens et la pulpe des orteils sont dures, épaisses, et presque insensibles. Tous les tendons deviennent très visibles lorsque l'on veut rendre au pied sa position normale ; c'est surtout en allongeant les orteils que les cordes tendineuses se dessinent sous la peau.

Le pied est quelquefois dévié à droite ou à gauche. Lorsque cette déviation n'est pas très forte, on ne trouve pas de muscles, autres que ceux indiqués plus haut, qui agissent pour produire ce mouvement ; il est le résultat de l'inégalité de force dans la contraction des différents muscles ; cette inégalité détruit l'équilibre, et le pied est entraîné dans la direction où la contraction est la plus active.

§ III. Pied-équin, troisième degré.

A mesure que la contraction musculaire augmente, la déformation devient plus forte, et le pied change entièrement d'aspect. Le dos du pied est renversé d'avant en arrière, les orteils relevés en arrière portent sur le sol par leur face dorsale. Ce renversement est formé par un mouvement de torsion ; le pied paraît être tordu sur son axe, et les orteils entrecroisés forment une pointe relevée. L'aponévrose plantaire est très tendue, et l'on sent sur toute la face plantaire une masse dure et résistante. Le tendon d'Achille forme sous la peau une corde épaisse et plus ou moins volumineuse ; le pied, retenu par ce lien puissant, est immobile ; on ne peut, quelque effort que l'on fasse, le ramener vers la flexion. Les fléchisseurs sont contractés avec tant de violence, qu'ils ramènent les orteils en arrière, jusque sous le talon. Ce degré extrême est rarement primitif; souvent le sujet naît avec un pied-équin du premier ou du deuxième degré, et, soit par le poids du corps, soit par l'augmentation de la contraction musculaire, ce qui est probable, le premier degré passe insensiblement au troisième, c'est-à-dire à la forme la plus exagérée. Tout le membre participe à cette maladie: la jambe est amaigrie, desséchée; la peau est souvent sèche, et écailleuse; les genoux sont rapprochés, et quelquefois ils sont plus volumineux que dans l'état normal. (Pl. IV, fig. 3 et 4.)

Le mollet est presque détruit, il est placé plus haut que d'ordinaire; lorsqu'on le palpe, on sent sous la peau une substance dure qui donne presque la sensation d'un tendon. La peau de la face dorsale qui porte sur le sol, devient dure et calleuse, et le tissu cellulaire sous-jacent s'épaissit; on trouve fréquemment des bourses muqueuses sous cette peau durcie. Généralement, tous les tendons des muscles contractés sont très visibles sous la peau, lorsque même on ne cherche pas à redresser le pied.

J'ai vu une fois un pied-équin du troisième degré si exagéré dans toutes ses déviations, qu'il semblait que le pied était changé en main monstrueuse. Ce pied a été opéré à Berlin par Dieffenbach. Toute la face dorsale remplaçait la face plantaire, et celle-ci était redressée en arrière.

Dieffenbach a divisé le pied-équin en cinq degrés; dans le premier degré, il comprend les pieds dont le talon est à une petite distance du sol ; les orteils sont relevés, la face plantaire paraît creusée, et la face dorsale est arrondie.

Le deuxième degré diffère du premier, par une plus grande voussure du pied, le talon n'ayant encore subi aucun changement notable. Le troisième degré comprend le pied fortement relevé, et formant avec le tibia un angle très obtus : la face dorsale est arrondie, le talon est à deux ou trois pouces du sol.

Le quatrième degré est caractérisé par une grande déformation du talon, et par une grande voussure du dos du pied ; les orteils sont généralement contractés.

Le cinquième degré est la forme la plus exagérée ; le talon est dans ce cas fortement tiré en haut, il ne présente presque plus de saillie à son articulation tibiale ; le pied conserve quelquefois les dimensions normales, mais le plus souvent il est comprimé, et il paraît être écrasé du talon aux orteils ; la plante est fortement concave, la convexité du dos est très prononcée, le pied est recourbé d'avant en arrière, de telle sorte que le dos arrondi sert de face plantaire, et la plante concave est renversée en haut et en arrière.

Je n'ai pas adopté cette division de Dieffenbach, parce qu'il est difficile de saisir la transition d'un degré à l'autre ; les caractères de l'un se retrouvent dans les autres. Je crois plus simple d'établir les divers degrés suivant l'importance et le nombre des organes malades.

§ IV. Traitement du pied-équin.

On a inventé plusieurs appareils qui peuvent être

employés après la section du tendon d'Achille. L'application de ces appareils a pour but d'allonger graduellement le tissu de nouvelle formation qui réunit les deux bouts du tendon divisé. Il en est de deux espèces, les premiers relèvent seulement la pointe du pied, et les seconds agissent en même temps sur son redressement et sur sa déviation. Je ne parlerai pas des seconds, parce que leur emploi est vicieux, et parce qu'il est beaucoup plus utile de ramener d'abord la forme complexe à la forme simple pour achever promptement la cure.

Des premiers, je parlerai principalement de la machine de Stromeyer, d'une modification de la bottine de Scarpa, que j'ai souvent employée avec succès, et je citerai seulement quelques autres.

L'appareil de Langenbeck, dont la pièce principale est une semelle avec un talon articulé, qui permet de ramener le pied à la position horizontale, au moyen de deux cordes roulées sur un tour porté par deux montants qui s'étendent jusqu'au niveau du genou.

L'appareil de M. Bouvier, formé par un demi-cercle d'acier, surmonté d'un long ressort, et attaché sur les deux branches de l'étrier, au degré de flexion, par une vis, de manière à ramener le ressort au-devant de la jambe. Le tout est attaché par des courroies à une gouttière embrassant le mollet.

Scoutetten se sert d'un appareil dont les mouvements se passent à l'union des attelles latérales à la semelle ; ils sont gradués par une fourchette reposant sur un engrenage.

Dieffenbach emploie toujours la machine de Stromeyer, pour laquelle il a une juste vénération.

Cette machine est formée de montants latéraux (pl. I, fig. 2.), réunis en haut par une barre horizontale. Les deux bouts inférieurs portent deux anneaux, dans lesquels se meut un rouleau, modéré par un engrenage, et destiné à recueillir la corde qui met la semelle en mouvement. Au tiers inférieur des montants est placée la semelle horizontale, qui bascule sur deux pivots, et qui produit à volonté les mouvements de flexion et d'extension, à mesure que l'on tourne le rouleau inférieur. Deux petites poulies sont placées au quart supérieur des montants pour recevoir la corde qui met la semelle en mouvement.

Des courroies, auxquelles sont attachées des boucles, servent à fixer la jambe et le pied, et un morceau de cuir matelassé, terminé par une courroie, est destiné à retenir le talon sur le bord postérieur de la semelle. L'appareil dont je me suis servi avec succès n'est autre que la botte de Scarpa (pl. II, fig. 1.). La semelle a été brisée par une charnière, près du talon, et elle est mise en mouvement par une vis de rappel; des courroies et des coussins maintiennent le pied et la jambe.

Lorsque l'opération vient d'être achevée, on presse avec force le pouce sur la peau qui recouvre la plaie, afin de faire sortir le sang épanché; on recouvre la piqûre faite à la peau d'un morceau de diachylon. On place une pelote de charpie maintenue par quelques compresses, et on enveloppe le membre avec une bande. Le lendemain on enlève cet appareil avec soin, et, s'il

n'y a pas d'accidents ni de complication, on enveloppe
avec des compresses la partie opérée, et on serre médiocrement tout le membre avec une bande roulée. On
abandonne le malade dans cet état pendant trois ou
quatre jours. Après cette époque, la cicatrisation de la
plaie est solide, et la tuméfaction légère du lieu opéré
a disparu ; on peut alors placer le membre dans l'appareil.

Si l'on veut employer la machine de Stromeyer, on
procède de la manière suivante. On enroule une bande
de toile peu serrée autour de la jambe et du pied ; on
place du coton, de la ouate autour des malléoles et sur
la plaie, et l'on chausse le membre, d'un bas assez tendu
pour ne pas faire de pli sur le pied.

La machine est préparée de manière à donner à la
semelle une inclinaison égale à celle du pied. Toutes les
courroies étant préparées, on pose le pied à plat sur la
semelle de la machine, et on commence à le fixer par la
talonnière. On entoure le pied de ouate, que l'on tasse
dans les creux laissés par les imperfections du pied, et
l'on ferme l'une après l'autre toutes les courroies. A mesure que l'on achève le pansement, on voit les parties
qui sont les plus exposées à la pression : on les recouvre
de coton en relâchant les liens, et insensiblement tout
l'appareil ne forme plus qu'une masse dans laquelle on
cherche en vain le pied.

Il faut se garder de serrer ce premier appareil.

Bientôt toutes les parties se sont affaissées sous l'action
de la machine, et les points saillants du pied étant plus
immédiatement en contact avec les courroies, devien-

nent plus ou moins douloureux ; il faut alors visiter l'appareil , ajouter de petits coussins ou en enlever ; et en peu de temps, par ces soins continus , le traitement pourra être suivi sans interruption.

Lorsque le malade supporte l'action de la machine, on commence à opérer le redressement du pied. Il suffit de tourner légèrement le rouleau de la base de la machine. En enroulant la corde, il relève de deux à trois lignes la semelle horizontale, et par ce mouvement presque insensible , le pied est ramené dans une position à former un angle droit avec la jambe.

Si des douleurs vives ont nécessité la suspension de l'appareil , il ne faut pas être étonné de les voir reparaitre lorsque l'on réapplique la machine ; ces douleurs ne continuent pas d'ordinaire à être aiguës, elles cessent trois quarts d'heure ou une heure après l'application nouvelle de la machine.

Si l'on veut employer la botte de Scarpa articulée (pl. II, fig. 2.), il faut agir de la manière suivante. Lorsque le moment de l'application de la machine est arrivé, c'est-à-dire lorsque toute inflammation a cessé dans la plaie, on enveloppe le pied avec une bande, et, en l'entourant de coton, on le place dans le soulier de la machine. Ce soulier doit recevoir une inclinaison égale à celle de la déviation. On serre toutes les courroies. On laisse cet appareil dans cette position pendant quelques heures ; lorsque les coussins sont affaissés, et lorsque les courroies commencent à devenir douloureuses, on les relâche pour augmenter les matelas de coton, et on ferme de nouveau les souliers. Enfin, lorsque le pied a pris la forme du soulier, et lorsque les coussins ont été tassés de manière à éviter les douleurs de pression, on agit sur la vis de rappel ; la semelle est ramenée à la position horizontale, et l'on a d'un seul moment relevé le pied à sa position naturelle. Il faut avoir soin, en visitant l'appareil pendant le traitement, de ne pas permettre au pied un retour dans la position vicieuse, et surtout il ne faut pas que les malades relàchent inégalement les courroies dans le but de suspendre les douleurs : elles augmenteraient au lieu de cesser.

Ce traitement suffit pour redresser le pied-bot-équin au premier et au second degré.

Le troisième degré réclame quelques modifications qui ne peuvent être indiquées que généralement, parce que les détails, les particularités ne peuvent pas être appréciés à l'avance. C'est au chirurgien à modifier la marche du traitement sur la variété de la déformation.

Le troisième degré est surtout caractérisé par une déformation du squelette du pied, avec déviation à droite ou à gauche, et renversement en arrière. Le traitement a donc pour but le redressement de ce pied. Le moyen de réussir rapidement, c'est de faire suivre au pied pour son redressement le même chemin qu'il a parcouru pour son renversement, mais en sens inverse.

Après avoir coupé tous les tendons des muscles contractés, et lorsque toutes ces plaies sont cicatrisées, il faut placer le pied dans l'appareil. Dans ces cas graves, il faut donner la préférence à la machine de Stromeyer, qui est puissante ; et lorsque le pied est ramené à la position horizontale, on le place dans la botte de Scarpa. (Pl. II, fig. 3.)

Cette machine est ainsi modifiée : Les montants sont attachés solidement au soulier. Le talon est double et creux ; entre les deux lames du talon, la semelle taillée en rond est engagée profondément, et elle tourne sur un pivot, de sorte que, par une vis de rappel, on peut porter la semelle en dedans ou en dehors, suivant la variété de la difformité.

Le traitement mécanique du pied-équin au troisième degré est long ; il exige beaucoup de soins, une grande surveillance de la part de l'opérateur ; il ne faut pas qu'il se laisse arrêter par la nécessité de couper plusieurs fois le tendon d'Achille. Il est rare que dans ces cas une seule section suffise même à ramener le pied à la forme d'un pied-équin simple. Ce n'est donc qu'après des efforts persévérants que l'on obtient ce redressement.

Les tendons sont quelquefois des obstacles au redressement. On pense souvent avoir coupé tous les muscles contractés lorsqu'on a fait l'opération, et pendant le cours du traitement mécanique, on voit des cordes se lever sous la peau, et qui acquièrent en peu de temps tous les caractères des muscles contracturés. Les malades sentent ordinairement dans ces cas des douleurs qui augmentent lorsque l'on veut rendre la machine plus active ; à mesure que le redressement s'opère, les douleurs deviennent de plus en plus vives ; il ne faut pas persister dans cette voie, l'appareil doit être enlevé, afin de voir le pied. C'est alors que l'on reconnaît la cause des douleurs qui ont tourmenté le malade ; on sent sur l'une ou l'autre partie du pied un tendon ou une aponévrose qui s'opposait au redressement du membre. Il faut aussitôt en faire la section ; la plaie est pansée comme nous l'avons dit plus haut ; on la recouvre ensuite avec un coussin de coton , et le pied est replacé dans l'appareil. Cette fois , on serre peu les courroies , jusqu'à ce que la plaie soit cicatrisée, après quoi on continue le traitement comme il avait été commencé.

Lorsqu'on a obtenu la guérison du renversement en arrière , et lorsque le pied a été ramené à la forme du pied-équin du second degré , il est quelquefois nécessaire de couper de nouveau l'aponévrose plantaire , et même des ligaments latéraux des os du tarse qui , étant raccourcis, font dévier avec force le pied soit en dedans , soit en dehors.

Lorsque l'on a obtenu progressivement le redressement des renversements en arrière , j'ai coupé avec succès le tendon d'Achille pour la deuxième fois, et la cicatrisation de la plaie étant faite , j'ai redressé en un seul temps le pied dévié. Pour agir ainsi, j'ai coupé en même temps l'aponévrose plantaire, et les brides fibreuses qui font dévier le pied à droite ou à gauche , et ensuite j'ai placé le membre dans la machine (pl. 1 , fig. 2), après l'avoir convenablement matelassé avec du coton ; j'ai ramené le pied par la même manœuvre dans la position horizontale , et j'ai redressé le renversement latéral. Mais pour entreprendre ce double redressement, il faut être bien assuré que tous les liens ont été coupés , et l'on ne peut acquérir cette connaissance exacte que par une première période de traitement progressif comme nous l'avons décrit plus haut.

Chez les adultes, lorsque la difformité est congénitale, les liens articulaires se sont épaissis, ils ont acquis une plus grande solidité, quelquefois même ils sont transformés en tissu osseux ; alors la section des tendons ne suffit pas pour redresser le pied, et, pour permettre de prendre une position convenable dans l'appareil, il faut agir avec force sur le membre, il faut briser avec violence ces liens anormaux. C'est en remuant brusquement le pied par ses deux extrémités qu'on parvient à détruire ces liens, et en peu de temps on donne au pied une position assez convenable pour pouvoir être modifié et redressé par la machine.

Ces changements brusques que l'on imprime au pied doivent être surveillés de près et avec une attention soutenue. Le plus communément, il ne survient pas d'inflammation après ces manœuvres, mais quand elle débute, c'est souvent avec violence ; il faut la combattre par des applications froides pendant deux ou trois jours, ensuite on enveloppe le pied avec des compresses d'eau de camomille et d'eau de plomb, et enfin on entoure le pied et la jambe avec une longue bande de flanelle médiocrement serrée. Lorsque l'inflammation est éteinte, on imprime au pied des mouvements légers d'extension pendant deux ou trois jours, et lorsque enfin on est rassuré sur les suites de cette manœuvre, on place le membre dans l'appareil.

Après avoir été ramené de suite en angle droit avec la

jambe, on sent dans certains cas, après dix ou douze jours de traitement, une résistance qui s'accroît de jour en jour, et bientôt la machine n'est plus assez puissante pour vaincre cette force, et si la machine en triomphe, c'est au prix de douleurs excessives. Mais ce succès n'est que passager; aussitôt que l'on cesse l'usage de l'appareil, la déviation reparaît presque aussi forte qu'avant l'opération; dans ces circonstances, il ne faut pas vouloir triompher de l'obstacle que l'on rencontre; il faut faire de nouveau la section du tendon d'Achille, traiter cette plaie ainsi que les précédentes, et seulement alors on peut continuer le traitement mécanique un moment suspendu.

CHAPITRE QUATRIÈME.

DU PIED-BOT-VARUS.

Le pied varus est de toutes les variétés du pied-bot, la forme la plus complexe.

Son aspect caractéristique, c'est le renversement du pied en dedans.

La contraction d'un seul muscle peut produire cette forte déviation. On peut donc, pour le pied varus, admettre la division que nous avons établie pour le pied-équin.

Le premier degré est formé par la contraction d'un seul muscle, quelque forte que soit la déviation en dedans.

Le second degré est dû à une contraction multiple.

Le troisième degré est caractérisé par une altération dans les rapports du squelette.

Le caractère le plus saillant de cette difformité, c'est l'enroulement du pied en dedans. La contraction d'un seul muscle peut produire ce phénomène; et la preuve de la vérité de cette assertion, c'est qu'il y a des varus que l'on ramène aisément par la section seule du tendon d'Achille. Dans ces cas, le côté interne des jumeaux, ou le soléaire, ou ce dernier avec la partie interne des jumeaux, sont contractés, sans que la partie externe, que je crois être une partie entièrement isolée, participe à cette affection. Le pied peut être seulement dévié, ou il peut être entièrement renversé, suivant le degré de la contraction ; mais alors la déviation est franche, c'est-à-dire que le pied est en totalité tourné en dedans sans décrire une courbure ; les orteils sont horizontalement placés, jamais ils ne sont relevés. La face plantaire du pied n'est pas criblée de rides comme on le voit dans d'autres degrés ; mais le sujet marchant sur le bord externe du pied porte une peau épaisse et calleuse, recouvrant très souvent du tissu cellulaire épais et des bourses muqueuses. (Pl. V, fig. 1.)

Lorsque l'on agit avec force sur ce pied, on parvient à le ramener en totalité dans la ligne droite, alors il forme un véritable pied-équin.

Dans le deuxième degré, on trouve un plus grand nombre d'agents concourant à sa formation : ce sont ordinairement le jambier antérieur, le jambier postérieur, les fléchisseurs des orteils et les muscles du mollet. Le jambier antérieur produit deux effets, étant attaché au scaphoïde, il fait mouvoir cet os sur la tête de l'astragale, et il agit sur la tête de l'astragale de dedans en dehors. Le jambier postérieur, par son attache inférieure, produit aussi ce double effet ; et les fléchisseurs, en agissant dans leur direction, activent la déviation du pied.

Dans ce degré, le pied est non seulement renversé sur son bord externe, mais il est déjà altéré dans sa forme. Les orteils sont relevés, les métatarsiens sont attirés en dedans et en arrière, le talon est fortement relevé, de sorte qu'à partir de l'attache du tendon d'Achille au calcanéum, et en suivant le bord externe du pied pour aller rejoindre l'extrémité des orteils, on parcourt une

ligne courbe qui est presque un demi-cercle. La peau
du bord externe est très épaisse, elle est durcie et calleuse, et l'on voit une difformité produite par l'épais-
sissement du tissu cellulaire. (Pl. V, fig. 2.)

Le troisième degré est caractérisé par un renversement total du pied, c'est-à-dire que non seulement
l'enroulement est complet en dedans, mais encore que
la face dorsale est devenue la face plantaire; en un mot,
il y a déformation du squelette. Les moteurs principaux de cette difformité sont d'abord les muscles du
mollet, le jambier antérieur et la masse musculaire de
la plante du pied. Ces mouvements sont encore aidés
par l'adducteur du gros orteil et par les fléchisseurs des
orteils. Tout l'avant-pied est relevé en dedans, et il va
presque toucher le talon, qui est aussi fortement relevé
et attiré en dedans. Les orteils sont souvent entrecroisés. Le sujet marche, ou sur le dos du pied, ou sur la
malléole externe. La peau de ces parties qui portent sur
le sol est dure, épaisse et calleuse ; on distingue l'épais-
sissement du tissu cellulaire, et la présence de poches
muqueuses souvent considérables. La peau de la face
plantaire est très sensible, elle est amincie et chargée
de rides entrecroisées. Le pied-bot varus du troisième
degré est difficile à guérir, on ne peut guère la redresser
même légèrement, lorsqu'on agit avec une grande
violence. On voit alors tous les tendons se dessiner sous
la peau ; et lorsqu'on les a coupés, on n'obtient encore
que peu de redressement. (Pl. V, fig. 3 et 4.)

Dieffenbach a admis cinq degrés pour caractériser les
variétés du pied-bot varus.

Le premier, c'est le léger renversement du pied sur le bord externe.

Le second, le sujet marche sur tout le bord externe du pied.

Le troisième degré, c'est le pied fortement renversé en dedans, la face plantaire ne touchant plus le sol et étant remplacée par la face externe de la face plantaire.

Le quatrième degré, c'est lorsque le malade marche, ayant le métatarse renversé en dehors.

Le cinquième degré est cet état dans lequel le pied est entièrement renversé. Les fléchisseurs tirent en dedans l'extrémité des orteils, et la plante des pieds est relevée fortement vers le membre opposé.

Traitement du pied-bot-varus.

Le pied varus à son premier degré chez les enfants peut être ramené sans faire la section des tendons; les appareils suffisent pour le maintenir; mais ce traitement est long et difficile, souvent douloureux et rarement efficace; il vaut mieux dans tous les cas, même les plus simples, faire la section des tendons; cette opération faite convenablement n'expose le malade à aucun danger. C'est s'abuser que de croire que la section des tendons guérit le varus; elle prépare seulement le pied à supporter facilement l'application des appareils. Ces machines à extension n'agissent plus par extension, mais elles maintiennent les parties dans les rapports et dans la position qu'on leur a donnés.

Chez les jeunes enfants, il suffit de couper le tendon

d'Achille, de ramener le pied dans sa position normale, et de l'y maintenir par l'appareil amidonné. Lorsque les enfants sont plus âgés, de trois ou quatre ans, par exemple, il est nécessaire de fixer le pied plus solidement, et pour cela on se sert avec avantage de la botte de Scarpa.

Ce traitement suffit ordinairement pour guérir les enfants, c'est-à-dire que le pied est ramené, et que la plante porte sur le sol. Il ne faut pas abandonner de suite le traitement, parce que la difformité pourrait reparaître. Pendant la journée, l'enfant doit marcher avec la botte de Scarpa, et pendant la nuit on place le pied dans une machine plus puissante, la machine de Stromeyer, par exemple.

Si la difformité est passée au second degré, il faut alors couper le tibial antérieur, le tibial postérieur, le fléchisseur du gros orteil, quelquefois le fléchisseur commun des orteils, et souvent la division de l'aponévrose plantaire est rendue nécessaire. Lorsque ces plaies sont cicatrisées, et lorsque toute crainte d'inflammation cessé, on veut placer le pied dans une machine pour commencer le redressement, on rencontre quelquefois des obstacles très grands de la part du tendon d'Achille, qu'il faut alors couper de nouveau. Dieffenbach a dû le couper quatre fois avant de pouvoir commencer le traitement mécanique.

Rarement dans ces cas de forte déviation en dedans, on parvient à redresser le pied par la seule section des tendons ou par l'emploi des machines à extension. C'est surtout lorsque le pied est renversé, en un mot dans le troisième degré, que l'on rencontre des obstacles réels.

Il faut alors commencer le traitement par la section de tous les tendons de la plante du pied, et ensuite les extenseurs, etc., en laissant le tendon d'Achille intact. On change de cette manière le pied-bot varus en pied-bot équin, c'est-à-dire que l'on convertit la forme la plus difficile à guérir, en forme la plus facile. (Pl. III, fig. 1 et 2.)

Ce changement est d'autant plus facile à produire, que le tendon d'Achille encore entier, tire le talon en arrière et en haut, et par suite abaisse fortement la plante du pied.

Lorsque tous les tendons contractés ont été coupés, et lorsque les plaies sont guéries, on applique au côté externe du membre une longue attelle droite, matelassée et percée de deux mortaises, l'une au bout supérieur, l'autre au bout inférieur. Cette attelle doit partir du genou, et dépasser le pied de trois ou quatre pouces ; elle est fixée solidement au membre, afin qu'elle puisse résister aux efforts latéraux qui doivent ramener le pied dans la ligne droite.

Cet appareil doit être placé de la manière suivante :

Lorsqu'il ne reste plus de plaies, on roule autour du membre une bande de toile médiocrement serrée, mais serrée également depuis les orteils jusqu'au genou. On enveloppe le membre avec du coton, de la ouate, et l'on place une seconde bande. Ensuite l'attelle matelassée, depuis le genou jusqu'au-dessous de la malléole externe, est placée sur le côté externe du membre. On la rend immobile en serrant la bande qui doit la maintenir, et en imprégnant d'amidon tout cet appareil. On fait passer les chefs d'une bande dans la mortaise supérieure, afin que l'attelle ne soit pas entraînée en avant ou en arrière. Ce pansement doit bien sécher, pour qu'il puisse résister aux tractions latérales. Lorsque toutes ces conditions sont remplies, on enroule sur l'avant-pied une bande dont on laisse les deux chefs libres, et assez longs pour pouvoir être engagés dans la mortaise inférieure de l'attelle. En tirant sur ces deux chefs, on ramène la pointe du pied en dehors, et l'on attache alors avec un nœud les deux chefs de la bande sur l'attelle. Il ne faut pas se hâter, il ne faut pas vouloir obtenir un redressement rapide, cet empressement peut devenir une cause de retard : le redressement trop brusque produit des douleurs qui nécessitent la suspension de l'appareil. Tous les jours il faut serrer davantage les deux chefs de la bande, soit pour augmenter la traction latérale, soit pour rendre aux bandes le degré de tension qu'elles ont pu perdre par le relâchement des tissus.

La face externe du membre comprimée par l'attelle, devient quelquefois très douloureuse, au point de rendre intolérable le contact de cet appareil. Il faut dans ce cas enlever toutes les bandes pour examiner le membre. On voit alors assez souvent toute la face externe du membre, rouge, et couverte de vésicules remplies de sérosités. Si l'on a tardé à enlever ces points de compression, on trouve des escarres et des ulcères. On comprend qu'il faut alors abandonner entièrement le traitement mécanique pour chercher à guérir ces nouvelles lésions. On parvient ordinairement à faire cesser tous ces accidents, par des applications d'eau de guimauve, pendant un

jour ou deux ; après, on les change en eau de camomille
unie à l'eau de plomb. On enroule enfin le membre dans
une bande un peu serrée, et ordinairement en douze ou
quinze jours on peut continuer le traitement inter-
rompu.

Lorsque l'on est parvenu à ramener le pied-bot-varus dans la forme du pied-bot-équin, on fait pour
celui-ci le même traitement que nous avons indiqué
pour guérir le pied-bot-équin.

Dans les cas ordinaires, que l'on peut facilement ramener et maintenir, Dieffenbach emploie un moyen simple
et ingénieux ; voici comment agit ce chirurgien (1) :

Après avoir fait redresser convenablement le membre,
M. Dieffenbach prend deux bandelettes agglutinatives,
ayant à peu près une fois et demie la longueur de la
jambe ; il en applique un des chefs obliquement au-
dessous du mollet, contourne la malléole externe, le dos
du pied, sa plante, et revient au côté opposé, de manière que les deux chefs viennent se croiser au côté externe de la jambe. Les deux bandelettes étant ainsi appliquées, dans le but d'empêcher le pied de se reporter en bas et en dedans, le chirurgien place, le long de
la face interne de la jambe, un morceau de bande, plié
en forme d'anse, et mesuré de telle sorte que cette dernière vienne correspondre très exactement au bord externe de la plante du pied, tandis que les deux chefs
réunis s'élèvent jusqu'au-dessus du mollet.

Ces pièces sont fixées au moyen d'un 8 de chiffre, di-

(1) Scoutetten, *Mémoire sur la cure radicale des pieds-bots.* Paris, 1838,
page 68.

rigé de dehors en dedans, de manière à contribuer encore au renversement de la plante en dehors, mais à ne
pas comprendre l'anse qui reste, en attendant, libre et
flottante. Cela fait, l'opérateur prend une forte attelle,
ayant environ un pouce et demi de largeur, s'élevant jusqu'au tiers supérieur de la jambe, et ayant, à un pouce
de son extrémité inférieure, une double échancrure à laquelle succède une petite tête aplatie ; il amène au côté
externe du pied l'anse flottante, et y engage le col de l'attelle qu'il applique ensuite au côté externe du membre,
de telle sorte que la tête dépasse le niveau de la plante.
Il fixe ensuite le tout solidement et termine de manière
à envelopper tout le membre. Par cet appareil, le pied
est non seulement redressé convenablement, mais la
progression, loin de nuire à l'action de l'appareil, ajoute
encore à son efficacité ; car chaque fois que le pied porte
sur le sol, c'est la petite tête de l'attelle qui le touche la
première ; mais le point d'appui qu'elle offre n'étant
pas assez étendu, et étant situé en dehors du centre de
gravité du corps, il en résulte, à chaque pas qu'exécute
le malade, un mouvement de renversement en dehors.
Cet appareil est simple, bien conçu ; il peut convenir
dans quelques cas de déviations légères et faciles à faire
disparaître par l'action de la main.

Appareil de Bouvier. — Cet appareil est fondé sur
ce principe, qu'il faut qu'une machine puisse d'abord
se conformer à la position du pied, ensuite la changer
peu à peu, et même la renverser. En prenant pour exemple le varus, il y a dans ces cas extension du pied sur la
jambe, déviation de la pointe en dedans, et renverse-

ment de la plante dans cette dernière direction. De là,
trois indications. Pour les remplir, Bouvier emploie un
appareil composé d'une sandale, d'un tuteur et d'un
levier ; la sandale est jointe par des charnières au tuteur
et au levier, et peut se renverser en dedans pour s'accommoder à la direction de la plante du pied. Le levier
soutenu par une vis qui le traverse inférieurement, sert
à retourner la plante du pied en dehors, à mesure qu'on
rapproche de la jambe son extrémité supérieure ; la
sandale est divisée dans la semelle pour se couder comme
le pied, et ramener sa pointe en dehors à mesure qu'on
fait marcher la pièce antérieure de la semelle. Le tuteur
et le levier se meuvent au-dessus de leurs charnières dans
un plan opposé à celles-ci pour étendre la sandale comme
le pied, et produire ensuite sa flexion au moyen de vis
portées par le tuteur et le levier, en traversant des
écrous placés de chaque côté de la sandale. Le talon
est repoussé en dehors par la pression de la sandale qui
l'embrasse, et qui transmet l'effort du levier ; un coussin
augmente cet effort au besoin ; un autre coussin agit de
même sur la convexité du bord externe.

M. Velpeau ne cherche pas à changer le pied-varus
en pied-équin ; il commence ordinairement en opérant la
section du tendon d'Achille ; alors en pratiquant des efforts
sur le pied pour chercher à le redresser, il fait former
des saillies aux tendons plus profondément situés, et qui,
par leur raccourcissement, produisent encore la déviation du pied, et il les coupe à mesure que ces tendons
se dessinent sous la peau. M. Velpeau donne la préférence au redressement immédiat, il est donc obligé

d'employer quelque force pour dérouler le pied-varus, afin de le ramener à la position normale. La machine dont il se sert est brisée en deux points, et elle est mise en mouvement par la force d'une vis.

M. Velpeau a obtenu de beaux résultats par ce mode de traitement.

CHAPITRE CINQUIÈME.

DU PIED-BOT-VALGUS.

La forme générale du pied-valgus, c'est l'absence du cou-de-pied, son aplatissement, et son renversement en dehors.

On peut encore trouver trois degrés en examinant sa forme la plus simple, en étudiant ses diverses transformations, jusqu'à sa plus grande difformité.

Le premier degré est formé par l'aplatissement du pied ; dans ces cas, l'extenseur des orteils est fréquemment contracté.

Le second degré est dû à la contraction simultanée des extenseurs et des péroniers.

Le troisième degré est caractérisé par un écartement des os du tarse, et un redressement des os du métatarse.

Le premier degré du valgus présente une forme plate depuis le talon jusqu'aux orteils, et un renversement du bord interne du pied. D'autres fois, les extenseurs sont contractés, et la ligne droite est rompue à l'articulation des orteils qui sont plus ou moins redressés, suivant le degré de contraction musculaire. Ce mouvement du pied en dehors dépend d'une rotation de la partie antérieure du pied sur l'astragale ; on sent sous la peau un ou deux tendons, qui deviennent plus apparents à mesure que l'on veut redresser le pied. Ce sont ordinairement le péronier et l'extenseur des orteils ; le plus souvent c'est seulement le péronier. (Pl. VI. fig. 1.)

Le second degré est formé par la contraction de plusieurs muscles ; le péronier antérieur, les péroniers latéraux, l'extenseur des orteils, soulèvent le pied en dehors, le poids du corps porte sur le bord interne du pied, et la face plantaire est quelquefois entièrement dégagée du sol. Très fréquemment, les extenseurs agissent avec énergie, les orteils sont redressés quelquefois au point de toucher la face antérieure de la jambe, alors le sujet marche sur le talon. C'est, comme on le voit, la variété du pied-bot-talus, dont on a voulu faire une variété distincte. Le talus pur, celui qui est l'opposé du pied-équin simple, est extrêmement rare, presque toujours il est combiné avec le valgus, et il est un des caractères du valgus des degrés supérieurs (Pl. VI, fig. 2.)

Dans le troisième degré, on observe des formes différentes ; quelquefois un arrêt de développement par la contraction musculaire a laissé les jumeaux trop courts ; ils ont entraîné le talon en haut ; les extenseurs des orteils, agissant avec énergie, ont fortement redressé les orteils ; et enfin les péroniers, étant contractés, ont dirigé tout le pied en dehors, de sorte que le sujet marche seulement sur la partie moyenne du bord interne du pied. (Pl. VI, fig. 3.)

On trouve encore dans ce degré extrême les muscles pédieux, l'abducteur du petit orteil et le long péronier latéral, contractés spasmodiquement. Le cinquième métatarsien s'écarte du cuboïde, les autres métatarsiens abandonnent les cunéiformes à la face plantaire, tandis qu'ils prennent un point d'appui sur la face dorsale en formant un angle aigu.

Dieffenbach a également divisé le pied plat en cinq degrés. Le premier degré est représenté par le pied large, aplati, légèrement relevé en dehors, et appuyant sur le sol par son côté interne.

Le troisième degré a pour caractère principal la convexité de la plante du pied. Quelquefois le talon reste de niveau avec la partie la plus convexe, quelquefois aussi il se retire en arrière, et tout le poids du corps est porté sur la convexité plantaire.

Le cinquième degré est caractérisé par une déformation totale du pied ; la convexité plantaire est tout-à-fait arrondie, le talon, fortement relevé, est éloigné du sol, quelquefois de deux ou trois pouces ; les orteils, fortement contractés, sont ramenés vers le dos du pied, et ils présentent la forme de crochets violemment recourbés.

Entre le premier et le troisième degré, et entre le troisième et le cinquième, il existe une forme de transition que l'on appellerait second et quatrième degré, s'il était possible de bien les préciser, mais ils ne sont guère qu'un lien entre les degrés plus élevés, où ils ne tardent pas à arriver.

Traitement du valgus.

Le traitement mécanique seul est impuissant pour guérir le valgus. Que cette difformité soit le résultat de la contraction musculaire active ou de la paralysie, l'application seule des machines est insuffisante. La ténotomie est le seul traitement utile, l'emploi des appareils n'est que secondaire.

Les muscles dont on coupe le plus fréquemment les

tendons dans le traitement des valgus sont les extenseurs
des orteils, les péroniers et le tendon d'Achille. Dans
cette variété comme dans le varus, il faut d'abord chercher à ramener le pied à la forme du pied-équin ; il
suffit de couper les extenseurs pour que, dans certains
cas, le pied retombe comme paralysé, et pour qu'il
prenne aussitôt la forme du pied-équin.

Dans les cas les plus simples, dans le valgus du premier degré, on peut le plus communément obtenir des
résultats heureux en coupant seulement le tendon d'A-
chille. Ensuite, sans appareil, ou plutôt sans machine,
on parvient à redresser complétement le pied ; des bandes
seulement suffisent pour le maintenir. Ces bandes doivent être roulées et un peu serrées à partir des orteils
jusqu'au genou ; on les passe à l'amidon, afin de donner
de la solidité à ce pansement.

Le second degré du valgus est, comme nous l'avons
vu souvent, compliqué de talus, c'est-à-dire que le pied
est fortement relevé, et que le malade marche sur la face
postérieure du calcanéum, si le talus est pur ; et sur la
malléole interne, si le pied est dévié en dehors, ce qui a
lieu le plus souvent. On commence dans ces cas par
couper les péroniers et les extenseurs : tout l'avant-pied
tombe comme paralysé. On enveloppe tout le pied et la
jambe avec une bande roulée ; on place sur sa face antérieure un matelas de coton, et l'on pose une attelle descendant du haut de la jambe jusqu'au-delà des orteils,
en passant sur le cou-de-pied (pl. III, fig. 4). Cette attelle est attachée par une bande roulée amidonnée. Il
est très important de ne pas perdre de vue le malade,

parce que cette attelle peut blesser la peau. Lorsque l'on a obtenu le résultat désiré, c'est-à-dire le pied-équin, on fait la section du tendon d'Achille, et l'on traite alors ce pied comme un pied-équin ordinaire.

Il existe une machine, ou talon artificiel, que Dupuytren a conseillé ; l'effet qu'il produit, c'est de porter en avant, vers les orteils, le poids du corps. Ce moyen a l'avantage d'empêcher la pression directe de la plante des pieds contre le sol, et de tendre à produire la formation d'une voussure à la plante du pied.

Dans ce chapitre nous avons parlé du talus compliquant le valgus, en faisant remarquer que les véritables talus sont fort rares. Dans un nombre considérable de pieds-bots que j'ai eu l'occasion de voir en Russie, en Danemarck, en Belgique, en Allemagne, en France, j'ai seulement trouvé un sèul vrai talus dans la collection anatomique de M. Bouvier. (Pl. VI, fig. 4.)

M. le docteur Vallin, de Nantes, a publié une observation (1) intéressante de talus, et je la lui emprunte à cause du remarquable traitement qui a été employé par cet habile praticien.

Ire OBSERVATION.

Homme, 22 ans ; talus ou déviation du pied en haut ; escarre gangréneuse profonde de la face dorsale du pied ; forte bride réunissant le dos du pied au quart antérieur et inférieur de la jambe ; cicatrices de la moitié inférieure du membre ; sections successives de cette bride ; redressement en trois mois et demi ; guérison en sept mois.

M. Joseph Poisson, ancien élève du collége royal de

<hr>

(1) *Traité abrégé des pieds-bots*, Nantes. 1841. p. 73.

Nantes, né à Sainte-Lucie (Antilles), âgé de 22 ans, fut atteint dans sa quatrième année d'une fièvre grave suivie d'anasarque.

Des scarifications pratiquées sur la face dorsale du pied gauche déterminèrent la gangrène de cette partie et celle du tiers antérieur et inférieur de la jambe. La chute de l'es·carre, qui se fit attendre long-temps, laissa à découvert le tendon du fléchisseur commun des orteils.

Pour favoriser la cicatrisation de cette plaie considérable, un coussin fut placé derrière la pointe du pied, pendant toute la durée du traitement, et lorsque le malade, à peine convalescent, fit quelques pas, on s'aperçut que le talon appuyait seul sur le sol, que le pied était fortement fléchi sur la jambe et lui était adhérent par sa face dorsale.

Des bains et des embrocations furent employés sans succès pour favoriser le redressement du pied.

Quelques années après, on fit usage d'une courroie fixée au talon de la chaussure, et qui venait s'attacher par une boucle à une ceinture placée au-dessus des hanches. A l'aide de ce moyen, qui n'eut d'ailleurs aucun résultat satisfaisant, on espérait sans doute suppléer à la faiblesse des muscles extenseurs qui étaient très amaigris, en se servant de l'arrière-pied comme un manche ou levier du premier genre.

Lorsque le malade nous consulta, le pied était dans une flexion exagérée, et formait avec la jambe un angle d'environ cent cinquante degrés.

Dans cette déviation en haut, ou *talus*, le dos du pied était réuni au quart antérieur et inférieur de la jambe par une forte bride formée par un tissu de cicatrices très dense et par la peau.

Celle-ci présentait cinq plis fort distincts, qui se terminaient aux orteils. La face plantaire, dirigée en avant, était très excavée, et présentait, vue latéralement du côté du gros orteil, un angle obtus de quarante-cinq degrés, dont le sommet venait correspondre aux articulations de la seconde rangée du tarse avec la première. Les orteils, surtout les deux derniers, étaient fortement fléchis; le calcanéum; par sa tubérosité postérieure, servait seul de base dans la station, et se trouvait un peu dévié en dehors. Le glissement du calcanéum sur l'astragale de devant en arrière était tel, qu'on distinguait à la pression la tête de ce dernier os au-devant du tendon d'Achille.

M. Poisson, en tenant son membre difforme dans l'extension, était parvenu, malgré un raccourcissement de deux centimètres et demi, à marcher sans trop de difficulté, aussi les muscles de la jambe et de la cuisse de ce côté avaient pris depuis quelque temps un certain volume, à en juger par un plâtre de cette singulière difformité pris à l'âge de 10 ans, et que nous avons sous les yeux. Voici en effet ce qu'on y remarque : toute la jambe est dans un état voisin de l'atrophie; les muscles jumeaux et soléaires sont très amincis; leur tendon commun, loin de faire saillie, est remplacé par une dépression longitudinale, et que limitent latéralement les malléoles interne et externe.

Une cicatrice se voit à la partie moyenne et interne de la jambe avec une forte couture à la peau. Le pied, qui a un volume relatif moins prononcé qu'à l'époque où le malade réclamait nos soins, est tellement rapproché de la face antérieure de la jambe, que les orteils qui sont restés libres de toute adhérence et qui ont moins de courbure, ne s'en trouvent séparés que par un intervalle de cinq centimètres (environ deux pouces); enfin, les plis de la peau, quoique plus prononcés à la portion externe de la face dorsale du pied, le sont moins à la région plantaire, qui a conservé sa forme normale.

Le 23 mai 1837, assisté de mes confrères et excellents

amis MM. Hélie et Bacqua, je divisai la bride qui unissait l'extrémité antérieure des os métatarsiens avec la région antérieure de la jambe, d'un seul coup de bistouri, en plongeant la pointe de cet instrument, tenu en quatrième position, quatre centimètres au-dessous de son bord libre. L'écartement des deux lèvres de la plaie ne fut que de deux centimètres, et en abaissant l'avant-pied assez fortement, il arrivait avec peine à trois centimètres. Le pied, assujetti ensuite convenablement dans l'appareil, fut soumis à l'extension en inclinant le levier en avant.

Après trois semaines d'une extension permanente, les bords de la plaie, qui avaient une grande densité, étaient effacés et presque entièrement cicatrisés; le pied ne formait plus avec la jambe qu'un angle de cent trente degrés.

Quinze jours plus tard, une portion de la bride qui n'avait pas été coupée, était soulevée et tendue; la plaie devenue circulaire se trouvait réduite à trois lignes de diamètre.

Une nouvelle section fut jugée nécessaire et pratiquée à deux centimètres de profondeur seulement, conservant alors l'espoir de n'être pas obligé de faire une lésion de continuité au tendon du fléchisseur commun des orteils, comme nous en avions manifesté l'intention aux docteurs Bacqua et Hélie au moment de la première opération, leur faisant remarquer, pour répondre à la question qui m'était faite à ce sujet, que si Delpech et plusieurs autres médecins avant lui avaient coupé avec succès le tendon d'Achille, il pourrait bien en être ainsi de celui du fléchisseur commun.

L'appareil mis en place, il fut démontré qu'on devait lui faire subir une importante modification; en effet, il agissait bien plus sur l'avant-pied que sur l'arrière-pied, et ne faisait qu'augmenter l'angle de la région plantaire, les os du tarse restant inébranlables.

Pour ramener ceux-ci dans leur position normale, je

plaçai à l'extrémité postérieure de la semelle une pièce en acier, en forme d'éperon recourbé, portant à son extrémité libre une vis de rappel qui faisait agir une courroie embrassant le talon de devant en arrière et de bas en haut ; de plus, un coussin correspondant en arrière à l'articulation tibio-astragalienne supporté par une traverse mobile, ou plaque, qui était elle-même sur un étrier à tiges verticales, servait de point d'appui à ce tirage de l'arrière-pied.

A l'aide de ces nouvelles pièces ajoutées à l'appareil, et qui n'apportaient aucun obstacle au levier, chargé de son côté d'abaisser l'avant-pied, des résultats satisfaisants furent obtenus. Mais le glissement du calcanéum sur la poulie de l'astragale était lent et difficile ; j'imaginai, pour l'obtenir plus promptement, de remplacer le massage de la main, qui était répété deux fois le jour, par celui d'une machine plus puissante.

Le membre difforme fut placé étendu, à cet effet, sur une large gouttière en bois, garnie d'un coussin de balle d'avoine ; de larges courroies le maintenaient dans l'extension.

Le malade étant assis, une extrémité de la gouttière était rendue fixe par le poids du corps, l'autre ne dépassait pas l'articulation du pied avec la jambe.

De plus, une triangle en bois de 5 décimètres de longueur, portant latéralement des boutons, où venait s'assujettir une courroie qui embrassait le talon, et à l'une de ses extrémités un crochet qui s'engageait sur la gouttière au niveau de l'astragale, dans une crémaillère, complétait cet appareil de massage à levier du second genre.

Le 8 août, c'est-à-dire après deux mois et demi de traitement, le pied ne pouvait pas atteindre complétement l'angle droit ; je fis en présence du docteur Hélie, aujourd'hui professeur-adjoint de l'école secondaire de médecine de Nantes , pour le cours d'anatomie et de physiologie, une dernière section de la bride au-devant de l'articulation tibio-tarsienne, jusqu'à l'aponévrose jambière, dont nous reconnûmes la couleur nacrée.

A cette époque, la conformation du pied était presque naturelle à sa partie antérieure; mais postérieurement, le calcanéum faisait une saillie qui paraissait d'autant plus considérable, qu'il existait au-dessus de lui, en arrière, une forte dépression , qu'avait laissée le coussin servant de point d'appui au tirage de l'arrière-pied. Ce coussin fut, par conséquent, supprimé, ainsi que la courroie qui entraînait le talon ; celle-ci ne pouvait plus tenir en place, malgré l'emploi de la poudre de colophane , qui permit de lui donner précédemment toute la fixité désirable.

Le malade pouvant poser le pied à plat et faire quelques pas, la dépression sus-calcanienne diminua sensiblement, et l'exercice, le massage, les frictions toniques et les douches de vapeur sur le mollet ne tardèrent pas à faire saillir le tendon d'Achille.

Le pied parvint alors à atteindre , en quelques semaines, une légère extension , de fléchi qu'il était à 150 degrés. La face plantaire , après avoir perdu sa forme excavée, appuyait en totalité sur le sol.

Les orteils redressés et le talon devenu saillant en arrière, donnaient au pied sa longueur normale.

A la fin de novembre, les surfaces articulaires des os du tarse paraissaient avoir repris leur poli; car aucune douleur ne se faisait sentir, lorsque leur contact devenait plus immédiat par la station.

Les mouvements volontaires du pied sont assez étendus; l'extension, quoique un peu bornée, s'accompagne d'un relief très prononcé des muscles jumeaux et soléaires; la flexion laisse voir le tendon du fléchisseur commun des orteils, qui soulève distinctement une couche mince de tissu de cicatrice. La marche à l'aide d'un brodequin contentif et à talonnière élastique est facile et sans claudication, la pression de la plante du pied n'est plus gênante, la peau de cette région étant devenue moins sensible.

M. Poisson marchait même sans difficulté avec un brodequin ordinaire à talon plus élevé, et ne conservait son brodequin que parce qu'il devait quitter prochainement la France. Depuis j'ai reçu fréquemment de ses nouvelles, et il m'écrivait encore, il y a peu de mois, de Sainte-Lucie, qu'il faisait de longues courses à pied sans fatigue, et comme s'il n'avait jamais eu de difformité (1).

Dans cette observation, il est à remarquer que l'obstacle au redressement tenait presque autant à la position anormale des os du pied, qu'à la présence de la bride qui l'unissait par sa face dorsale à la partie antérieure de la jambe. Il n'eût donc pas été rationnel de faire une seule section, profonde de cinq ou six centimètres, qui aurait compris toute l'épaisseur de cette bride et le tendon du fléchisseur commun des orteils. Car, indépendamment de la lésion d'organes essentiels, si facile quand ils sont enveloppés d'un tissu de nouvelle formation, des accidents qui en pouvaient survenir, et qui accompagnent ordinairement les plaies profondes laissant une grand surface saignante à découvert, le pied n'eût pu être ramené avec force et instantanément dans l'extension. Le relâchement qui existait dans les articulations des deux rangées du tarse, et qui permettait de fléchir l'avant-pied sur l'arrière-pied, sans faire disparaître la position vicieuse du calcanéum, ne l'aurait d'ailleurs pas permis. On se serait donc exposé en procédant ainsi à des accidents inflamma-

____

(1) Ce malade a été présenté à la Société académique de la Loire-Inférieure après sa guérison.

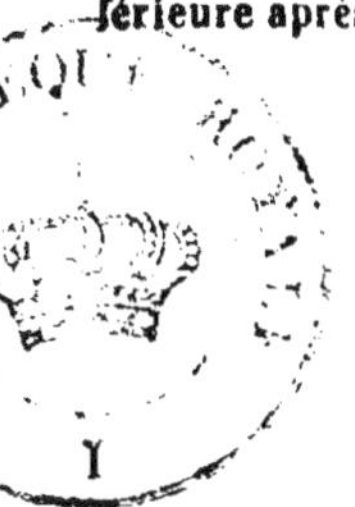

toires plus ou moins graves, suivant le degré où on aurait violenté l'articulation tibio-tarsienne, qui se serait peut-être ankylosée, ou bien en cherchant à ramener le pied à sa forme normale, par une extension graduée, la cicatrisation de la plaie eût marché plus vite que le redressement, et une nouvelle opération fût devenue inévitable.

La section du tendon d'Achille a encore été faite pour guérir des difformités, et des luxations incomplètes, suites de quelques opérations chirurgicales. Voici un exemple remarquable de section du tendon d'Achille après une amputation partielle du pied.

IIᵉ OBSERVATION.

Ledreau, âgé de 32 ans, d'une bonne constitution, ouvrier, eut le pied gauche écrasé au commencement de l'année 1839, par la roue d'une voiture pesamment chargée. L'amputation partielle de l'extrémité du membre fut jugée nécessaire, et elle fut pratiquée d'après la méthode de Chopart.

Aucun accident ne survint, et la cicatrice se fit assez rapidement; mais elle s'ulcéra dans plusieurs points au bout de quelque temps, et des trajets fistuleux s'établirent, sinon définitivement, du moins à différentes reprises, à tel point même que la marche devint impossible sans le secours de béquilles.

Le pauvre ouvrier ne pouvant plus travailler, entra le 21 octobre 1840 à l'hôpital de la clinique. M. Hippolyte Larrey, qui remplaçait M. le professeur Jules Cloquet, en examinant le membre opéré, constata une ulcération de la cicatrice, avec suppuration, par trois ou quatre points fistuleux, avec rétraction sensible du lambeau plantaire par le tendon d'Achille, qui entraînait conséquemment le talon en haut et en arrière.

La marche et la station même étaient depuis long-temps déjà si pénibles que le malade réclamait l'amputation de la jambe plutôt que de rester ainsi estropié.

Cependant M. H. Larrey, loin d'accéder à cette demande, voulut tenter quelques moyens contentifs pour obtenir la cicatrisation définitive du lambeau. Toute espèce de bandage fut inutile contre la puissance de la rétraction musculaire. C'est alors , et sans plus tarder, que M. H. Larrey fit la ténotomie : le 3o octobre il pratiqua la section du tendon d'Achille. Le résultat immédiat fut un écartement sensible entre les bouts du tendon divisé, qui permit d'attirer fortement le talon en bas, et de le maintenir abaissé avec un bandage contentif et inamovible. L'opération avait été aussi simple et aussi promptement faite qu'elle devait l'être, et elle ne fut pas suivie d'accidents.

Douze jours après, l'appareil fut levé, le lambeau plantaire était déjà cicatrisé ; il n'y avait plus de fistules, et le talon ne tendait plus à se relever. — Le 2o novembre enfin , la cicatrice était si solide que le malade demandait à marcher. M. H. Larrey lui fit faire un soulier à longue tige, formant une sorte d'avant-pied avec un talon assez haut et assez souple en même temps, pour protéger la cicatrice par une garniture demi-circulaire. — C'est à l'aide de cette chaussure que la marche est devenue facile et presque sans la moindre claudication.

M. H. Larrey n'avait pas cru devoir publier ce fait intéressant, qu'il nous a communiqué, parce qu'il se réservait de le joindre à d'autres observations de clinique chirurgicale.

CHAPITRE SIXIÈME.

DU TORTICOLIS.

§ I. Historique.

Les premières opérations faites à Paris pour guérir le torticolis ancien ont donné lieu à des réclamations de priorité, peu importantes sans doute pour le praticien ; mais dans l'histoire d'une opération il n'est pas inutile de chercher à apprécier la part plus ou moins grande que chacun peut avoir dans l'invention d'une méthode nouvelle.

L'opération faite pour guérir le torticolis est réclamée par M. Guérin, qui ne parle pas des travaux que Dief_fenbach a publiés dès 1830 dans le *Manuel de Chirurgie* de Rust. M. Guérin dit : « On a prétendu que des » chirurgiens étrangers avaient tenté avant moi la section » sous-cutanée du muscle sterno-mastoïdien ; aucun de » ces essais n'avait été publié en France. » Cet habile orthopédiste oublie sans doute que Dieffenbach fit en 1834 un long séjour à Paris, et que, dans les conférences qui eurent lieu chez M. Amussat, il développa ses idées sur le torticolis. guéri par la section sous-cutanée. Dans sa brochure sur le torticolis, pag. 77, il y a un passage qui nous servira à rendre à M. Guérin ce qui lui appartient, le voici : « M. Syme a fait comme Dupuytren , *comme Dieffenbach* , une ponction au côté interne du chef sternal, je le fais au côté externe ; il a enfoncé son bistouri sous le muscle de dedans en dehors, je le glisse entre la peau et le muscle de dehors en dedans ; il a divisé le muscle d'arrière en avant, je le divise d'avant en arrière. » L'invention de M. Guérin se réduit, comme on le voit, à faire en dehors ce que les autres font en dedans, et à faire d'avant en arrière ce que les autres font d'arrière en avant.

Essayons, en écrivant des dates, de voir la marche de cette opération.

Ronhuysen a fait cette opération en 1670 ; il a soulevé la peau et le muscle qu'il a coupés de dedans en dehors. Plus tard, Florian a fait cette section avec des ciseaux. Minnius a divisé son opération en deux temps : il a d'abord produit une escarre à la peau pour mettre le muscle à nu, et c'est seulement alors qu'il l'a coupé. Dupuytren a fait pour la première fois cette opération en 1822. Il fit tout près du bord interne, et de l'attache inférieure du sterno-mastoïdien, une ponction à la peau à travers laquelle il introduisit sur la face postérieure du muscle, et à plat, un bistouri boutonné dont il conduisit l'extrémité jusqu'au-delà du bord externe du faisceau cléido-mastoïdien ; puis, tournant le tranchant de l'instrument vers le muscle, il le coupa d'arrière en avant sans diviser la peau. La tête put reprendre aussitôt sa position naturelle (1).

En 1830, Deiffenbach jugea cette opération une découverte importante de la chirurgie ; « cette méthode

____

(1) Ammon, *Parallele der franzosis chen und deutschen chirurgie* , 1823.

aussi simple qu'avantageuse inventée par Dupuytren, rend désormais toutes les autres inutiles. »

Stromeyer a publié des faits de ce genre en 1826, et en 1830 parut encore un travail du même auteur sur cette matière. Voici comment il fit son opération le 23 septembre 1835 :

« Je ne procédai pas comme Dupuytren, qui avait » conduit un bistouri étroit et recourbé derrière le mus- » cle, et l'avait divisé d'arrière en avant ; mais après » avoir porté le muscle au plus haut degré de tension au » moyen d'un aide qui abaissait fortement l'épaule et » tirait la tête du côté opposé, je soulevai sur le muscle » un petit pli de la peau parallèle à ses bords. J'enfonçai » à travers la base de ce pli un bistouri étroit et courbe, » tranchant sur le côté convexe. Le muscle pressé contre » l'instrument fut divisé dans son introduction même, » et les deux bouts s'éloignèrent avec un bruit de cra- » quement. »

Dieffenbach a publié en 1830 dans le *Manuel de chirurgie* de Rust, plusieurs observations de section sous-cutanée du muscle *sterno-mastoïdien*.

Il se sert d'un petit bistouri recourbé comme une serpette, et ressemblant aux anciens canifs. Il fait asseoir le malade ; un aide se place derrière, et tire la tête déviée du côté opposé à la déviation, afin de tendre le muscle plus fortement. Un second aide tient l'articulation du coude, afin d'abaisser l'épaule et de rendre le muscle plus saillant. Ensuite l'opérateur saisit le ventre, raccourci entre le pouce et l'index de la main gauche, et il le tire vers lui. Il enfonce le couteau à côté du muscle en suivant le tendon, il passe la lame à plat sous lui, jusqu'à la peau sans la traverser, et il coupe ensuite en retirant l'instrument et en agissant avec la pointe. Pendant ce temps, le pouce presse la peau et le muscle sur le couteau. Au moment de la section, on entend un bruit de craquement produit par la résonnance du thorax. Ce bruit est très éclatant chez les individus maigres et lorsque le muscle est très tendu.

Si on n'entend pas de bruit, si l'on ne fait pas un écartement entre les deux bouts, tout le muscle n'est pas coupé. Il faut alors introduire de nouveau la lame, si elle a été retirée, car la section complète est indispensable.

M. Amussat (*Gazette médicale*, 1836) a coupé le muscle sterno-cléido-mastoïdien, après avoir ouvert la peau', et en y faisant agir le bistouri d'avant en arrière.

M. Bouvier (*Expérience*, 20 avril 1838) appliqua au muscle du cou, l'opération qu'il avait faite souvent au tendon d'Achille ; le 15 septembre 1836 il coupa le muscle sterno-mastoïdien.

M. Guérin (*Gazette médicale*, 24 avril 1838) a fait sa première section pour guérir le torticolis, le 2 décembre 1837.

A Paris, on n'a pas seulement eu en vue l'opération générale de la section du muscle, mais on a cherché à préciser la date de la première opération faite seulement sur la portion sternale du sterno-mastoïdien. Stromeyer et Dieffenbach l'avaient faite en Allemagne depuis plusieurs années.

M. Bouvier présenta à l'Académie de médecine, le 16 août 1836, une pièce pathologique qui démontrait la possibilité de redresser la tête en coupant seulement la portion sternale du muscle sterno-mastoïdien, et le 15 septembre il fit cette opération sur le vivant.

Nous avons vu que M. Guérin coupa pour la première fois le muscle sterno-mastoïdien le 2 décembre 1837.

Le 27 mars 1838, M. Bouvier (1) lut à l'Académie un travail résumant les idées pratiques sur cette déviation, et le 7 avril M. Guérin publia dans la *Gazette médicale* un travail pour réclamer la priorité de cette opération.

On lit dans sa brochure (réimpression de l'article de la *Gazette*) : « Les auteurs dont la pratique *paraît avoir offert quelque rapport avec la mienne*, sont Dupuytren, Stromeyer et Syme d'Édimbourg. Il ne nomme pas Dieffenbach, et cependant la publication de M. Dezeimeris avait appris à le connaître.

De ces faits, il résulte que la section du bout sternal du sterno-mastoïdien avait déjà été faite en Allemagne depuis plusieurs années, et que la première opération de ce genre a été exécutée à Paris par M. Bouvier, et répétée ensuite, quinze mois après, par M. Guérin.

§ II. Syptômes du torticolis.

Le torticolis est caractérisé par une déviation de la tête à des degrés différents.

______

(1) *Bulletin de l'Académie royale de médecine.* Paris, 1838, t. II, p. 576 et 9 56.

Cette déviation est à droite ou à gauche; ou la tête est fléchie sur le sternum. Dans les degrés les plus simples, la tête est seulement tirée de côté; c'est un léger mouvement latéral permanent qui ne détermine pas de gêne. Lorsque les causes qui produisent cette difformité ont agi avec plus de violence, le déplacement est plus considérable, et alors le menton est relevé, le sommet de la tête est abaissé jusque près de l'épaule, toute la tête a subi un mouvement de torsion sur son axe, et, dans ce degré élevé, généralement l'aspect de la figure est triste et mélancolique. Entre ce degré le plus élevé et la simple déviation, cette difformité peut parcourir toutes les phases progressives, ou elle peut être de suite portée au summum, selon la puissance des causes.

Souvent les personnes dont le cou est ainsi déformé sentent des douleurs dans le côté malade. Les influences atmosphériques agissent sur elles; quelquefois des douleurs se réveillent lorsque le malade est couché, et souvent aussi, après un travail long et soutenu, il existe dans le cou un tiraillement qui semble amener la tête vers l'épaule.

Dans les cas de déviation forte, on remarque généralement un changement dans les traits du visage du côté dévié. Ces parties semblent être atrophiées et ne plus reposer sur un plan horizontal; toutes les lignes paraissent tomber, et former avec l'horizon un angle aigu. C'est surtout le regard qui paraît être le plus modifié, les yeux n'étant plus sur un plan parallèle. Le malade lève presque toujours les yeux au ciel pour regarder en face.

Si l'on examine les autres parties qui sont près de la tête, on voit d'abord le muscle sterno-cleido-mastoïdien tendu, plus court que celui du côté opposé, saillant sous la peau, et très dur. L'épaule du côté dévié est plus élevée que l'autre ; la poitrine est quelquefois déprimée dans son centre, c'est-à-dire que l'épaule du côté dévié étant plus élevée et tirée en avant, n'est plus sur le même plan que le sternum, qui paraît être déprimé. La colonne vertébrale est aussi modifiée, c'est-à-dire que pour maintenir l'équilibre, et pour lutter contre la déviation de la tête, les muscles lui ont donné une incurvation (dans la position cervicale) en sens inverse du renversement de la tête.

Le torticolis que nous venons de décrire est la forme générale, mais il se présente sous un grand nombre de modifications aussi nombreuses que les causes qui le produisent.

§ III. Causes du torticolis.

Ainsi, le torticolis peut être sous la dépendance d'une affection nerveuse intermittente ; il apparaît au bout de quelques jours, de quelques heures, de quelques minutes ; c'est en un mot la crampe du sterno-mastoïdien. Généralement, lorsque le torticolis est produit par une contraction musculaire active chez les femmes, il est plus fort et plus douloureux à l'époque de la menstruation. Cette remarque est aussi applicable au strabisme.

Lorsqu'il y a rétraction musculaire active, sans complication, le torticolis est dans les meilleures conditions pour être guéri. Il suffit de couper le muscle rétracté pour que la guérison ne se fasse pas attendre, le malade étant soumis à l'usage d'une machine.

La déviation de la tête peut encore être la suite de la paralysie des muscles d'un côté du cou, tandis que ceux de l'autre côté fonctionnent normalement, sans action exagérée. Dans cette variété, on ne voit pas les traits du visage être déformés comme on le remarque dans la déviation par contraction active ; la tête est penchée vers l'épaule, mais le menton n'est pas dévié comme dans la variété précédente, et l'on ne remarque pas une incurvation de la colonne cervicale, mais une inclinaison de la dernière vertèbre cervicale sur la première dorsale ; et lorsque le malade veut abaisser la tête sur la poitrine, elle tourne sur son axe, et le menton paraît fuir du côté opposé. Cette variété est plus difficile à guérir que la précédente, parce que les muscles agissant, étant coupés, la tête ne reçoit pas d'impulsion de la part des muscles opposés, paralysés, et elle reste penchée. Il faut néanmoins commencer le traitement par les machines, afin de relever l'inclinaison de la colonne cervicale.

La tête peut encore être déviée par la carie des os et des ligaments. On ne remarque alors aucun des signes dont nous avons parlé plus haut ; la tête est penchée vers l'épaule du côté malade, mais on ne sent pas des muscles tendus. Il n'y a pas de corde dure, épaisse, et faisant saillie sous la peau ; les traits du visage ne sont pas déformés, et l'incurvation cervicale a un caractère particulier. On ne retrouve pas la courbure de la déviation par contraction musculaire active, ni l'angle produit par la paralysie des muscles ; mais on sent un gonflement à la région cervicale ; et au point où les os sont malades, il y a un angle plus où moins fort, suivant la destruction des tissus, suivant la gravité et la durée de la maladie.

La tête peut être déviée par des maladies des tissus entourant la colonne cervicale, par des tumeurs solides développées sur le côté du cou, etc., etc.; de vastes abcès ayant long-temps suppuré, et ayant créé un tissu inodulaire puissant, deviennent aussi la cause de cette difformité, ainsi que des cicatrices, suites d'opérations chirurgicales, ou après des brûlures profondes.

Le torticolis par contraction musculaire active est congénital ou acquis. Le torticolis congénital est de beaucoup plus fréquent que celui qui survient après la naissance. Il existe encore une variété de torticolis dont la cause agit pendant la naissance, c'est-à-dire pendant un accouchement difficile et pendant l'application du forceps. On voit alors à l'enfant qui vient de naître une petite tumeur arrondie, bleuâtre, pâteuse et située au-dessus de la clavicule. Lorsque cette tumeur disparaît, on sent sous la peau une substance dure et épaisse; et l'on voit le ventre du muscle plus épais que celui du côté opposé, tirer la tête vers l'épaule ; c'est que le muscle sterno-mastoïdien a été déchiré par le forceps, et la petite tumeur n'est que le résultat de cette déchirure. On observe le même phénomène lorsque l'on pratique cette opération dans le but de redresser la tête ; aussitôt que l'instrument est sorti de la plaie, on sent une petite tumeur pâteuse produite par l'épanchement de sang entre les deux bouts du muscle divisé. Quelquefois le muscle est seulement contus par le forceps sans être déchiré; cette action suffit pour l'enflammer et pour provoquer sa contraction spasmodique.

Le torticolis est plus fréquent à droite qu'à gauche : sur un nombre de déviations de la tête par contraction musculaire, on compte les deux tiers au côté droit. Et si l'on rapproche ce chiffre d'une statistique d'accouchements, on trouvera les rapports suivants. Sur cent accouchements, il y en a soixante-dix qui se font dans la première position; ce sont donc plus des deux tiers de côtés droits qui sont soumis à l'action des violences extérieures, et qui forment ainsi les causes développant le torticolis droit pendant la naissance.

L'observation et l'étude de l'existence de cette petite tumeur a été peu suivie, c'est ce qui fait confondre le torticolis congénital avec celui qui se forme pendant l'accouchement.

C'est donc l'action directe des corps extérieurs agissant sur les muscles et non sur les vertèbres qui développe cette difformité.

Stromeyer a eu plusieurs fois l'occasion de vérifier ce fait. Dieffenbach rapporte que le chirurgien de Hanovre a vu un fléchisseur gauche être arraché pendant un accouchement. Jusqu'en 1830, il avait remarqué trois fois des tumeurs inflammatoires situées sur le sterno-mastoïdien des nouveaux-nés, et depuis cette époque il en a observé plus de douze.

Cette maladie se présente encore sous une forme particulière, que Bouvier a nommée torticolis articulaire.

Elle parcourt deux périodes, c'est-à-dire l'état aigu et l'état chronique. Dans la période aiguë, les douleurs sont vives, intermittentes, elles se reproduisent par accès ; les mouvements du cou sont très limités et douloureux, l'inclinaison de la tête devient plus forte au retour de l'accès, et la sensibilité est très grande lorsqu'on veut redresser la tête.

Ce qui distingue cet état aigu de la contraction musculaire active, c'est que la douleur est vive, et elle augmente par l'excitation ou par la pression des muscles, tandis que ces phénomènes n'existent pas dans la contraction active.

Pendant la période chronique, les douleurs cessent ou diminuent, la tête est moins renversée, les mouvements sont plus libres, et le cou peut être redressé. Cette période se distingue aussi de la contraction musculaire active par l'absence de la saillie musculaire sous la peau, et par le peu de résistance que présente ce muscle. Le contraire a lieu dans l'état de contraction musculaire active.

Les symptômes principaux de cette variété sont la flexion latérale de la tête à droite ou à gauche, et la rotation faisant dévier la face ; une douleur à la partie supérieure de la nuque, soit spontanément, soit dans les mouvements de la tête ; le relâchement du muscle du côté opposé, la roideur et la gène de tous les mouvements du cou, l'atrophie du côté de la face qui répond à l'inclinaison de la tête quand cette maladie date de quelque temps.

Les articulations latérales droites ou gauches des premières vertèbres cervicales , et surtout de l'atlas avec l'axis , sont le point de départ , et pour ainsi dire le foyer du torticolis articulaire qui , consiste dans une forme spéciale d'inflammation de la capsule synoviale et des tissus fibreux de ces articulations.

Souvent produite par l'impression du froid sur le cou, quelquefois par une brusque distension des ligaments , cette sorte d'arthrite détermine l'inclinaison et la rotation de la tête en vertu d'une loi commune à toutes les maladies articulaires , et par un mécanisme analogue à celui qui opère l'inclinaison du bassin sur la cuisse dans la coxalgie , maladie qui offre plus d'un trait de ressemblance avec celle dont il est ici question. Pour éviter la douleur et le tiraillement des parties affectées, le malade est entraîné à fléchir la tête du côté lésé et à tourner la face du côté opposé ; les ligaments s'accommodent à cette position du cou , qui se maintient presque par le seul poids de la tête aidé d'une faible contraction musculaire ; l'action des muscles , sollicitée par la douleur, ramène d'ailleurs la tête à cette position lorsqu'elle en est écartée , et tend sans cesse à accroître la déviation.

§ IV. État de la colonne vertébrale.

La colonne vertébrale peut être mise en action par deux ordres de mouvements différents : les uns de totalité, qui se font par les fibro-cartilages des articulations ; les autres partiels , limités, qui n'ont lieu que dans certains lieux et dans certaines limites (*Guérin , rapport de l'Académie des sciences*), c'est-à-dire que

la dernière vertèbre lombaire unie au sacrum, la on-
zième vertèbre dorsale unie à la douzième, et la sep-
tième cervicale à la première dorsale, permet des mouvements latéraux ne dépassant pas ces régions, de sorte
que chacune de ces portions peut s'incliner en totalité sur
l'autre. Cette faculté d'un déplacement partiel explique
l'inclinaison que l'on remarque dans le torticolis. Pour
équilibrer le poids de l'inclinaison de la tête, la colonne
cervicale s'incline en sens inverse sur la colonne dorsale
si la difformité est congénitale; si elle est ancienne,
cette déviation est consolidée, et l'on comprend que l'on
ne pourra la faire disparaître que par des moyens puissants, appropriés, et continués avec persévérance. Les
muscles longitudinaux des deux côtés du cou sont aussi
raccourcis, il en résulte que les sujets qui ont été guéris
d'un torticolis ancien, et n'ayant pas fait usage des
moyens mécaniques, paraissent avoir le cou fléchi en
avant et plus court qu'il ne l'est généralement (*ouvr.
cité.*); mais la scoliose qui n'est pas sous la puissance
musculaire est incurable. Dans le torticolis articulaire,
si l'affection se dissipe, la torsion du cou s'efface et
la difformité disparaît lorsque la cause a cessé d'agir,
il est bien plus fréquent de voir succéder à la maladie
aiguë cet état de roideur des jointures, d'endolorisse-
ment obscur, et l'engorgement des ligaments, qui
constituent l'affection chronique. La difformité subsiste
alors et devient d'autant plus choquante qu'il s'y ajoute
cette inégalité de la face, et même de la charpente osseuse.
Il peut se faire encore que la maladie gagne à la longue
les cartilages et les os ; ce n'est plus alors un torticolis,

c'est une carie ou une nécrose avec toutes ses chances funestes. (*Bouvier*, *Acad. des sciences.*)

L'opération de la section du sterno-mastoïdien que nous allons décrire, n'est pas exécutée sans quelques dangers. Il y a de gros vaisseaux placés derrière le muscle, qui peuvent être blessés par la pointe de l'instrument. L'opérateur doit donc se rappeler avec précision la situation de l'artère carotide primitive et de la veine jugulaire externe, ainsi que de la veine jugulaire antérieure.

Avant de commencer l'opération, le chirurgien doit voir avec attention toutes les pièces de son appareil ; rien ne doit être omis, oublié, ou abandonné au hasard ; car cette opération, dont les suites sont si heureuses lorsqu'elle est faite convenablement, peut devenir funeste par quelque retard ou par un manque de soin.

§ V. lieu où l'on doit faire la section.

La règle générale, c'est de faire la section du muscle à un pouce au-dessus de son attache au sternum et à la clavicule. Cependant cette difformité est quelquefois modifiée ; le muscle offre des variétés, de sorte qu'il faut adapter le procédé opératoire à ces différences.

J'ai eu l'occasion de voir des muscles former un ventre volumineux à trois pouces au-dessus du sternum, et ne former aucune saillie par le tendon ; il est alors bien difficile de le soulever près du sternum pour introduire le couteau. Il faut donc, dans ces cas, couper sur la partie la plus saillante du muscle.

Il n'est pas toujours facile de savoir avant de commencer l'opération, si une seule section suffit à redresser la tête, et l'on hésite pour savoir s'il faut couper seulement un faisceau du muscle, ou bien si le bistouri doit diviser l'extrémité sternale et l'extrémité claviculaire. Dans ces cas douteux, lorsque l'indication n'est pas bien précise, il faut d'abord diviser l'extrémité la plus tendue; elle seule suffit quelquefois à redresser la tête, et si cette opération ne donne pas le résultat que l'on cherche, on ne tarde pas à être mis sur la voie de ce qui reste à faire; l'autre portion du muscle se contracte avec plus d'énergie, elle fait à son tour une saillie sous la peau, et elle indique à l'opérateur la marche qu'il doit suivre. Cette saillie sera d'autant plus apparente que le malade fera une forte inspiration.

Stromeyer et Dieffenbach, ont souvent fait la section d'un seul bout du muscle, et le premier avait établi la diversité d'action de l'extrémité sternale et de l'extrémité claviculaire du muscle sterno-mastoïdien (1). On comprend donc difficilement comment M. Guérin a réclamé pour lui la priorité de cette opération, et comment il a pensé qu'il suffisait pour qu'on le crût, d'écrire : « J'ai démontré que personne avant moi n'avait insisté sur la circonscription de la rétraction musculaire bornée à l'un ou l'autre des deux muscles, et surtout n'avait donné les caractères et les raisons anatomiques et physiologiques de cette circonscription. » Nous répondons à M. Guérin que ceux qui en ont parlé long-temps avant lui sont, en Allemagne, Stromeyer et Dieffenbach, et en France, Bouvier.

1) *Ueber paralyse des inspirations muskelen.*

Il importe également de désabuser M. Guérin sur une autre assertion : « On a prétendu, dit-il, que des chirurgiens étrangers avaient tenté avant moi la section sous-cutanée du muscle sterno-mastoïdien (1). » Cette assertion est vraie ; car déjà nous avons vu que Stromeyer opère sous la peau, seulement il fait deux piqûres, Dieffenbach n'en fait qu'une, et dans un nombre de trente-sept opérations, publiées dans Rust, t. III, on voit qu'il a coupé quatre fois l'extrémité sternale seulement, et une fois l'extrémité claviculaire.

On a conseillé de couper le muscle à son attache supérieure ; cette opération ne peut guère être faite sous la peau : quelque contracté que soit le muscle, jamais on ne parviendra à lui faire former une saillie assez considérable, pour qu'on puisse le détacher des parties profondes. Ce n'est donc qu'après avoir ouvert la peau que l'on peut l'atteindre, et aujourd'hui cette méthode est abandonnée avec juste raison.

Nous avons dit qu'il fallait autant que possible couper l'une ou l'autre portion du muscle, à un pouce de son attache, parce qu'il y a de grands avantages à agir ainsi. On opère sur la portion tendineuse du muscle, et l'on sait que les tendons, offrant une plus grande résistance que les muscles, sont coupés avec plus de facilité ; ensuite, on n'a pas à craindre l'hémorrhagie, tandis qu'en divisant un faisceau musculaire aussi considérable que le sterno-mastoïdien, on déterminera un écoulement de sang qui formera sous la peau une tumeur

____

(1) *Sur une nouvelle méthode de traitement du torticolis.* **Paris, 1839, p. 7.**

pâteuse, et qui peut devenir un obstacle à l'achèvement rapide de la cure.

§ VI. Traitement chirurgical du torticolis.

A. Procédé de Dieffenbach.

Dieffenbach se sert d'un petit canif recourbé, dont nous avons déjà parlé. Le malade s'assied sur une chaise, un aide se place derrière lui, et tire la tête du côté opposé à la déviation ; un second aide tire le coude en bas, afin d'abaisser l'épaule ; par ces deux mouvements opposés, le muscle est plus fortement tendu, et il forme sous la peau une saillie plus apparente. Ensuite l'opérateur saisit le muscle contracté avec le pouce et l'indicateur, et il le tire vers lui ; il enfonce la lame du canif à côté du muscle et des parties sous-jacentes. La lame doit dépasser l'épaisseur du muscle jusqu'à ce que l'on sente sa pointe sous la peau, qu'il ne faut pas ouvrir de ce côté. C'est alors que le pouce presse la peau et le muscle sur le couteau, que l'on retire en agissant sur le muscle avec la pointe de l'instrument. Lorsque l'on a ramené la lame presque entièrement hors de la plaie, on entend une résonnance produite par la cavité du thorax, d'autant plus éclatante que les individus sont plus maigres et que le muscle est plus tendu. Il se fait aussitôt un enfoncement dans le point de la section ; on sent un défaut de résistance, et en pressant avec le doigt on fait sortir quelques gouttes de sang.

Si ce bruit n'a pas été entendu, si les deux extrémités du muscle n'ont pas été écartées, l'opération n'est pas complète, tout le muscle n'est pas coupé. Il faut de suite réintroduire la lame par l'ouverture déjà faite, charger ce qui reste des fibres musculaires, et n'abandonner le malade que lorsque tout a été coupé.

Il y a un grand nombre d'années que ce procédé a été employé par Dieffenbach ; il a été publié dans des journaux de médecine, et mis à exécution à la Charité de Berlin devant de nombreux élèves. M. Guérin a réclamé, en 1838, la priorité de ce mode opératoire. Afin que l'on puisse bien apprécier la valeur de cette réclamation. je rapporterai le texte même de la description que M. Guérin donne de *son procédé*. Ce tableau, mis en regard de celui de Dieffenbach, fera mieux ressortir les différences et les améliorations de M. Guérin.

B. Procédé de M. Guérin.

Le malade étant couché sur un lit dont le tiers supérieur se relève en pente, un aide lui tient la tête, et tend à l'incliner en sens inverse de l'inclinaison pathologique, et à exagérer la rotation existante. Ces deux mouvements sont indispensables. Le premier a pour objet de tendre le muscle à diviser, et de favoriser ainsi l'action de l'instrument tranchant. L'exagération de la rotation pathologique est plus importante encore : elle a pour effet de faire saillir en avant le muscle sterno-mastoïdien, de le détacher des parties sous-jacentes. en transportant son insertion mastoïdienne dans un plan plus antérieur. Le soulèvement du muscle est quelquefois tel, dans cette condition. qu'il est séparé de plusieurs lignes des parties profondes. et qu'on peut l'embrasser en totalité entre le pouce et l'index. de manière à ce que la peau seule soit interposée entre les deux doigts qui le pressent. Une fois le muscle soulevé et tendu, je fais à la peau, six à huit lignes au-dessus de l'insertion sternale du muscle, un pli parallèle à la direction de ce dernier, pli dont la base répond au point de la peau qui, dans le relâchement, longe le bord externe du muscle. Je plonge à la base de ce pli un bistouri mince, large de deux lignes, et légèrement concave sur le tranchant. Dans le premier temps de l'opération, la lame de l'instrument est introduite à plat, le tranchant tourné du côté de la tête; lorsqu'elle a été enfoncée de six à huit lignes, c'est-à-dire de manière à dépasser le bord interne du muscle sans traverser la peau du côté opposé, je relève, dans un second temps, la lame du bistouri, et j'applique son tranchant sur le muscle. Dans un troisième temps, j'a-bandonne le pli de la peau et coupe le tendon. La peau relâchée et revenue sur elle-même s'applique contre l'instrument, le presse et le suit pour reprendre ses premiers rapports ; elle empêche ainsi de faire une ouverture plus grande que celle qui a servi à son introduction. Le faisceau musculaire est presque spontanément divisé. Il ne faut pas craindre d'appuyer avec quelque force, afin d'éviter une division incomplète de ses fibres. La section complète du muscle s'annonce d'ailleurs par un bruit semblable à celui que l'on entend dans la section du tendon d'Achille et par le redressement de la tête.

§ **VII**. Suites immédiates de l'opération.

Lorsque l'opération est achevée, c'est-à-dire lorsque le muscle est entièrement coupé, on pousse le doigt sur la dépression produite par le retrait des bouts musculaires, afin de faire sortir le peu d'air entré dans la plaie et afin d'en expulser le sang. On recouvre la petite plaie avec un morceau d'emplâtre agglutinatif, ou avec un morceau de taffetas gommé ; on pose une pelote de charpie afin de déprimer la peau dans l'enfoncement pour éviter l'accumulation du sang dans la plaie, et on le recouvre avec des compresses carrées et épaisses. Tout cet appareil est maintenu par de longues bandelettes agglutinatives qui passent sur la poitrine et sur le dos, et l'on soutient la tête par plusieurs cravates. Il faut ordonner à l'opéré un repos absolu ; lorsqu'il est couché, la tête doit être placée horizontalement dans le lit.

Le deuxième jour, on détache les bandelettes avec soin afin de ne pas arracher la pelote de charpie. Si, malgré toutes ces précautions, il s'est écoulé un peu de sang dehors la plaie, le petit morceau d'emplâtre agglutinatif a été détaché, et le sang étant absorbé par la charpie forme une masse qui s'attache aux bords de la petite plaie. Si on ne prenait donc pas toutes les précautions possibles pour examiner la première fois la plaie, on arracherait la charpie attachée à la peau, on écarterait les lèvres de la piqûre, l'air pourrait pénétrer sous la peau, et l'on aurait à craindre l'inflammation des tissus divisés. Cette inflammation est d'autant plus à redouter, que ces tissus suppurent facilement, et qu'il pourrait se faire un épanchement de pus dans le médiastin antérieur.

J'insiste sur ces détails, parce que cette opération, dont les suites sont ordinairement si heureuses, peut devenir funeste par la faute du chirurgien.

Lorsque l'appareil est levé, on voit le plus communément la peau légèrement colorée en rouge, elle est très sensible au toucher ; dans quelques cas plus rares, elle s'enflamme, et elle passe du rouge foncé au bleu et au jaune, jusqu'à ce que l'inflammation soit éteinte. Dans d'autres circonstances, on voit se développer une tumeur inflammatoire sur le lieu de l'opération ; elle est pâteuse, rouge, sensible. Il faut de suite la combattre par un traitement antiphlogistique : il faut de toute nécess té éviter la suppuration. Si la rougeur est forte, si la sensibilité est grande, on doit circonscrire cette tumeur par des sangsues ; après leur chute, on la recouvre avec des cataplasmes émollients, on prescrit la diète la plus sévère, et l'opéré doit prendre une petite quantité de sel amer pour provoquer quelques selles.

Lorsque cet état inflammatoire a acquis quelque intensité, il ne faut plus chercher à maintenir la tête ; le malade trouve un grand soulagement à la tenir penchée du côté où l'opération a été faite; en cherchant à la redresser, on provoque de vives douleurs, on retarde la guérison de l'inflammation et l'on éloigne le moment de l'application des machines.

Quelquefois, lorsque cette tumeur acquiert un volume plus grand, l'opéré ne peut plus supporter la position horizontale, et la tête fléchie de côté ne suffit plus à calmer ses douleurs. Il faut alors soulever la tête avec plusieurs coussins, de manière à lui permettre un mouvement de flexion vers le sternum. Le chirurgien ne peut trop recommander au malade de ne pas faire de mouvements, de tenir la tête en repos. Il doit aussi lutter contre son impatience : les malades réclament de bonne heure l'emploi des machines; il faut savoir attendre pour les appliquer, que toute trace d'inflammation ait disparu. alors seulement on peut s'en servir avec avantage. Mais que l'on soit bien persuadé que l'on gagne du temps en ajournant à l'entière guérison de la plaie l'application des machines propres à opérer le redressement.

Je n'ai pas parlé de la vieille méthode opératoire qui consiste à ouvrir la peau. parce qu'elle est aujourd'hui abandonnée généralement. La suite de cette opération provoquait le retour de la maladie ; la plaie s'enflammait, et bientôt la suppuration se montrait sur les tissus divisés. La formation du tissu inodulaire ne se faisait pas attendre, et la puissance rétractive de ce tissu ramenait l'obliquité. La présence du pus est à redouter dans cette région. parce que l'on n'est pas toujours le maître de l'empêcher de s'infiltrer dans le médiastin antérieur. Si le pus se forme malgré la ponction sous-cutanée, il faut ouvrir de nouveau la petite plaie, si la cicatrice n'est pas trop solide, ou bien il faut faire une petite ponction avec une lancette pour évacuer le liquide. Dans les premiers moments où la fluctuation apparaît, il suffit souvent d'exercer une compression légère sur le siége de la fluctuation pour arrêter son développement et pour favoriser la résorption du liquide.

Cette compression doit être faite avec soin et de la manière suivante : on pose sur la tumeur une pelote de charpie du volume d'un œuf de poule. on la recouvre avec trois ou quatre compresses carrées, et l'on place sur ces dernières deux bandelettes agglutinatives croisées qui passent sur le dos et sur la poitrine en tirant avec modération sur ces bandelettes, et en augmentant la pression sur la pelote qui agit directement sur la tumeur.

Nous avons vu que l'obliquité de la face était très remarquable chez presque tous les sujets atteints de torticolis ; l'aile du nez, les lèvres, les paupières sont dirigées obliquement : l'opération corrige rapidement cette difformité chez les jeunes sujets, la face reprend assez vite sa correction ; mais chez les adultes, chez les sujets plus âgés, et lorsque la contracture est forte, il faut des années pour rendre aux traits du visage toute leur harmonie, surtout lorsque les os du crâne et de la face ont participé à la déviation.

Il faut tout attendre du temps, car on ne peut rien mécaniquement pour redresser ces organes déformés. Mais la tête et le cou, ayant été contournés, ayant été forcément retenus dans une position vicieuse pendant un plus ou moins grand nombre d'années, ont produit sur tous les muscles du cou, et sur la portion cervicale de la colonne dorsale des modifications progressives, soit dans leur forme, soit dans leurs rapports. On peut donc, par ces changements mêmes, expliquer comment la tête reste déviée après la section du lien qui la retenait, et comprendre la nécessité d'un traitement mécanique consécutif.

§ **VIII. Traitement mécanique.**

Lorsque l'opération est faite et lorsque la plaie est cicatrisée, il faut employer des moyens complémentaires dont la puissance doit s'exercer sur les parties solides qui ont été entraînées par la contraction des muscles. Ce sont des agents dont on doit graduer les forces afin d'effacer les suites de l'affection première.

Ces soins consécutifs constituent le traitement mécanique. Ce sont les machines ou appareils les plus convenables que nous devons examiner.

Nous avons vu que la déviation de la tête était la conséquence de causes diverses ; il faut donc que les appareils soient modifiés, afin d'exercer une action utile sur la difformité.

M. Guérin a fait construire un appareil dont le but est l'extension longitudinale dans la position horizontale. C'est un lit orthopédique à extension parallèle (*Mémoire sur le torticolis*, page 25). Ce système est le même que celui de Shaw. « On fait coucher l'opéré sur le lit, et on le fixe par une ceinture qui embrasse les hanches, et se rend à l'extrémité du plateau inférieur par un corsage élastique qui enveloppe la moitié supérieure du thorax et les épaules, et adhère au plateau supérieur au moyen de courroies bouclées de chaque côté ; par un collier rembourré, bouclé au pourtour de la demi-circonférence du casque prenant appui sur les mâchoires inférieures et se fermant au niveau du menton. On peut encore ajouter deux épaulettes en cuir, qui ont pour but d'empêcher un des côtés du tronc de monter ou de descendre sous l'influence des mouvements d'inclinaison de la tête. On fait incliner le casque du côté opposé à l'inclinaison pathologique, on le tourne en sens inverse de la rotation de la tête, et celle-ci ne faisant qu'un avec le casque, est entraînée dans toutes les directions qu'on imprime à ce dernier. Des vis de pression rendent l'inclinaison et la rotation produites permanentes. S'il est besoin d'ajouter à ces efforts le secours de l'extension longitudinale ou parallèle, on éloigne d'une certaine quantité le casque du plateau supérieur dans le sens longitudinal, et l'extension se porte sur tous les muscles du cou. Leur allongement permet alors à la colonne cervicale de se redresser sur la colonne dorsale. » (Guérin, *ouvrage cité*.)

Cet orthopédiste a aussi fait usage d'une cravate en carton ou en cuir bouilli, plus élevée du côté de la déviation.

M. Bouvier s'est servi d'un appareil modifié sur la *Minerve* de Delacroix. Par les changements que M. Bouvier a faits, il a évité les inconvénients des appareils précédents, tels qu'une compression douloureuse sur les mâchoires et sur les dents, une perte d'action dans la position horizontale (1).

Cet appareil se compose de trois parties principales, la ceinture, la couronne et la tige (pl. VII, fig. 1). Voici la description donnée par ce chirurgien.

La ceinture *a* se fixe solidement autour du bassin et sert de base à l'appareil Elle porte une plaque d'acier *b*, sur laquelle se montent, à une hauteur variable, des crosses à coulisse *c*, portant des courroies qui embrassent les épaules.

(1) *Bulletin de l'Académie royale de médecine.* Paris, 1840, t. IV, p. 518.

La couronne *d*, destinée à saisir la tête, est formée d'une portion de cercle métallique qu'une courroie complète en avant; elle s'adapte exactement à la circonférence de la tête, qu'elle retient, en outre, au moyen de prolongements appliqués sur les apophyses mastoïdes et au devant de l'oreille du côté opposé à la contracture; une courroie *e*, qui passe sur le sommet de la tête, l'empêche de descendre, et la mentonnière *f* borne son ascension.

C'est dans la tige, composée de plusieurs pièces mobiles *g g g g*, que réside toute la puissance de l'appareil. A cet effet, trois articulations ou brisures principales de cette tige se meuvent dans des plans divers à l'aide d'un mécanisme répété dans trois directions différentes.

L'articulation inférieure *h*, placée à l'union de la tige avec la plaque dorsale, est constituée par un demi-cercle à engrenage qui termine en bas la première, et que meut une vis sans fin posée transversalement sur la seconde. Une des extrémités de cette vis porte un carré qui permet de faire tourner la tige au moyen de la clef (Pl. VII, fig. 2) autour d'un pivot fixé sur la plaque de support, et d'incliner la tête de droite à gauche et de gauche à droite.

L'articulation moyenne *i* présente à l'extrémité de la pièce supérieure, une noix dentée, placée en sens contraire du demi-cercle de la première brisure, et sur la pièce inférieure, une vis sans fin perpendiculaire au plan postérieur de l'appareil, qu'elle meut d'arrière en avant et d'avant en arrière, de manière à renverser la tête dans ce dernier sens ou à la reporter plus ou moins en avant.

L'articulation supérieure *h* est formée par un pignon placé verticalement et par une troisième vis sans fin, qui le fait tourner dans un plan horizontal, en produisant ainsi la rotation de la tête à droite ou à gauche.

Outre ces points mobiles, l'appareil peut se séparer en deux parties en *l*; la coulisse qui se remarque dans cet endroit sert à régler la hauteur de la tige et à exercer sur la tête un effort plus ou moins grand de bas en haut. Une charnière *m* placée au-dessus de cette coulisse laisse au malade la liberté de porter la tête en arrière, mais non de la fléchir en avant. Enfin la pièce la plus élevée de la tige est unie à la couronne de manière à ne point mettre obstacle à la rotation volontaire de la tête dans un sens contraire à sa rotation morbide, et cette jonction permet, en outre, d'incliner la couronne sur la tige à droite ou à gauche, afin de la maintenir constamment dans un rapport convenable avec la tête.

Il est à peine nécessaire d'ajouter que les parties solides de l'appareil sont mollement rembourrées partout où elles se trouvent en contact avec la peau.

Cet appareil a servi à M. Bouvier pour redresser sans section de muscle un torticolis, qu'il a décrit sous le nom de *torticolis articulaire*. Mais il n'en a fait l'application qu'après avoir combattu par un traitement antiphlogistique actif les symptômes inflammatoires.

J'ai souvent employé avec succès la cravate de carton de Dieffenbach, mais ce moyen n'est pas assez puissant pour lutter contre la déviation cervicale. Je me suis servi d'un appareil fort simple, et dont l'application facile, et le prix de fabrication très modéré, le mettent à la portée des positions les plus modestes.

Il est formé d'une plaque en tôle matelassée avec du crin, et recouverte de peau (Pl. VII, fig. 3). A l'extrémité inférieure de cette plaque il y a une ceinture qui sert à l'attacher au-dessus du bassin, et aux deux angles supérieurs sont attachées deux bretelles percées de trous, allant s'accrocher à deux boutons situés à la face postérieure de cette plaque. Une tige en fer, rendue immobile par deux vis (Pl. VII, fig. 4), représente la colonne vertébrale, et l'extrémité supérieure de cette tige porte un pivot qui joue le rôle de l'apophyse odontoïde de l'axis; enfin, l'appareil est terminé par une cravate en fer, matelassée avec soin et articulée sur la tige comme l'atlas sur l'axis. Cette cravate est plus large du côté de la difformité. On peut, au moyen des vis de pression qui retiennent la tige, la faire monter ou descendre à volonté.

Les déviations les plus fortes ne résistent pas à l'action de cette machine, et ordinairement après en avoir fait l'application pendant deux ou trois mois, le traitement est achevé.

Les diverses machines que nous venons d'examiner remplissent, sans aucun doute, les conditions imposées par la difformité qu'il faut combattre; mais nous n'hésitons pas à préférer et à conseiller l'appareil de M. Bouvier. Il a sur celui de M. Guérin l'avantage de la position droite. On comprend quel supplice on fait subir au malade en le tenant couché sur un lit à extension : c'est à peine si des personnes dont la taille est gravement déviée, consentent à se soumettre à ce traitement horizontal. Lorsque l'on connaît les ennuis, les chagrins, et la douleur attachés à ce lit mécanique, on hésite à en prescrire l'usage pour une déviation aussi faible que celle qui est la suite du torticolis. Aucun de ces inconvénients n'est attaché à l'appareil de M. Bouvier. Celui que j'ai employé a tous les avantages de celui de M. Bouvier, et il est d'un prix plus modique, par conséquent il est à la portée d'un plus grand nombre de personnes.

On comprend que l'application de ce dernier appareil n'est utile que lorsqu'il faut corriger une déviation survenue à la suite d'une contraction musculaire, ou d'une paralysie, ou d'une habitude vicieuse; elle n'est pas assez puissante pour redresser des courbures qui ont été formées par des maladies osseuses, etc., etc.

Il ne faut pas interrompre ou cesser brusquement l'emploi de la machine. Lorsque le malade l'a portée, ou a été soumis à son action pendant trois semaines ou un mois, il est nécessaire de soutenir sa tête soit avec une cravate en carton, en cuir bouilli, soit avec un bandage en ruban de fil imité de Winslow, et reprendre ensuite le traitement.

Il existe encore un mode de réduction d'une extrême simplicité, imaginé par Mayor. Il est surtout applicable lorsque les premiers effets ont été produits par une machine puissante, et lorsque cette machine est supportée difficilement. Ce pansement est formé par un mouchoir triangulaire, dont la base est appliquée sur la tempe; les deux chefs passent, l'un sur le front, l'autre sur l'occiput, et ils viennent se réunir sous l'aisselle du côté opposé à la déviation. On peut à volonté augmenter l'action et la puissance de ce lien, que Mayor appelle temporo-axillaire.

IIIᵉ OBSERVATION.

Torticolis congénital du côté droit; contraction de la portion claviculaire du muscle sterno-mastoïdien; légère déviation de la colonne cervicale; abaissement de la bouche du côté dévié; section du faisceau claviculaire; guérison.

Dans le mois de septembre 1840, je fus consulté par M. Ron..., âgé de trente-trois ans, fabricant d'instruments de chirurgie; il souffrait d'un torticolis congénital. Sa constitution est robuste, tout le système musculaire est fortement développé, et l'on remarque la prédominance du tempérament sanguin. On chercha dès plus sa grande jeunesse à corriger ce défaut de conformation par l'application de différentes machines, mais la difformité augmenta sous l'influence de ces divers appareils. La tête est fléchie à droite, et la rotation est à gauche, de sorte que l'axe perpendiculaire de la tête forme un angle très aigu avec celui de la colonne vertébrale. L'épaule droite est plus élevée que l'épaule gauche, il en résulte que le mouvement de la tête et le mouvement d'élévation de l'épaule ont rapproché ces deux parties. Le menton tourné à gauche et porté en haut, est au niveau de la partie moyenne de la clavicule gauche. Les lignes horizontales de la figure sont rompues sur la ligne médiane, c'est-à-dire que la moitié de la bouche du côté droit, les paupières et toute la joue du même côté, sont abaissées et forment un angle très aigu avec la ligne horizontale. La colonne cervicale est inclinée à gauche, à partir de la première vertèbre dorsale, et, vers le milieu de la région cervicale, il y a une légère incurvation dont le rayon peut être calculé d'une longueur de quatre pouces. Toute la région postérieure du cou est dure, tendue, et cette disposition est d'autant plus forte, que le malade cherche à relever la tête. Ces mouvements d'élévation sont très douloureux, et à mesure qu'on les augmente, les muscles se dessinent plus fortement sous la peau. La poitrine n'est nullement altérée, aucun vice de forme n'a dénaturé son aspect, et les mouvements sont parfaitement libres.

Lorsque ce malade travaille avec attention, la tête lui cause une gêne qui ressemble à un poids très lourd, c'est en un mot un fardeau qu'il doit porter; alors pour trouver quelque soulagement, il pose sa tête sur sa main droite, cet appui diminue la douleur, et enfin après un peu de repos la gêne disparaît; lorsqu'il est couché sur un lit dur, et s'il repose sur le côté de la déviation, les douleurs augmentent, il sent dans le cou un tiraillement aigu, et il est obligé de se coucher sur le dos.

J'ai coupé la portion claviculaire du muscle sterno-cléido-mastoïdien en présence de MM. les docteurs Simon et Gritti, l'opération a été faite par le procédé de Dieffenbach, c'est-à-dire qu'après avoir introduit la lame du canif en dehors de la portion claviculaire du muscle, et lorsque la pointe de la lame fut sentie sous la peau au-delà du bord interne de la portion claviculaire, le tranchant de la lame fut relevé contre le muscle, et en poussant avec le pouce le faisceau musculaire contre le tranchant de la lame, les fibres contractés furent divisées d'arrière en avant avec la pointe de l'instrument. On entendit un bruit dont la résonnance eut lieu dans la poitrine; la tête fit un mouvement dans le sens opposé à la déviation, mais elle ne fut pas entièrement redressée. Aussitôt après la section, M. Ron... nous dit éprouver un grand soulagement; les tiraillements avaient cessé, et les mouvements de la tête étaient plus libres.

Je pressai avec le doigt la peau au-dessus de la section, afin de faire sortir le peu de sang épanché, et la petite piqûre fut fermée par un morceau d'emplâtre agglutinatif. Une pelote de charpie maintenue par des compresses et des bandelettes compléta l'appareil. Le malade fut mis à la diète et au repos pendant quelques jours, et le premier pansement fut fait trois jours après l'opération. La piqûre de la peau était cicatrisée, mais la peau resta bleuâtre et douloureuse pendant huit jours. Lorsque toute cette première période fut passée, et lorsque je fus rassuré sur la probabilité des accidents consécutifs, je fis porter au malade une cravate en carton, dont la partie la plus large était placée du côté de la déviation; après huit jours de l'emploi de cette cravate, l'opéré se soumit à l'usage de la machine que j'ai dessinée, et en augmentant progressivement l'étendue de la tige inflexible. La tête se redressa insensiblement, et deux mois après avoir commencé le traitement par cet appareil, cet opéré fut entièrement guéri de cette difformité. MM. Arendt, Jal et plusieurs autres médecins virent le malade après son entière guérison.

IVᵉ OBSERVATION.

Torticolis du côté droit, contracture de la portion sternale.

Marie Marchiensky, âgée de 7 ans, naquit avec une déviation de la tête à droite; cette petite fille est triste, et toute sa physionomie a une apparence mélancolique. La tête est renversée sur l'épaule droite, le menton est relevé et tourné à gauche; il y a une rotation considérable de la tête, la poitrine est déprimée sur les côtés, et le sternum fait une saillie anormale. L'épaule droite est plus élevée que l'épaule gauche, tout ce côté du cou est dur et tendu, et l'on voit au-dessous de la peau le sterno-mastoïdien dur, roide et raccourci. Dès les premiers jours de la naissance, on a remarqué cette déviation, mais pendant la première année on n'a rien fait pour la guérir, enfin on a employé diverses machines orthopédiques, même un lit à extension, pour opérer ce redressement; et loin d'obtenir un résultat satisfaisant, la difformité a paru s'aggraver sous l'influence de ce traitement.

Cette petite fille souffre sans relâche, chaque mouvement de la tête réveille une douleur dans le cou; aussi on la voyait se mouvoir en totalité, dans la crainte de donner à la tête le plus petit déplacement. La bouche était déviée à droite, mais les autres parties de la face avaient conservé leurs rapports. La colonne cervicale ne présentait pas une incurvation sensible; il y avait une très légère déviation à l'union de la portion cervicale à la région dorsale, mais la partie supérieure paraissait ne pas avoir souffert de la contraction du muscle sterno-mastoïdien. Ce muscle était un peu plus court que celui du côté opposé, et la portion tendineuse du bout sternal faisait sous la peau une saillie qui n'était guère aussi forte dans le corps même du muscle.

Je fis asseoir cette petite fille sur les genoux d'un aide, qui, avec sa main gauche appuyée sur la figure de l'enfant, exagéra le mouvement de rotation à gauche, afin de rendre le muscle plus visible. Un second aide tira sur le bras afin d'abaisser l'épaule, et, par ces deux mouvements opposés, la masse musculaire se détacha des parties profondes, et se dessina très nettement sous la peau.

Je saisis entre mes deux doigts la portion sternale, à un demi-pouce de son attache au sternum, et après avoir introduit le couteau sous le muscle, comme je l'ai dit dans la précédente observation, je coupai d'un seul coup de pointe le faisceau tendineux du muscle sterno-mastoïdien. On en-

tendit aussitôt après la division complète des fibres , ce bruit
de résonnance produit par le thorax. La tête fut relevée instantanément. Je pressai avec le doigt sur le lieu de la section ,
et je fis sortir un peu de sang épanché. La plaie fut traitée
par le mode de pansement décrit dans le traitement général,
mais , deux jours après l'opération , la plaie devint douloureuse , bien que la peau fût cicatrisée. Il apparut une légère
rougeur circonscrite , et chaque mouvement du cou ramenait
une douleur; la tête fut de nouveau fléchie , et il semblait
que l'opération n'avait produit aucun résultat sur la difformité. Je fis recouvrir toute la moitié droite du cou avec des
cataplasmes de pain blanc bouilli dans du lait , et sur le cata-
plasme je fis verser 4 gram. de laudanum de Sydenham ; je
prescrivis un purgatif et des bains de pieds très chauds et sina-
pisés. Le troisième jour je fis cesser l'usage des cataplasmes,
et je fis recouvrir la peau du cou de compresses d'eau de
camomille tiède mêlée à l'eau de plomb. En cinq jours, l'inflammation fut éteinte, et lorsque les douleurs et l'empâtement des tissus eurent disparu , je fis porter à cette petite
fille une cravate enveloppant un morceau de carton peu
résistant ; trois jours après , lorsqu'elle fut habituée à ce petit
appareil , j'augmentai la force et la roideur de la cravate , et,
après ce traitement mécanique , qui dura deux mois et demi ,
cette petite fille fut entièrement débarrassée de sa difformité.

Vᵉ OBSERVATION.

**Torticolis congénital; contraction et section des deux portions du
muscle sterno-cléido-mastoïdien.**

Une jeune demoiselle de 19 ans vint de Zarske-Sélo à Saint-
Pétersbourg pour se faire guérir d'un torticolis de naissance.
De quatre enfants, elle est la seule qui ait cette difformité. C'est
après quelques mois que l'on s'est aperçu de cette déviation,

et jusqu'à l'âge de six ans on n'a rien fait pour la combattre. Elle fut ensuite placée dans un institut orthopédique, où elle fut couchée sur un lit à extension, et enfin on la fit asseoir dans un fauteuil, la tête attachée à une minerve ; le renversement de la tête augmenta sensiblement pendant les six derniers mois qu'elle fut soumise à ce traitement mécanique. Lorsqu'elle vint me consulter, je trouvai les altérations suivantes : La tête était très inclinée sur l'épaule gauche, la moitié de la figure du côté dévié n'était pas plus maigre que celui du côté opposé, mais la bouche, l'œil, et l'aile du nez, étaient dirigés obliquement en bas. La tête a tourné sur son axe, le menton est porté vers l'épaule droite et est dirigé en haut. L'angle de la mâchoire, parvenu au niveau du sternum, n'en est éloigné que de deux pouces seulement. Le sterno-mastoïdien forme une corde épaisse et dure sous la peau, il est dessiné fortement en saillie ; la portion claviculaire, plus résistante que celle du côté opposé, fait soupçonner un état maladif, mais elle n'apparaît pas sous la peau.

La colonne cervicale inclinée en totalité sur la région dorsale décrit une petite courbe à sa partie moyenne. Toute cette région du cou est dure, tendue, et paraît être raccourcie.

La poitrine n'a souffert aucune déformation.

Les changements atmosphériques produisent des douleurs quelquefois très aiguës dans toute la partie gauche du cou. D'autres fois, ces douleurs renaissent lorsque cette jeune personne veut lever la tête.

Je fis cette opération le 22 août 1840. Je fus assisté par MM. les docteurs Simon, Roustoff, Jal, etc.

La portion sternale fut d'abord coupée par la méthode décrite plus haut; la tête subit un mouvement, non de redressement, mais de rotation, c'est-à-dire que, tournant sur son axe, le menton fut ramené plus près de la ligne médiane.

Après la section du bout sternal, l'extrémité claviculaire apparut sous la peau, et elle forma une corde aussi roide et aussi dure que celle dessinée précédemment par le bout sternal.

Le couteau fut introduit de droite à gauche sous la portion claviculaire, qui fut coupée comme l'avait été la portion sternale.

Cette dernière section rendit plus de liberté à la tête, qui fut un peu redressée. Je fis le pansement de la manière suivante :

Deux morceaux d'emplâtre agglutinatif recouvrirent les deux petites ouvertures de la peau, et une pelote de charpie maintenue avec de longues bandelettes fut placée sur les deux divisions musculaires. Cet appareil fut enlevé deux jours après l'opération, et l'on vit les deux piqûres entièrement cicatrisées. La malade resta couchée pendant trois jours pour éviter les mouvements de la tête ; enfin, lorsque l'on n'eut plus à craindre l'inflammation, le traitement mécanique fut commencé. D'abord la tête fut légèrement redressée par une cravate de carton, dont on augmenta la largeur le deuxième jour, et après huit jours la cravate articulée servit à redresser entièrement la tête ; de deux en deux jours, on éleva la tige du support. Ce traitement ne causa pas de douleurs, aucun accident ne vint enrayer sa marche ; dix semaines après l'opération, cette jeune fille était débarrassée de sa difformité.

CHAPITRE SEPTIÈME.

———

La contracture des mains et des doigts , ou plutôt des muscles de l'avant-bras, est très rarement congénitale , on ne la voit que chez les sujets dont le système nerveux est profondément altéré, ou chez les monstres par défaut ; le plus communément elle est formée par des maladies cutanées éruptives, par des fractures de l'avant-bras , par de profondes blessures de cette région. Ces causes produisent la rétraction musculaire : mais la main peut encore être déformée par la paralysie des extenseurs ou des fléchisseurs , par des abcès profonds qui ont altéré l'articulation , etc.

Lorsque ce membre est difforme par suite de la contraction musculaire active , ou par suite de la paralysie de certains muscles, la ténotomie peut-être d'un grand secours , par elle on peut parvenir à redresser cette difformité ; mais si la déviation reconnaît pour cause des altérations de l'articulation , des suppurations, etc. , la ténotomie est le plus souvent impuissante.

La rétraction musculaire active produit des difformités qui ont des caractères bien distincts de ceux qui appartiennent aux déviations par paralysie des muscles. Rarement une main convulsée par la contraction active est placée dans une position primitive. En d'autres termes, la flexion n'existe jamais seule; avec les muscles fléchisseurs de la main, il y a encore, soit les radiaux, soit les cubitaux, qui attirent le membre en dedans ou en dehors, et souvent les extenseurs relèvent les métacarpiens sur la face dorsale de l'avant-bras, en même temps que les fléchisseurs replient les doigts en forme de crochets dans la paume de la main. Tous les muscles contractés dans l'avant-bras sont très durs, on les sent sous la peau, et leurs tendons se dessinent comme des cordes; rarement aussi les muscles du bras ne prennent pas part à la formation de cette difformité. Le biceps fléchit souvent l'avant-bras sur le bras, ou bien ce sont les muscles de la partie supérieure de l'avant-bras, le rond pronateur par exemple, qui empêchent l'enroulement du membre.

La déviation produite par la paralysie de l'un ou de l'autre côté de l'avant-bras est toujours dans une position franche, c'est-à-dire que la main est dans la flexion ou dans l'extension, mais presque toujours dans la flexion. Alors les muscles paralysés sont mous, et il semble que le côté du membre soit amaigri; la peau paraît être plus sèche; les muscles qui fonctionnent au contraire n'agissent pas par une augmentation d'action, mais par défaut d'antagonisme; ils ne forment pas ces tumeurs dures que l'on sent dans la contraction active, et leurs tendons sont rarement dessinés en forme de corde sous la peau.

Les doigts sont aussi quelquefois contractés, sans que les muscles soient malades, les agents de ces déviations sont les aponévroses palmaires. Cette action de l'aponévrose palmaire a été niée par quelques chirurgiens ; ils ont dit qu'elle ne s'étendait pas au-delà de la tête des métacarpiens, et qu'elle n'avait par conséquent aucune action sur les doigts.

Dupuytren l'avait décrite avec soin, sans cependant convaincre un grand nombre de praticiens. Le professeur Froriep de Berlin a fait plusieurs préparations de cette aponévrose, qui ne laissent plus aucun doute sur leur étendue : elle se partage en deux filets à la base de la première phalange, ces deux filets rampent sur les côtés de la phalange, et ils accompagnent les tendons fléchisseurs ; ces deux filets étant raccourcis forcent les doigts à se plier en forme de crochets.

Quelquefois la section seule des tendons ou des brides aponévrotiques suffit pour redresser la main ou les doigts, mais aussi lorsque cette section n'est pas suffisante il faut agir avec violence et redresser de force les articulations rebelles, comme nous le verrons au chapitre des fausses ankyloses angulaires du genou.

Il est vrai que par la section des tendons raccourcis, on redresse le membre, mais ce membre redressé, recouvre-t-il ses fonctions ? On ne peut malheureusement pas répondre par l'affirmative. Les résultats sont toujours à peu près les mêmes, c'est-à-dire que l'on a bien redressé les doigts, mais qu'ils ne recouvrent pas la faculté d'être fléchis volontairement. Dieffenbach a publié deux observations de contracture de la main en 1840. Selon Dieffenbach, les malades pouvaient seulement tenir les grands objets. M. Doubowitzki a vu en 1840, à Erlangen, dans la clinique de Stromeyer, deux cas de section des fléchisseurs au niveau des doigts, l'action des fléchisseurs a été abolie. Un autre fait semblable appartient à M. Larrey fils ; il pratiqua dans la paume de la main la section des quatre tendons fléchisseurs des doigts : l'action de ces muscles a été également abolie. J'ai opéré de même dans un cas de rétraction. Je rapporterai plus loin cette observation : il ne m'a pas été possible de la compléter, parce que j'ai quitté Saint-Pétersbourg cinq semaines après avoir opéré ce malade; mais, à cette époque, l'usage des fléchisseurs n'était pas encore rétabli, et je crains bien que le résultat final n'ait pas été plus satisfaisant que celui observé chez les autres. Enfin M. Doubowitzki, dont nous rapportons l'observation textuelle, n'a eu pour résultat de l'opération que le redressement du membre, avec abolition totale des mouvements de la main.

Après de tels faits, on se demande si cette opération doit être conseillée ; je n'hésite pas à répondre qu'il faut la pratiquer, parce qu'elle améliore la situation des malades. Dans les cas les moins favorables, ils peuvent du moins encore tenir les grands objets, si ce n'est par la flexion des doigts, au moins par leur écartement mécanique ; et enfin, le bras opéré est toujours moins difforme que lorsqu'il est contracté.

§ I. Traitement chirurgical.

Si la main est fléchie en totalité, et si les doigts ne sont pas contractés, il suffit alors de couper le petit et le grand palmaire. Après cette opération, que l'on exécute avec facilité, la main se dévie souvent sur son bord cubital : en coupant le muscle cubital antérieur, on guérit ordinairement cette difformité. Les tendons de ces muscles étant sous la peau, ne présentent aucun obstacle dans l'exécution de l'opération. En coupant le tendon du muscle cubital, il faut se rappeler la situation du nerf cubital afin de l'éviter. Ces tendons ne tardent pas à se cicatriser, et en peu de temps le membre peut exécuter tous les mouvements. Ces cas, les plus simples, sont aussi les plus rares. Il ne faut pas se laisser arrêter par la nécessité de couper ces muscles plusieurs fois ; il arrive qu'après ces opérations, si le raccourcissement des muscles était fort, qu'ils se réunissent sans la production d'une substance intermédiaire assez étendue pour rétablir leurs fonctions, alors il est nécessaire de favoriser cette production de tissu secondaire par de nouvelles sections.

Dans les cas les plus fréquents, les fléchisseurs des doigts sont contractés en même temps que d'autres muscles de l'avant-bras ; alors les doigts sont recourbés en forme de crochets, c'est-à-dire que la troisième phalange est fléchie sur la seconde, la seconde sur la première, et la première sur son métacarpien. Ces détails sont indispensables pour comprendre la nécessité des sections multiples. Du reste, la flexion de la première phalange sur le métacarpien est loin d'être constante, tandis que les deux premières existent toujours.

Lorsque l'on a coupé les tendons fléchisseurs dans l'avant-bras, la main fait en totalité un petit mouvement d'extension, mais les doigts en éprouvent rarement un grand soulagement, il faut alors se déterminer à agir violemment sur les doigts pour les redresser, ou à faire de nouvelles sections dans la paume de la main. Les mouvements violents n'ont aucun inconvénient, et ils peuvent être inutiles dans certains cas, et ce sont ces indications qu'il est important de bien préciser. Les doigts peuvent être contractés par leurs tendons fléchisseurs et par l'aponévrose palmaire; on conçoit alors que la section des tendons dans l'avant-bras, et les redressements violents seront impuissants et très douloureux, parce que les aponévroses seront toujours des obstacles à leur section. Cette double rétraction peut être sentie par l'examen attentif de la main : on sent dans la paume de la main les tendons fléchisseurs, et, en se rapprochant des doigts, on sent encore des petites brides qui semblent se détacher des tendons; elles sont roides et tendues, comme presque toute l'aponévrose de la face palmaire.

La section des tendons faite dans les doigts n'est pas souvent heureuse, les bouts divisés se réunissent rarement; il en est de même de la section faite dans la paume de la main, lorsqu'il a été nécessaire de couper l'aponévrose dans une grande étendue. Les tendons sont quelquefois attachés à cette aponévrose. surtout lorsqu'elle est raccourcie, en la divisant, et en faisant l'extension des doigts, on écarte les deux parties de l'aponévrose qui entraînent les tendons dans leurs mouvements, et les maintiennent dans cet état d'écartement, alors leur rapprochement devient impossible; et les doigts ne peuvent plus être fléchis volontairement.

La section des fléchisseurs profonds au niveau de la

seconde phalange laisse le doigt tout-à-fait libre, mais elle le paralyse. Doubovitsky en a très bien donné les raisons dans son mémoire sur la rétraction des muscles de l'avant-bras. On conçoit, dit-il, que l'action du muscle soit abolie. Sans parler de la présence dans cet endroit des gaines synoviales, on comprend facilement qu'une fois le tendon coupé au niveau de la seconde phalange, la seule contraction du muscle, sans le moindre accompagnement du doigt, c'est-à-dire sans son redressement, suffit pour faire glisser à travers la bifurcation du tendon du fléchisseur superficiel, le bout supérieur du tendon divisé. S'il se formait une substance intermédiaire entre les deux bouts divisés du tendon, les mouvements de glissement de cette substance à travers le tendon du fléchisseur superficiel seraient-ils possibles? (Ouv. cité, p. 41.)

Le long fléchisseur du pouce a été coupé sans succès à M. Doubowitzky. On a aussi donné le conseil de couper dans le coude les attaches supérieures du rond pronateur, des petits et grands palmaires, l'attache du fléchisseur superficiel et du cubital antérieur à la trochlée. Le premier de ces muscles ne peut guère être coupé ailleurs qu'à son attache supérieure; quant aux autres, on n'obtient pas de résultat par les sections supérieures; tous ces muscles conservent de trop nombreuses et solides adhérences pour espérer voir un relâchement assez considérable agissant favorablement sur la main. Après ce que nous savons actuellement de la réunion des tendons, on peut dire qu'il ne faut jamais couper les fléchisseurs des doigts à la base de la pre-

mière phalange. Dans ce point, on divise inévitablement
la coulisse, et l'éloignement des deux bouts divisés,
ainsi que la formation de la nouvelle substance oblitè-
rent cette coulisse, et produisent l'immobilité du doigt.
C'est donc dans l'avant-bras qu'il faut les couper.
Quant aux fléchisseurs profonds, c'est toujours une
opération plus grave, à cause du voisinage du nerf médian. Il faut bien se déterminer à couper ce muscle dans
la paume de la main, bien qu'on n'ait pas la certitude
de la réunion des bouts de tendons divisés.

§ II. Traitement mécanique.

Lorsque les plaies sont cicatrisées, on doit placer le
membre dans une situation telle, que les parties qui
étaient fléchies spasmodiquement soient dans l'extension. Diverses machines ont été imaginées pour atteindre ce but : depuis la planchette fixe, jusqu'à la main
articulée, beaucoup d'appareils intermédiaires ont été
employés.

Après l'opération que j'ai faite à Saint-Pétersbourg,
je me suis servi avec avantage de la machine suivante.
(Pl. VIII, fig. 1.)

Une gouttière en tôle, commençant au coude, et re-
cevant tout l'avant-bras, vient se terminer au niveau de
l'articulation du poignet. Au moyen d'une charnière,
on a attaché une main mobile, également en tôle, et
recouverte ainsi que la gouttière d'un matelas de peau.
Ces différentes parties sont fixées sur le bras, et sur la
main, par des courroies également matelassées ; à la face
inférieure de cette machine, il y a une bascule qui

presse la main articulée, de sorte que par le moyen d'une vis de rappel (Pl. VIII, fig. 2), on peut donner à la main le degré d'extension nécessaire. Le malade porte son bras opéré placé dans la machine, dans une cravate en écharpe.

Avant de placer le membre dans cet appareil, il faut l'enrouler avec une bande médiocrement serrée, et commençant à l'extrémité des doigts, jusqu'au-dessus du coude. Ordinairement le malade éprouve de vives douleurs pendant les premières heures qui suivent l'opération, les muscles se contractent avec une grande énergie, et le malade sent des tiraillements dans la profondeur du membre. Si ces douleurs persistent, il faut enlever l'appareil, et frictionner le membre, l'envelopper avec des compresses aromatiques, et lui donner des bains de vapeur. Après ces soins, les contractions cessent ordinairement, et l'on peut continuer le traitement mécanique.

Lorsque la main a pris une fausse position soit à la suite de tumeurs, soit à la suite d'inflammations terminées par suppuration, on a cherché à la redresser par un appareil dont l'agent principal est un levier, fixé à une plaque de tôle placée sur la face dorsale de l'avant-bras; son action. c'est de comprimer d'un côté la face dorsale du poignet. et de relever par une planchette la face palmaire de la main; c'est l'appareil de Mellet.

Bouvier met en usage une gouttière en tôle appliquée sur le côté cubital de l'avant-bras, portant au niveau du coude une articulation qui peut embrasser la partie postérieure et inférieure du bras. L'extrémité inférieure

porte une plaque qui enveloppe la main. Elle est attachée à la gouttière par une vis formant pivot, et passant par une lumière faite à la plaque, qui en glissant
obéit à la résistance d'un ressort fixé extérieurement à la
gouttière, et auquel viennent s'attacher deux petites
courroies fixées latéralement à la plaque de la main. Par
cet appareil, on a redressé à un enfant la main qui
était couchée sur la face antérieure de l'avant-bras et en
même temps entraînée sur le bord radial.

Après les fortes brûlures, il reste des cicatrices qui
font dévier la main; celles qui sont dans la face palmaire
ne peuvent pas être distendues sans le secours des machines; le traitement chirurgical a peu de valeur dans
ces cas, on ne peut guère enlever que les cicatrices peu
profondes, et, en incisant les autres, on voit souvent
se reproduire un tissu inodulaire dans ces nouvelles petites plaies. Sur la face dorsale il n'en est pas de même,
la peau y est plus molle, plus lâche, et n'étant pas
couchée sur une forte aponévrose, on peut plus aisément extirper les cicatrices et rapprocher les lèvres de la
peau.

Dutertre a employé, pour rétablir l'extension de la
main droite, un appareil qui a produit de très heureux
résultats (1).

VIe OBSERVATION.

Contracture des muscles fléchisseurs et extenseurs de la main.

M. André C....., âgé de trente ans, eut à l'âge de qua-

(1) *Traité d'opérations nouvelles et inventions mécaniques.* Paris, 1814,
in-8, fig. — E. Chassaignac, *De l'appréciation des appareils orthopédiques.* Paris, 1841, p. 127.

torze ans une *maladie nerveuse* qui dura plusieurs mois. Vers la fin de cette maladie, il eut plusieurs *accès nerveux*, et enfin après la convalescence il avait entièrement perdu l'usage de la main gauche. La jambe gauche était presque paralysée, et le pied était dévié sous la forme d'un varus au deuxième degré.

Pendant les quinze années qui s'écoulèrent après ce triste résultat, M. Const... fit de nombreux voyages pour demander des conseils aux médecins étrangers. On lui prescrivit divers traitements par les eaux de toute espèce, et enfin il se livra aux tortures orthopédiques. Il n'obtint aucun résultat.

Pendant mon séjour à Saint-Pétersbourg, M. Const... vint me demander s'il était possible d'améliorer son triste état. J'étudiai ce fait si remarquable, et voici quelle était la situation de ce bras : Au premier aspect le poing ressemblait au poing d'un homme très fort, faisant agir avec violence les muscles fléchisseurs des doigts ; la masse totale du poing était relevée, et en examinant avec plus d'attention, on voyait aussitôt, que le cubital postérieur et les radiaux, étaient contractés spasmodiquement, et qu'ils retenaient le poing dans cette déviation. Le pouce formait presque un angle droit avec le deuxième métacarpien, parce que, après une luxation du premier métacarpien, le muscle tenseur propre de ce doigt avait tiré la phalange en bas, et l'extrémité du métacarpien ne trouvant plus d'appui sur le trapèze, avait glissé dans la face palmaire, jusque sur le deuxième métacarpien, où il formait une saillie.

La face antérieure de l'avant-bras présentait une surface lisse, tendue, et d'une dureté remarquable. On sentait une masse solide, mais on ne pouvait distinguer sous la peau aucun tendon, ou aucun muscle.

Les doigts étaient fléchis dans la main, et la flexion était si violente, que les troisièmes phalanges semblaient être luxées en arrière.

En agissant avec énergie sur les doigts, on parvenait à les redresser, et alors on voyait se dessiner sous la peau de la face palmaire quatre grosses cordes dures et tendues, formées par une puissance que rien ne pouvait dompter. Aussitôt que les doigts étaient abandonnés à eux-mêmes, ils retombaient dans le creux de la main où ils semblaient se cramponner avec plus de force encore.

Le mouvement de flexion du poignet était impossible, quelle que fût la force employée ; les muscles radiaux et le cubital postérieur opposaient une résistance qu'aucune force ne pouvait faire céder.

En présence d'une telle difformité, fallait-il rester inactif? Il est vrai que les machines orthopédiques avaient été impuissantes ; mais cette impuissance était le résultat de l'inopportunité de leur emploi. Les succès que j'avais obtenus en coupant les muscles des membres avant de briser les articulations soudées m'encouragèrent à persévérer dans la même voie. Après avoir coupé les muscles contractés, il fut facile de faire avec succès un traitement orthopédique.

Après avoir exposé à M. Const... l'opération qu'il fallait faire, il n'hésita pas à s'y soumettre, et il la supporta avec un courage bien remarquable.

Le bras malade fut tenu par deux aides, et je commençai l'opération par la face dorsale de l'avant-bras.

Les muscles radiaux, et le cubital postérieur furent coupés les premiers ; aussitôt le poing fut amené dans une flexion forcée, et l'on vit les muscles palmaires et fléchisseurs des doigts se dessiner sous la peau de l'avant-bras.

Un aide accrocha avec son doigt indicateur le pouce du malade, et il le força à s'étendre, le tendon fléchisseur apparut alors tendu sous la peau. Je fis glisser sous ce tendon la pointe du petit canif, et en relevant le tranchant le tendon fut coupé en travers, le pouce fut aussitôt redressé. La même opération fut faite aux quatre autres doigts qui furent également redressés.

Dans ce moment le malade se plaignait de sentir une vive douleur de *tiraillement* dans le creux de la main. On voyait sous la peau les tendons des fléchisseurs durs et tendus, bien que déjà ils fussent divisés au niveau des deuxièmes phalanges. Le canif fut introduit sous la peau de la paume de la main, au-dessous de chaque tendon qui furent coupés. La douleur dont se plaignait le malade cessa aussitôt.

Cependant la masse totale du poing ne pouvait pas être relevée, elle restait dans cette position fléchie, et de nouveau l'opéré se plaignit de vives douleurs de tiraillements dans l'avant-bras. La lame du canif fut glissée au-dessous des muscles grand et petit palmaires, et au-dessous des tendons du fléchisseur superficiel des doigts, et aussitôt la main put se relever.

Je fis en tout dix-neuf sections de tendons sur le membre.

Les plaies furent pansées avec des compresses trempées dans l'eau froide, le membre fut enveloppé de linge, et ensuite il fut continuellement arrosé avec de l'eau froide.

Deux heures après l'opération, les muscles coupés se contractèrent avec une violence extrême, ils formèrent sous la peau des tumeurs arrondies et très dures. Insensiblement cet état spasmodique cessa, et trois heures après ils commencèrent à se relâcher.

Pendant la première nuit les douleurs furent très vives; elles cédèrent à l'action de l'eau froide sur le membre. Le lendemain la fièvre se développa, et elle tourmenta le malade pendant deux jours.

Pendant les quatre premiers jours l'opéré croyait encore sentir les doigts contractés; l'appareil fut levé, la main et les doigts étaient parfaitement droits, et le membre fut placé dans la machine à extension. Les douleurs ont cessé.

J'ai pu voir le malade pendant cinq semaines après l'opération. Les mouvements de flexion, de la totalité de la main sur l'avant-bras, et de la totalité des doigts sur la main, étaient parfaitement rétablis, mais nullement encore la flexion des phalanges.

J'ai quitté Saint-Pétersbourg, et M. Const... partit, je crois, huit jours après moi pour aller dans ses terres. Je n'ai depuis rien appris de l'état de ce malade.

M. Douvovitski a été opéré pour un cas semblable, il a publié sa propre observation, je le laisserai parler (1) :

VIIe OBSERVATION.

Le 3 janvier 1839, voulant prendre un livre dans ma bibliothèque, je montai sur une échelle de la hauteur de deux mètres environ ; arrivé au sommet, je me sentis faire un faux pas ; mon pied ne trouvant pas de résistance, je voulus, par un mouvement instinctif, garder l'équilibre en me redressant, mais je tombai à la renverse, et mon coude gauche porta avec force contre le tranchant du bord de l'échelle. La douleur était très forte dans le coude, la sensibilité dans la main et l'avant-bras gauche était à peu près complétement perdue ; je fus obligé d'aller trouver, pour ainsi dire, la main malade avec la main droite, et de la soulever. M'étant relevé, j'atteignis mon lit, j'explorai mon bras, et je constatai une fracture de l'extrémité inférieure de l'humérus dans l'articulation même. La fracture était transversale, passant par le milieu du condyle externe jusqu'au condyle interne, qui était, en outre, fracturé en sens inverse, c'est-à-dire dans le sens longitudinal, et n'était retenu que par les ligaments.

(1) *Annal^s de chirurgie.* **Paris**, 1841, t. **I**, p. 130.

Deux heures après l'accident, on m'appliqua un bandage amidonné inamovible, commençant près du poignet, et se terminant près de l'épaule. L'avant-bras était placé en demi-flexion sur le bras, et le poignet dans une position intermédiaire entre la pronation et la supination. La sensibilité se rétablit bientôt complétement dans le poignet et les doigts, mais ce ne fut pas pour long-temps, car le bandage amidonné qui n'était pas appliqué sur le poignet et les doigts serrait circulairement l'avant-bras, et produisit un tel engourdissement dans le poignet, que toute sensibilité s'y perdit, ainsi que dans les doigts. Ces parties ne tardèrent pas à se tuméfier, et l'engourdissement me faisait extrêmement souffrir. Pour y remédier, on appliqua un bandage fortement serré sur le poignet et les doigts, bandage qu'on renouvelait à mesure qu'il se relâchait ; malgré cela, l'engourdissement, l'insensibilité et la tuméfaction persistèrent pendant tout le temps de l'application du bandage amidonné ; et même il se forma de larges phlyctènes bulleuses, qui, après s'être rompues, fournissaient abondamment un liquide séreux, semblable à celui que fournissent les phlyctènes produites par un vésicatoire. Le bandage amidonné étant trop fortement serré sur l'avant-bras, causait de très vives douleurs dans cette partie, surtout vers la moitié inférieure et dans les couches des muscles fléchisseurs ; mais la sensibilité n'était pas perdue dans l'avant-bras. Malgré tous ces accidents et malgré mon désir d'ôter le bandage inamovible, on ne s'y décida pas, tranquillisé par l'absence complète de la douleur dans l'articulation fracturée, et retenu par la fausse crainte de produire une inflammation dans l'articulation malade par quelques mouvements qui auraient pu être exercés en ôtant le bandage ; on se contenta d'un traitement antiphlogistique, d'autant plus nécessaire, que j'ai une constitution forte et robuste ; on me donna des laxatifs, et l'on pratiqua deux saignées.

Le bandage fut levé le vingt-cinquième jour. La fracture se trouva consolidée au moyen d'un cal très considérable ; l'articulation huméro-cubitale était complétement roide ; les mouvements volontaires de l'avant-bras sur le bras étaient presque perdus, et c'est à peine si des efforts étrangers pouvaient produire quelques mouvements dans cette articulation. Les muscles fléchisseurs du poignet et des doigts étaient indurés à un tel degré, que ces muscles, leurs tendons et le tissu cellulaire sous-cutané n'offraient qu'une masse dure et comme cartilagineuse, dans laquelle on ne pouvait distinguer aucune partie, il était même impossible de former un pli avec la peau qui recouvrait les parties indurées. L'avant-bras ayant été plus fortement serré au milieu, il y avait dans cet endroit un petit ulcère superficiel ; il y avait encore quelques ulcérations sur le poignet et au niveau de l'articulation du poignet avec le bras. Le poignet et les doigts étaient complétement paralysés ; il y avait absence totale de la sensibilité et du mouvement, le poignet était froid, œdémateux, et la pression avec le doigt y produisait une dépression. Le poignet et les doigts étaient dans une position droite ; on pouvait fléchir le poignet sur l'avant-bras, mais l'extension complète était impossible ; les doigts étaient roides et sans aucun mouvement.

Il est évident que la cause de ces accidents était le bandage amidonné, trop fortement serré, appliqué trop tôt, c'est-à-dire avant la disparition des premiers accidents inflammatoires. Ce qu'il y eut encore de plus désavantageux, c'est que, d'une part, le poignet ne fut pas compris dans le bandage ; et de l'autre, que la pression qu'il exerçait, loin d'être uniforme sur tout l'avant-bras, était plus forte au milieu, et produisait un étranglement circulaire dont il reste encore des traces, consistant dans une dépression.

Pour résoudre l'induration dans l'avant-bras, et pour

combattre cette paralysie du poignet et des doigts et leur roideur, on employa successivement les moyens les plus divers : les cataplasmes et les bains de toute espèce, soit émollients, soit narcotiques, soit aromatiques ; des bains de vapeur, des douches ; des frictions avec l'onguent mercuriel, avec l'onguent ioduré, et avec toute sorte d'autres onguents, quantité d'emplâtres ; soixant-dix bains animaux, des bains avec des fourmis, etc. Ce ne fut qu'après trois mois de l'emploi de divers moyens que l'induration commença à se résoudre dans le tissu cellulaire sous-cutané, puis dans le tissu musculaire. La résolution de l'induration procédait très lentement ; à mesure que l'induration se résolvait, la paralysie du poignet diminuait, la sensibilité se recouvrait, et les muscles commençaient à agir. La sensibilité se rétablit d'abord dans le quatrième et cinquième doigt, puis dans le pouce, ensuite dans le troisième doigt, elle commence à se réveiller dans le doigt indicateur, mais les deux dernières phalanges de ce doigt sont encore complétement insensibles. L'induration s'est résolue dans l'ordre suivant : premièrement dans le tissu cellulaire sous-cutané, puis dans le tissu musculaire, enfin dans les parties tendineuses ; aujourd'hui elle a presque entièrement disparu. La résolution s'est opérée lentement et partiellement ; les muscles, à mesure qu'ils devinrent libres, loin de recouvrer leur action normale, se rétractèrent, pendant que leurs tendons étaient encore retenus par l'induration. La rétraction des muscles préalablement indurés, se fit dans l'ordre suivant : le muscle cubital antérieur fut le premier à se rétracter ; le grand et le petit palmaires, le grand pronateur, les différentes portions des muscles fléchisseurs des doigts se rétractèrent ensuite, le quatrième et le cinquième doigts se rétractèrent les premiers ; le troisième, le doigt indicateur, et le pouce après eux. Pour combattre la rétraction des muscles et améliorer l'état de la

main, je pris les eaux de Tœplitz en bains et en douches ; je
pris, en outre, les bains et les boues d'Abano, près de
Padoue. J'essayai l'extension mécanique : mais elle n'était
d'aucune utilité, car, employée faible, elle n'agissait pas ;
forte, elle causait de la douleur, et la contracture, loin de
diminuer, en était augmentée. Enfin, l'usage de l'électro-
magnétisme par l'acupuncture ne produisit aucun résultat.

Ayant employé avec beaucoup de persévérance les divers
moyens dont il est fait mention ici, et qu'il serait trop long
et superflu d'exposer en détail, je m'adressai pendant mon
voyage, que j'entrepris autant dans un but scientifique, que
dans l'espoir de me délivrer de mon infirmité, aux plus
grandes célébrités chirurgicales de l'Allemagne, de la
France et de l'Angleterre. Les avis étaient partagés ; les uns,
comme MM. Rust, Walther de Munich, A. Cooper, Gu-
thrie et autres se prononcèrent formellement contre toute
tentative de traitement par la ténotomie, estimant ma maladie incurable, et ne promettant que quelques améliorations
par l'effet du temps. Les autres, comme MM. Guérin,
Dieffenbach, Graeffe, Ammon, Signoroni, Roux, Velpeau,
Amussat, Bouvier, Blandin, etc., me conseillaient la ténotomie des muscles rétractés comme l'unique moyen de me délivrer de mon infirmité ; mais je ne voulais avoir recours à ce
traitement qu'après avoir épuisé tous les autres moyens.

L'état du membre, lorsque M. Guérin entreprit son traitement par les opérations, était le suivant : les mouvements
dans l'articulation du coude étaient augmentés de beaucoup,
se faisaient assez librement, mais n'étaient pas complets,
étant limités par le cal ossifié. Tous les muscles de l'avant-
bras, sans exception, agissaient, c'est-à-dire n'étaient pas
privés de la faculté de se contracter ; mais il y avait une rétraction permanente dans tous les muscles fléchisseurs du
poignet et des doigts. Le raccourcissement était évident dans

le musle cubital antérieur, dans le grand et le petit palmaires , dans le rond pronateur , dans le fléchisseur superficiel des doigts , dans le fléchisseur propre du pouce , et dans
l'opposant du pouce ; on ne pouvait que présumer la rétraction du fléchisseur profond des doigts. La rétraction de ces
divers muscles produisait une pronation permanente extrême, la flexion du poignet sur l'avant-bras , la flexion des
deuxième et troisième phalanges et celle du pouce. L'articulation du poignet avec l'avant-bras paraissait être libre ;
les articulations des phalanges des doigts étaient libres également , car , en fléchissant fortement le poignet, on pouvait
redresser à peu près complétement les doigts ; mais les arti
culations des premières phalanges avec les os métacarpiens,
hormis celles du pouce , étaient très roides , principalement
celles du quatrième et du cinquième doigt , qui offraient une
sorte de subluxation produite par l'action des extenseurs ,
comme on le remarque souvent dans le pied-bot. Les muscles extenseurs conservaient la faculté de se contracter ; mais
au lieu d'opérer l'extension des doigts ils produisaient une
extension forcée des premières phalanges , et même leur
renversement en arrière ; le poignet étant fortement fléchi, et
le renversement des premières phalanges étant empêché ,
les doigts pouvaient s'étendre en partie , autant que le permettait la rétraction permanente des fléchisseurs. L'extension du poignet quoique très limitée , se faisait aussi, autant
que le permettait cette rétraction. La flexion du poignet pouvait se faire jusqu'à son plus haut degré. La flexion des premières phalanges sur les os du métacarpe était impossible , à
cause de la roideur de ces articulations et de la subluxation
du quatrième et du cinquième doigt en arrière. La flexion
volontaire des secondeset des troisièmes phalanges des doigts
était possible , et le devenait surtout lorsque le poignet était
porté à sa plus grande flexion , les doigts étant alors moins

contracturés. La préhension des objets était empêchée par la contraction des doigts ; mais les objets mis entre les doigts pouvaient être retenus : cette rétention n'était pas purement mécanique et avait lieu par l'action volontaire des fléchisseurs. Ces faits démontrent que tous les muscles agissaient autant que le permettaient les rétractions et qu'ils n'étaient point paralysés.

Je n'en étais pas moins privé de l'usage de ma main, qui présentait d'ailleurs une difformité très apparente. La supination était impossible. La sensibilité était complète dans toute la main, et ne manquait que dans les deux dernières phalanges du doigt indicateur. La température de la main était un peu au-dessous de l'état normal ; le bras malade était un peu plus maigre que le bras sain ; mais il n'était pas atrophié, et recouvrait de plus en plus sa vitalité.

Comme la rétraction de ces muscles était très considérable, M. Guérin pensa qu'en coupant leurs tendons en un seul endroit, on courrait le risque de produire un trop grand écartement entre les deux bouts divisés, et de ne pas obtenir leur réunion, en n'obtenant que leur adhésion avec les parties environnantes ; c'est pourquoi il résolut de faire en plusieurs endroits la section des mêmes muscles rétractés, et de partager de la sorte l'écartement qui aurait eu lieu en un seul endroit.

Il se décida à couper dans le coude même, près de leur attache supérieure, les muscles rond pronateur, grand et petit palmaires, et une partie des muscles fléchisseur sublime et cubital antérieur. Il n'était pas facile de résoudre toutes les difficultés que présentait dans cet endroit la section de ces muscles ; il fallait éviter le nerf cubital, le nerf médian, l'artère et les veines brachiales et l'articulation. Il me suffira de dire qu'ayant demandé à des chirurgiens qui s'occupent principalement de ténotomie s'il ne serait pas possible de couper ces muscles dans le coude , après maintes réflexions , même après des essais sur le cadavre par l'un d'eux , ils répondirent négativement. M. Guérin a résolu ces difficultés ; voici de dedans en dehors la disposition des parties : L'attache humérale du muscle cubital antérieur se présente la première au côté interne de l'épitrochlée ; derrière, et au-dessous d'elle, se trouve le nerf cubital, qui en passant forme un cordon qu'on peut très bien sentir, même à travers la peau; l'on peut encore s'assurer que c'est le nerf par la sensation pénible, ou même par la douleur qu'on produit par la pression. Au-devant de ces parties, et plus en dehors, se trouvent les attaches supérieures des muscles rond pronateur, grand et petit palmaires, et d'une partie du fléchisseur superficiel ; au côté externe de ces attaches, et un peu plus profondément, on voit la capsule articulaire. L'artère, les veines brachiales et le nerf médian sont encore plus en dehors, se dirigeant de haut en bas, et un peu de l'extérieur vers l'intérieur, en passant au-devant de l'articulation. On voit, par conséquent, que la section des attaches des muscles au coude doit être faite dans l'enfoncement ou dans une sorte de rainure longitudinale , qui existe entre la trochlée et l'épitrochlée ; cette section doit être pratiquée directement de bas en haut ou de haut en bas, et non de l'intérieur vers l'extérieur, car, de cette manière, on courrait risque d'atteindre l'artère, les veines, la capsule articulaire et le nerf médian. En pratiquant la section par la méthode sous-cutanée on protège le nerf cubital au moyen de l'ongle de l'indicateur ou mieux du pouce, placé au bord interne de ce nerf pour l'écarter.

Après cette première section , M. Guérin se proposa de couper dans l'avant-bras, à des hauteurs différentes, les quatre tendons du muscle fléchisseur superficiel, ceux du cubital antérieur, des grand et petit palmaires, du fléchisseur propre du pouce; et enfin de terminer l'opération par la division de l'opposant du pouce dans la paume de la main, et des quatre tendons du muscle fléchisseur profond, au niveau des deuxièmes phalanges. Dans toutes ces sections il y avait aussi des précautions à prendre ; il fallait éviter la lésion du nerf médian, qui, comme on sait, devient de plus en plus superficiel à mesure qu'il s'approche de la main, et se trouve derrière les quatre tendons du fléchisseur superficiel, on peut dire même qu'il se trouve compris dans le paquet commun de ces tendons ; il fallait, dans la section du cubital antérieur, éviter la lésion du nerf cubital ; et de plus les artères radiale et cubitale ; mais de toutes ces lésions celle du nerf médian était la plus dangereuse, car il se présentait pour ainsi dire lui-même au bistouri ; cette considération détermina M. Guérin à couper le plus haut possible dans l'avant-bras les tendons du fléchisseur superficiel. D'ailleurs en faisant contracter les muscles pendant qu'on les coupe, on éloigne encore davantage les nerfs et les vaisseaux, et la section se fait presque sans la moindre pression, lorsque le muscle est bien tendu.

Le 21 juillet 1840, M. Guérin pratiqua sur moi toutes ces opérations, en présence de beaucoup de médecins, du nombre desquels étaient MM. Amussat, Mott, Donné, Clot-Bey, Labat, Zablotski, Ossipovski, etc. Il fit dans le coude la section des attaches supérieures des muscles rond pronateur, grand et petit palmaires, d'une partie du fléchisseur superficiel et du cubital antérieur ; dans l'avant-bras, celle des quatre tendons du muscle fléchisseur superficiel, des tendons du fléchisseur propre du pouce, du cubital antérieur, des grand et petit palmaires ; le tendon du petit palmaire a dû être coupé deux fois. L'opérateur coupa enfin le muscle opposant du pouce dans la paume de la main, dans les doigts et les quatre tendons du fléchisseur profond. Ces dix-neuf sections ont été faites dans une demi-heure avec une habileté extraordinaire et sans le moindre accident.

Il est d'une grande importance de connaître le résultat immédiat de ces opérations; le voici : le coude paraissait un peu plus étendu, mais fort peu; la main devint plus libre dans son articulation avec l'avant-bras, et était moins fléchie sur l'avant-bras; le pouce était assez libre et tout-à-fait redressé; les phalangettes des quatre doigts étaient, immédiatement après l'opération, complétement redressées sur les phalangines; mais celles-ci restèrent fléchies sur les premières phalanges, comme elles l'étaient avant l'opération.

On mit sur les petites plaies des bandelettes de diachylon, en prenant toutes les précautions possibles contre l'introduction de l'air et en chassant les bulles d'air qui avaient pu s'introduire, car M. Guérin a parfaitement démontré qu'on n'évite sûrement l'inflammation dans les méthodes sous-cutanées qu'en ne laissant point d'air dans ces plaies. On mit un bandage simplement contentif, pour retenir les bandelettes, et le membre fut placé dans une écharpe.

Je ne sentis de la douleur que pendant une heure et demie après l'opération ; puis la douleur cessa complétement, et ne se faisait sentir les jours suivants, que quand on exerçait une pression sur les endroits opérés ; il n'y a pas eu la moindre fièvre, ni aucun autre accident consécutif.

Le bras fut laissé dans le repos le plus complet pendant deux jours.

Le 25 juillet, on ôta l'appareil contentif et les bandelettes, car les petites plaies étaient cicatrisées. M. Guérin essaya d'imprimer au membre opéré divers mouvements, l'extension de la main sur l'avant-bras, la supination, l'extension des secondes phalanges des doigts. Il trouva qu'en voulant porter la main dans la supination, le muscle abducteur du pouce était fortement tendu sur le côté radial de l'avant-bras, un peu au-dessus de l'articulation radio-carpienne ; c'est pourquoi il fit la section de ce tendon. L'extension des secondes phalanges était impossible ; ces tentatives occasionnaient de vives douleurs.

Le même jour on appliqua l'appareil mécanique. Il serait trop long de le décrire complétement ; il suffit, pour donner l'idée du but qu'on se proposait d'atteindre, de dire, qu'il s'appliquait sur le bras et l'avant-bras, et était brisé au niveau de l'articulation du coude. On pouvait à volonté redresser plus ou moins la machine dans cette brisure à l'aide d'une vis de pression. Par conséquent, lorsque cet appareil était appliqué, en le redressant dans sa brisure, qui correspondait au coude, on tendait nécessairement à redresser ou à étendre l'avant-bras sur le bras. Cet appareil se terminait un peu au-dessus de l'articulation radio-carpienne par deux demi-cercles métalliques, qui, en se fermant, formaient un cercle complet fixe et immobile sur l'appareil ; à ce cercle était adapté un autre, composé aussi de deux demi-cercles métalliques ; celui-ci embrassait le premier, et tournait sur lui, comme une roue sur son axe, à l'aide d'une coulisse, dans laquelle s'engageaient deux pignons à pas de vis, fixés sur le premier cercle. Au moyen de deux écrous on arrêtait à volonté le cercle mobile dans le degré de rotation qu'on lui imprimait. Ce mécanisme était destiné à produire la supination, et les deux cercles étaient assez larges pour que l'avant-bras ne fût pas empêché et retenu pendant la supination. Sur la partie du cercle mobile, correspondante à la face dorsale de la main, était fixée, sur une tige métallique brisée, une plaque, qui s'appliquait à la face dorsale de la main. Dans la tige brisée, qui soutenait cette plaque, était une vis à pression servant à redresser la plaque à volonté ; par ce moyen on étendait aussi la main fixée à la plaque par une large courroie, embrassant la face palmaire. Il n'est pas besoin de dire que cette machine était partout bien rembourrée. Elle était donc destinée à étendre l'avant-bras sur le bras, la main sur l'avant-bras, et à produire la supination.

Comme toutes les articulations étaient très roides, l'emploi de cette machine causait beaucoup de douleur; et on ne pouvait l'appliquer que de temps en temps, en augmentant graduellement la force de son action et en laissant reposer le membre pendant les intervalles. M. Guérin venait chaque jour me voir, et faisait diverses extensions saccadées du bras, de la main et des doigts; ces extensions étaient extrêmement douloureuses.

S'étant convaincu que, nonobstant toutes les extensions faites avec beaucoup de force, il n'était guère possible d'étendre, ou de redresser les secondes phalanges des quatre doigts sur les premières, M. Guérin se décida à faire encore la section des quatre tendons du fléchisseur sublime au niveau des premières phalanges; le 27 juillet il les pratiqua en présence de plusieurs médecins. Il sortit beaucoup de synovie par les petites plaies, bien plus de synovie que de sang. Les piqûres furent recouvertes de diachylon, et M. Guérin me recommanda le repos le plus absolu du membre opéré; ce qui fut strictement observé. Trois jours après on s'assura que les petites plaies étaient complétement cicatrisées.

Après quelques jours l'application de la machine fut reprise; on employa des bains de bras, des frictions avec de l'huile camphrée, le massage et les extensions saccadées.

L'extension des doigts se fit très facilement, et ils devinrent à peu près droits; il resta pourtant une certaine courbure, mais très légère, dans les articulations des premières phalanges des quatre doigts avec les secondes; courbure qui ne dépendait que de la forme des articulations, modifiée par la longue flexion permanente, ou bien de la rétraction des ligaments.

On s'assura bientôt que toute extension sur le coude était inutile, car les mouvements du coude, tant ceux d'extension que ceux de flexion, étaient bornés, et ne pouvaient pas dépasser certaines limites, non à cause des rétractions musculaires ou ligamenteuses, mais à cause de la substance osseuse qui remplit en partie les fosses articulaires antérieure et postérieure de l'extrémité inférieure de l'humérus.

Avant les opérations, la main était en pronation permanente ; mais, après les opérations, on parvint, par l'emploi des machines et par les extensions saccadées, à ce que la main pût être portée par les seuls efforts des muscles dans une position intermédiaire ; en employant une certaine force on put obtenir une supination quoique incomplète.

La flexion de la main sur l'avant-bras était bien difficile et bien longue à combattre ; il a fallu faire long-temps usage de la machine et des extensions saccadées à cause de la roideur de l'articulation et des rétractions ligamenteuses. Nonobstant tous ces moyens, il a fallu revenir, le 22 août, à la section des muscles grand et petit palmaires et du cubital antérieur. Ces sections furent pratiquées par M. Guérin en présence de Son Excellence M. Arendt, médecin ordinaire de Sa Majesté l'empereur de Russie. Elles furent faites dans l'avant-bras ; il n'en résulta pas le moindre accident, et je ne me trouvai pas même obligé de garder la chambre pendant une journée. Les plaies comme d'ordinaire se cicatrisèrent très rapidement. La réitération de la section de ces trois muscles facilita beaucoup l'extension de la main, qui pouvait, quelque temps après, être portée par la seule section musculaire dans une extension telle, que la main se trouvait en ligne droite avec l'avant-bras ; en employant une certaine force, on portait l'extension encore plus loin ; toutefois on n'obtint pas le degré d'extension normal. Je dois faire remarquer à l'occasion de ces trois dernières sections, que pendant celle du tendon du cubital antérieur, je ressentis une douleur très vive. Quelques heures après l'opération, cette douleur disparut, mais la pression même légère sur l'endroit opéré la réveillait; cet état persista environ deux à trois semaines. Cette douleur ne dépendait pas certainement de la lésion du nerf cubital, car l'absence de toute modification dans la sensibilité ou dans la mobilité des parties auxquelles se distribue ce nerf rassurait complétement à cet égard et l'opérateur et l'opéré. J'ai trouvé nécessaire de citer ce fait, afin que l'histoire de la maladie fût complète, et de montrer que cette douleur, après la ténotomie, douleur qui devait dépendre d'une lésion de quelque filet nerveux, sans que ce filet fût entièrement coupé, est ordinairement un phénomène passager, dont on n'a pas lieu de s'effrayer, car il se montre parfois après ces opérations, et se dissipe facilement.

A mesure que les muscles extenseurs de la main et des doigts étaient exercés, ils acquéraient de la force et de la consistance; mais, à cause de la sécheresse de leurs gaînes, ils produisaient pendant bien long-temps une sorte de craquement pendant leur contraction; ce craquement était surtout manifeste un peu au-dessus et même au niveau de l'articulation de l'avant-bras avec la main.

Le 1er décembre, M. Guérin fit la section du tendon de l'extenseur du cinquième doigt au niveau de l'articulation métacarpo-phalagienne : c'était la vingt-huitième ténotomie; elle était nécessaire à cause de la rétraction de ce tendon, rétraction qui concourait à maintenir la subluxation du doigt en arrière. Le 25 janvier 1841, M. Guérin fit la vingt-neuvième et dernière section; il coupa l'opposant du pouce, dont la rétraction persistait à un certain degré.

Pour terminer l'histoire de ma maladie, il est nécessaire de décrire l'état de ma main après toutes ces opérations, et de montrer le bénéfice que j'en ai retiré ; car, il faut le dire, on n'est pas parvenu par tous ces moyens à me rendre l'usage complet du membre. Je vais décrire successivement l'état des différentes parties, et montrer ce que je puis espérer gagner encore avec le temps et par l'usage de moyens convenables ; je dirai aussi quels sont les mouvements que je dois considérer comme perdus (1) ; car avant tout la vérité dans l'intérêt de la science et de l'humanité.

Le coude a peu gagné dans l'extension et la flexion de l'avant-bras sur le bras ; la raison en est toute simple : ces mouvements sont bornés par la substance osseuse, qui a rempli en partie les fosses antérieure et supérieure de l'extrémité inférieure de l'humérus. Il ne faut pas attendre que ces mouvements puissent devenir aussi complets que dans l'état normal ; mais on peut espérer qu'avec le temps ils deviendront plus libres par l'exercice ; on sait, en effet, que, dans les luxations non réduites, souvent les saillies osseuses se creusent à la longue par suite de la pression. Ce ne sont point là de pures présomptions, car il se fait incessamment un certain progrès dans ces mouvements, progrès très lents toutefois.

Avant les opérations, la main était constamment en pronation, la supination était impossible. Aujourd'hui, quoique la pronation soit encore habituelle, je puis néanmoins effectuer un certain degré de supination par la seule action musculaire ; avec un effort étranger, on obtient un degré de supination plus prononcé, sans arriver pourtout à la su-

---

(1) Guérin n'a pas renoncé à l'espoir de porter plus loin, à l'aide de moyens non encore indiqués, la restauration des mouvements qu'on devrait regarder comme impossibles avec les ressources actuelles de la chirurgie.

pination complète. Par l'exercice, les extensions saccadées et l'emploi de la machine, je parviendrai sans doute à l'augmenter beaucoup.

L'extension de la main sur l'avant-bras a beaucoup gagné; la main peut être portée par les extenseurs, non seulement dans une ligne droite avec l'avant-bras, mais même un peu en arrière; cependant l'extension n'est pas complète. En prolongeant l'usage de la machine et des extensions saccadées, j'espère l'obtenir avec le temps. Cette extension complète est d'une assez grande importance pour l'usage du membre; on sait qu'elle est très nécessaire dans les mouvements de la main et même des doigts; pour preuve, on n'a qu'à essayer, par exemple, de rapprocher l'extrémité du pouce de l'extrémité de chacun des quatre autres doigts, et l'on verra que ce rapprochement se fait avec beaucoup plus de facilité, lorsque la main est un peu renversée en arrière. Dans cette position, le pouce étant étendu, la longueur des autres doigts diminue d'autant qu'il est nécessaire pour les rapprocher du pouce; cette diminution de longueur des autres doigts a lieu par leur flexion dans les articulations métacarpo-phalangiennes et par le renversement de la main sur l'avant-bras : c'est le mouvement que nous produisons, par exemple, pour tenir une plume. A cette occasion, je ferai remarquer que toute science ne devient parfaite que par son application; ainsi, on connaissait d'une manière incomplète l'action des muscles, lorsque l'étude des difformités produites par les rétractions, et la nécessité de préciser les muscles affectés pour en faire la section, obligèrent les chirurgiens à approfondir cette question; il se trouva démontré dès-lors que les actions musculaires même isolées pouvaient encore être une source de recherches très curieuses. Pour ce qui regarde les actions combinées des divers muscles, il en était à peine question auparavant; c'est la ténotomie qui fixa l'attention sur ce point, et fit faire à la physiologie un vrai progrès sous ce rapport. L'étude du mécanisme admirable par lequel s'exécutent tant de mouvements divers était véritablement trop négligée, il est bien temps qu'on s'en occupe sérieusement.

La flexion de la main sur l'avant-bras s'exécute chez moi comme dans l'état normal; il en est de même des mouvements latéraux.

Le pouce est tout-à-fait droit ; mais la flexion volontaire de la seconde phalange est anéantie; ce ne sont que les petits muscles, le court fléchisseur, l'opposant et l'abducteur qui le rapprochent de l'index.

Le doigt indicateur est assez libre dans l'articulation métacarpo-phalangienne; les lombricaux produisent, quoique incomplétement, sa flexion dans cette articulation. Il y a une courbure très légère dans l'articulation de la première avec la seconde phalange ; la rectitude est complète dans celle de la seconde avec la troisième. Les mouvements de flexion, dépendant du fléchisseur superficiel et du fléchisseur profond, restent complétement anéantis dans ce doigt; cependant on ne sent pas de vide dans les endroits où les deux tendons ont été coupés; on peut même sentir un certain degré de résistance dans l'endroit de la section du tendon du fléchisseur profond.

Le doigt médius est assez libre dans l'articulation métacarpo-phalangienne, mais les muscles lombricaux n'agissent pas encore, et par conséquent il n'y a pas de flexion volontaire dans cette articulation. Il y a une légère courbure dans celle de la première avec la seconde phalange, et rectitude dans celle de la seconde avec la troisième. On sent très bien deux enfoncements dans les endroits où les tendons fléchisseurs ont été coupés, ce qui paraîtrait démontrer que la réunion des extrémités divisées n'a pas eu lieu.

L'annulaire est très roide dans l'articulation métacarpo-phalangienne, ce qui empêche la flexion de ce doigt par les muscles lombricaux; il est à présumer que cette roideur disparaîtra, et que les mouvements de cette articulation deviendront possibles. Il y a une légère courbure dans l'articulation de la phalange avec la phalangine, et redressement complet dans celle de la seconde avec la troisième phalange. Le tendon du fléchisseur superficiel coupé au niveau de la première phalange est soudé; on le sent distinctement, et il y a un léger mouvement de flexion de la phalangine avec la phalange. Ce mouvement augmentera certainement par l'exercice, surtout quand celui de l'articulation métacarpo-phalangienne sera lui-même plus libre. Le tendon du fléchisseur profond, coupé au niveau de la phalangine, ne paraît pas être soudé.

Le cinquième doigt, qui était subluxé en arrière, est celui dont l'articulation métacarpo-phalangienne offre le plus de roideur; il n'existe aucun mouvement de flexion dans cette articulation. J'espère qu'avec le temps cette roideur disparaîtra plus ou moins par l'emploi des moyens convenables. La flexion de l'articulation phalangienne est plus considérable dans le petit doigt que dans les autres; l'articulation de la phalangine avec la phalangette est droite. Le tendon du fléchisseur superficiel est bien soudé; il y a un peu de mouvement de flexion dans l'articulation de la phalange avec la phalangine, mouvement qui augmentera probablement avec le temps. Le tendon du fléchisseur profond ne s'est pas soudé.

Il résulterait de cette observation, que sur vingt-neuf sections de tendons, la réunion n'aurait pas eu lieu dans sept d'entre eux, savoir : 1° dans les quatre tendons du fléchisseur profond, coupés au niveau des phalangines ; 2° dans les deux tendons du fléchisseur superficiel de l'index et du médius, coupés au niveau des premières phalanges ; et 3° dans celui du fléchisseur propre du pouce. L'action de ces muscles ou chefs de muscles est anéantie.

En résumé, je dois dire que : 1° la maladie des nerfs et des muscles consistant dans la contracture et dans la paralysie est guérie ; 2° la difformité a disparu à peu près complétement ; 3° pour ce qui concerne les mouvements, ceux d'extension et de flexion dans le coude, de pronation, de supination et d'extension de la main, ont obtenu une amélioration marquée ; il y a lieu d'espérer que tous ces mouvements augmenteront avec le temps. Pour ce qui concerne les doigts, je m'estimerai heureux, si, avec le temps, à force d'exercice, je parviens à fléchir davantage les doigts dans leurs articulations métacarpo-phalangiennes, de manière à pouvoir rapprocher l'extrémité du pouce des extrémités des quatre autres doigts, à saisir ainsi et à maintenir tant soit peu les objets ; car l'action du fléchisseur superficiel et du profond est à peu près perdue.

CHAPITRE HUITIÈME.

DES FAUSSES ANKYLOSES ANGULAIRES DU GENOU.

Les fausses ankyloses du genou sont rarement congénitales : la contraction musculaire active n'est presque jamais la cause de cette déviation ; elles sont le plus souvent produites par des tumeurs blanches et par de longues suppurations de l'articulation.

M. Duval dit qu'il y en a quinze sur vingt, formées par des subinflammations.

Elles peuvent encore se former après des inflammations rhumatismales scrofuleuses ; dans les premières, ce sont les ligaments qui sont altérés ; dans les secondes, ce sont les têtes osseuses. Après des caries, le genou paraît être soudé, mais insensiblement la motilité revient plus grande, et seulement le mouvement de flexion est possible. L'extension rencontre des obstacles dans les muscles et dans les ligaments ; le seul mouvement possible de ce membre, c'est la flexion exagérée.

De toutes les articulations, c'est celle du genou qui est la plus exposée à cette maladie ; les affections qui l'atteignent y sévissent avec plus de violence, à cause de ses mouvements et du poids qu'elle doit supporter, et ensuite par le grand nombre des faisceaux fibreux qui l'entourent et l'enveloppent. Malheureusement, cet état est quelquefois compliqué de cicatrices plus ou moins profondes . qui agissent avec les muscles pour faire dévier le membre.

Lorsque la flexion de la jambe sur la cuisse existe depuis un temps assez long , il y a presque toujours un mouvement de rotation de dedans en dehors du tibia sur le fémur, et le pied est alors porté en dedans ; dans un grand nombre de cas , on voit le pied être porté en dehors. C'est ainsi que cela a lieu le plus ordinairement. Lorsque le pied est dirigé en dedans , on voit souvent la surface articulaire du tibia glisser en arrière et en dehors sous les condyles du fémur, de sorte que , dans ces deux directions, il y a un retrait de la jambe. Ces déplacements sont quelquefois très considérables. M. Duval a vu un malade chez qui le condyle interne du fémur avait glissé dans la surface concave externe du tibia. L'ankylose est presque toujours compliquée d'un commencement de luxation en haut et en arrière de la jambe sur la cuisse ; les condyles du fémur sont atrophiés en arrière , ce qui facilite les luxations de la jambe sur la cuisse , et le membre entier est ordinairement desséché, atrophié.

Si la flexion est fort ancienne , la partie postérieure des condyles du fémur a perdu une partie de sa convexité. Cette altération empêche les surfaces concaves du tibia de recouvrir la partie antérieure des condyles, lorsque la jambe est étendue sur la cuisse ; alors la jambe est portée plus en arrière que dans l'état normal. La rotule paraît être plus saillante , et le creux poplité est moins évasé. Si cet état est porté à un plus haut degré, il faut faire un bien léger effort sur le membre pour produire la luxation en arrière du tibia. Cette luxation est toujours fausse ou incomplète, si l'ankylose est la suite d'une tumeur blanche suppurée ; et enfin, dans un degré plus élevé, après une maladie grave des surfaces osseuses, et si la flexion date de long-temps, il y a vraie ankylose de quelques parties, ou de l'articulation entière.

On comprend que dans les cas graves le plus léger effort produise une luxation, parce que la maladie, ou la durée trop longue de la pression des parties postérieures des condyles du fémur par le tibia, les atrophie, ou en détruit une partie ; de sorte que le tibia ne trouve plus un point d'appui solide. Le fémur est pour ainsi dire taillé en plan incliné, il facilite ainsi le mouvement en arrière auquel doit céder le tibia par la pression du corps et par l'action des muscles.

On emploie pour guérir les inflammations de l'articulation du genou, un moyen qui devient la cause souvent directe des fausses ankyloses angulaires : c'est la position fléchie. Les ligaments croisés et les ligaments latéraux, attachés plus en arrière qu'en avant, favorisent la position fléchie, par le fait seul de leurs attaches. Et si le sujet conserve long-temps cette position, les tissus fibreux subissent la loi générale, c'est-à-dire que, ne fonctionnant plus, ils se raccourcissent, se créent des adhérences nouvelles, et se transforment quelquefois en substances solides. C'est ce qui explique les bruits que l'on entend dans les articulations lorsqu'on les redresse, ce sont les ligaments et les adhérences fibreuses devenus solides qui sont brisés. Les scrofuleux sont le plus

souvent atteints de cette difformité, à cause de la facilité
qu'ont leurs articulations à s'enflammer.

Lorsque la fausse ankylose est compliquée de cicatrices profondes, il faut chercher à modifier ces brides
par un traitement, qui consiste en frictions et en massage Il faut se garder de vouloir redresser brusquement
le membre ; on n'obtiendrait aucun résultat sans la section des brides ou des ligaments, et l'on pourrait enflammer l'articulation.

M. Duval frictionne l'articulation avec la préparation
suivante :

R. Axonge.	62 gram.	
Bromure de fer. . . .	8	
Extrait de ciguë. . . .	}	8
Camphre..		

Lorsque les cicatrices ont été ramollies, et lorsque la
peau a repris un peu de sa souplesse et de son élasticité,
on peut commencer à faire exécuter à la jambe quelques
légers mouvements de flexion, mais jamais d'extension.
Par cette manœuvre, on s'assure de l'état de l'articulation, et l'on voit si elle est encore douloureuse ; dans
ce cas, il ne faudrait pas encore opérer.

Ces ankyloses sont cependant des maladies qu'il faut,
dans certains cas, considérer comme un fait heureux.
Quand elles se forment chez de faibles scrofuleux atteints
de tumeurs blanches en suppuration, il ne faut pas y
toucher ; la formation de cette ankylose est ce qui peut
leur être le plus favorable, et vouloir redresser un tel
membre, ce serait renouveler la cause d'une inflamma-

tion qui rendrait peut-être indispensable le sacrifice de ce membre.

Les vaisseaux peuvent aussi participer à l'affection qui altère l'articulation. M. Chassaignac a présenté à la Société anatomique de Paris la dissection d'une ankylose du genou, sur laquelle il fit voir que le raccourcissement de l'artère, par suite de la flexion long-temps prolongée et des nouveaux rapports qui s'étaient établis, avait acquis un degré tel, que l'allongement du membre n'aurait pu avoir lieu sans la déchirure de ce vaisseau.

La rotule contracte aussi des adhérences solides sur l'un ou l'autre condyle du fémur, et quelquefois elle se place comme un coin entre l'écartement des deux os; dans ces cas le redressement est impossible. Ces adhérences de la rotule se font, ou par l'inflammation de l'articulation, ou par l'inflammation produite par le contact long-temps prolongé de la rotule sur une partie qui n'est pas ordinairement comprimée.

Il existe aussi une déformation de la jambe qui est sous la dépendance de l'affaiblissement de l'appareil ligamenteux et d'une altération des os, je veux parler du renversement du genou en dedans. La cuisse est portée en dedans, et la jambe en dehors, de sorte que ces deux parties forment un angle très ouvert, dont le sommet est le genou. Les individus qui ont cette difformité à un seul membre marchent en boitant, et la colonne vertébrale décrit une légère courbe dans la région dorsale, après avoir subi une inclinaison sur la région lombaire. Ces déviations légères suffisent pour rétablir l'équilibre dans la marche. Cette déviation latérale du genou est

formée par le relâchement du ligament latéral interne,
par l'arrêt de développement, ou par le raccourcissement du ligament latéral externe ; le tibia est dirigé en
dehors, soit par l'atrophie du condyle externe du fémur,
soit par l'hypertrophie du condyle interne ; alors, par
suite de ce mouvement long-temps prolongé, le ligament
latéral externe ne suit pas le développement de l'articulation, et souvent il devient solide : dans cet état il
forme un obstacle au redressement du membre. Pour
guérir cette difformité, il suffit de couper le ligament
latéral externe, la jambe reprend alors sa position droite,
il faut ensuite placer le membre dans la gouttière de
tôle décrite dans les appareils (pl. IX, fig. 1), pour laisser guérir les plaies et consolider les nouveaux tissus qui
doivent assurer les mouvements de l'articulation.

On ne peut trop fixer l'attention des chirurgiens sur
cette déviation. Un moment aveuglé par la théorie de la
rétraction musculaire active, on pourrait encore en faire
dépendre la fausse ankylose angulaire du genou, tandis
que l'altération matérielle est plus grande que la contraction musculaire active. En coupant les muscles, on
ne doit pas toujours espérer un succès immédiat, parce
que les aponévroses *fascia lata* et *cruris* produisent
aussi cette déviation. (*Froriep. Kupfertafeln.*)

Dans certains états de relâchement des ligaments, le
genou forme une déviation angulaire, très mobile, que
l'on ne peut pas guérir par une opération. L'emploi
des appareils est dans ce cas d'une très grande utilité,
surtout lorsqu'on fait en même temps un traitement général. Les moyens que l'on peut employer avec succès,

et qui ne peuvent pas être décrits dans le traitement mécanique, car c'est une chose distincte, sont d'abord une genouillère lacée, qui soutient l'articulation. La compression doit être continuée sans relâche pour produire un effet avantageux. Une machine formée d'un montant articulé; les deux pièces sont réuuies, de manière à permettre des mouvements que l'on se garde bien de laisser étendre, afin de resserrer les ligaments par le peu d'étendue que l'on laisse à leur jeu. Ils peuvent ainsi reprendre de la solidité, et affermir les parties diverses de l'articulation. La genouillère est surtout utile, lorsque l'articulation est tuméfiée à la suite d'une hydarthrose. La compression qu'elle exerce peut favoriser la résorption du liquide épanché (Chassaignac, *loc. cit.*) La machine dont les montants sont brisés peut au contraire être employée plus utilement lorsqu'il n'y a pas de gonflement, et lorsque l'on n'a rien à attendre de la compression.

Lorsque la fausse ankylose angulaire est la suite d'une altération profonde de l'articulation, on rencontre toujours beaucoup d'obstacles au redressement du membre. Ces cas ne sont pas très favorables à la ténotomie, parce que le membre conserve toujours, après son redressement, une difformité qui donne de l'incertitude à la marche du sujet. La jambe est toujours plus ou moins portée en arrière de la cuisse, elle est en retrait, de sorte que le poids du corps ne passe pas par la jambe, mais la ligne de projection vient se briser au genou. Rarement de tels sujets peuvent marcher sans le secours d'une canne.

Si la difformité a été la suite d'une lésion péri-articulaire, si l'enveloppe de l'articulation a été seule malade, les résultats de l'opération sont alors bien remarquables ; le sujet se sert librement de son membre, la jambe a conservé ses mouvements et sa force, et le secours d'un bâton devient inutile pour marcher. Dans ces cas heureux, on peut presque toujours redresser le membre sans les différentes machines à extension ; il suffit de couper les tendons et les brides fibreuses qui entourent l'articulation, pour pouvoir étendre et allonger le membre. La grande liberté de mouvement que l'on peut imprimer au membre, je parle de la flexion seulement, constitue le signe le plus certain de cette heureuse disposition des parties ; on est assuré que l'articulation n'a pas souffert, et que ce sont seulement les enveloppes qui ont été malades.

La contraction musculaire active peut aussi couder le membre inférieur, mais alors il est indispensable d'opérer le plus tôt possible, parce que si le vice est congénital, ou si cette affection apparaît avant l'entière formation du sujet, les os ne pourront pas suivre la marche normale de leur développement ; et en faisant cesser la difformité du genou, on laissera toujours au malade un membre plus court et plus faible que l'autre. Dans le mois de mai 1838, M. Bouvier a présenté à l'Académie des pièces d'anatomie pathologique qui démontrent les altérations consécutives des os et des ligaments ; elles prouvent aussi la nécessité d'agir le plus tôt possible, afin d'éviter ces altérations, et afin de ne pas rendre inutile un traitement qui, employé dans un moment favorable, peut produire des résultats si heureux.

§ I. Traitement chirurgical.

Deux méthodes sont actuellement en usage pour redresser les fausses ankyloses angulaires du genou. La première consiste à ramener brusquement, avec force, le membre dans sa position normale; la seconde consiste à le redresser insensiblement par le secours d'une machine dont on gradue la puissance. Mais toutes les deux sont réunies par un point commun, c'est-à-dire par la ténotomie.

La section des tendons des muscles qui s'opposent au libre mouvement de la jambe paraît avoir été faite pour la première fois par Michaëlis. Depuis ce chirurgien jusqu'à notre époque, cette opération a été dédaignée.

Dieffenbach opéra, en 1830, un jeune garçon de dix ans à Charlottembourg. Il fut aidé par MM. Friedheim et Weiss. Il s'agissait d'une contracture du genou d'un degré élevé; le talon touchait les fesses. Le membre fut parfaitement redressé après avoir coupé les muscles. Stromeyer répéta cette opération, et il en obtint de grands succès.

En 1837, M. Duval fit la première section des tendons du jarret, et son exemple fut bientôt imité par quelques uns de ses confrères à Paris.

M. Bouvier opéra, pour la première fois, la myotomie du jarret le 22 juin 1838.

Le redressement violent et rapide du membre dévié date seulement de quelques années. Deux modes opératoires ont encore été employés. M. Louvrier fit à Paris,

en 1837, des essais qui eurent peu de succès ; ce chirurgien redressait le membre au moyen d'une machine
puissante qui ramenait violemment le membre en *produisant l'extension*. Cette méthode est aujourd'hui généralement abandonnée.

Dieffenbach fit à Berlin un grand nombre d'opérations de ce genre, en brisant les adhérences solides des
articulations, mais en *exagérant la flexion* du
membre. L'extension n'était faite qu'après avoir détruit
tous les obstacles au moyen de la flexion exagérée.

J'ai constamment imité cet exemple, et j'ai eu à m'en
louer; car d'heureuses guérisons ont été dues à cette
manière d'opérer.

A. Méthode de Dieffenbach.

Le malade doit se placer à genou sur une chaise, un
aide le soutient, pendant qu'un second aide fixe la cuisse
du côté malade ; et qu'il tire sur le pied afin de faire
paraître les tendons raccourcis. L'opérateur coupe d'a-
bord les tendons du demi-membraneux et du demi-tendineux en faisant pénétrer le canif sous la peau et sous
ces tendons ; alors il relève le tranchant vers les tendons,
et il les coupe en agissant de la profondeur vers la peau.
Il comprime la petite plaie afin d'en faire sortir le sang,
et un aide met un doigt sur l'ouverture afin d'empêcher
l'introduction de l'air sous la peau. L'opérateur fait de
suite la section du biceps en agissant de la même manière, et après avoir fait sortir le sang de la plaie, il
cherche avec précaution à augmenter l'extension, afin
de rendre plus visibles les obstacles qui pourraient en-

core s'opposer au redressement. Ordinairement, on voit apparaître sous la peau quelques brides tendineuses et aponévrotiques qui doivent être également coupées. Si l'on ne sent plus de brides résistantes, on commence à faire mouvoir l'articulation dans la flexion, afin de détruire les adhérences pathologiques. Et l'opérateur appuie une main sur la cuisse du malade, de l'autre il prend le pied, et il fléchit la jambe sur la cuisse d'une manière exagérée. Il ramène alors le membre sans chercher à dépasser l'angle droit, et après avoir répété ce mouvement plusieurs fois, il peut commencer l'extension.

Pendant ces mouvements de flexion, on entend dans l'articulation des craquements qui effraient, lorsque l'on fait cette opération pour la première fois. L'extension doit être faite de la même manière que la flexion, c'est-à-dire par des mouvements répétés et de plus en plus allongés. Les petites plaies sont fermées avec des morceaux d'emplâtres agglutinatifs, la jambe est enveloppée dans une bande de toile, et l'on place le membre dans la gouttière, comme nous le dirons en parlant du traitement mécanique.

Lorsqu'il y a des cicatrices profondes qui s'opposent au redressement, il faut les couper en travers et en totalité, jusqu'à ce qu'elles ne fassent plus de résistance; mais il arrive quelquefois, dans les degrés extrêmes, par exemple, que la jambe conserve toute sa flexion malgré la division des muscles fléchisseurs.

Quelque effort que l'on fasse pour redresser la jambe lorsqu'on l'abandonne, elle est toujours ramenée dans la flexion. La cause de ce mouvement anormal est dans les ligaments latéraux, qui sont raccourcis et qui ne peuvent se laisser assez allonger pour permettre le redressement de la jambe : il faut alors couper un des deux ligaments latéraux. C'est ordinairement le ligament externe qui est le plus court et qui se fait sentir sous la peau. Après cette opération, on place le membre comme nous le verrons plus loin.

B. Procédé de M. V. Duval.

Quand on veut pratiquer la section des tendons des muscles fléchisseurs de la jambe sur la cuisse, il faut faire coucher son malade sur le ventre ; le lit ou une table couverte d'un matelas sont indifférents. Un aide saisit la jambe et la porte dans l'extension ; alors l'opérateur introduit le *ténotome* à la hauteur et vers la face antérieure des tendons qu'il veut diviser. Le premier tendon que l'on doit couper est celui que l'on voit présenter la plus grande saillie ; une fois qu'il est coupé, la jambe s'étend un peu, et les autres tendons deviennent plus apparents qu'ils n'étaient ordinairement, c'est le tendon du muscle biceps crural qui offre le plus grand relief tout d'abord ; aussi est-ce par lui que la section commence presque toujours ; viennent ensuite le tendon du demi-tendineux, puis celui du demi-membraneux. Il faut, autant que cela est praticable, introduire toujours l'instrument du creux du jarret en dehors, et le plus bas possible, afin d'éviter la lésion des vaisseaux et des nerfs. Deux petites piqûres suffisent pour la section des trois tendons ; par l'une, le ténotome attaque le tendon du biceps crural, par l'autre ceux du demi-tendineux et du demi-membraneux, ensemble ou séparément. On ne doit jamais faire de contre-ouverture à la peau, c'est-à-dire permettre à la pointe de l'instrument de sortir de l'autre côté du tendon coupé. Il faut porter l'instrument en droite ligne sur la partie antérieure du tendon, qui doit toujours être coupé de sa face profonde à sa face superficielle cutanée. C'est ainsi qu'on est assuré de conserver intacts l'aponévrose, le tissu cellulaire sous-cutané et la peau. La section faite de cette manière n'est pas plus douloureuse qu'une saignée du bras, et ne doit pas donner plus de cinq à six gouttes de sang. Deux jours suffisent pour la cicatrisation de ces petites plaies.

C. Procédé de Bouvier.

Bouvier emploie, suivant les cas, la section sous-musculaire ou la section sus-musculaire. Quant à la section sous-musculaire, elle est à peu près la même que celle faite par Dieffenbach.

Voici le procédé sus-musculaire.

Les muscles étant tendus et saillants, le malade couché sur le ventre, l'opérateur pique la peau à quelques lignes du bord du jarret qu'il veut inciser, en dehors s'il s'agit du biceps, en dedans pour les demi-tendineux et demi-membraneux. Cette piqûre est longitudinale, et a deux lignes à peine (trois ou quatre millimètres au plus). Elle correspond toujours au bord musculaire le plus éloigné du milieu du jarret, ainsi au bord externe du biceps, au bord interne du demi-membraneux. Il introduit à plat dans cette piqûre un ténotome droit,

à pointe mousse, étroit, mais plus fort que pour le tendon d'Achille, et dont la lame se rétrécit et s'émousse
près du talon de l'instrument, afin de ne pas couper de
nouveau la peau en travers, ce qu'on évite d'ailleurs en
élevant le manche du petit couteau. Il glisse le ténotome
entre la peau et le muscle ou les muscles, jusqu'à ce qu'il
ait un peu dépassé leur bord opposé. Si le sujet est gras,
l'indicateur de la main gauche sert à mieux reconnaître
la marche de la pointe du ténotome. Pour le biceps surtout, il importe de s'arrêter précisément au point voulu,
pour ne pas léser le nerf sciatique poplité externe, qui
en est très rapproché. La situation de ce nerf étant re-
connue d'avance, il est facile de le garantir de toute atteinte en ne portant pas l'instrument jusque sur lui. Il
retourne ensuite le tranchant du couteau du côté du
muscle, et, par un mouvement combiné de pression et
de scie, il divise le tendon et les fibres charnues jusque
près du fémur. En dehors, les deux portions du biceps
sont ainsi coupées successivement. En dedans, le demi-
tendineux d'abord est atteint par l'instrument, puis le
demi-membraneux, et, s'il est nécessaire, le droit interne.

Il fait la section des deux bords du jarret en deux
opérations successives, et une piqûre pour chaque.

Deux mouches de taffetas d'Angleterre sont appliquées
sur les piqûres, et le membre est placé dans l'appareil
extenseur, qu'il commence aussitôt à faire agir modé-
rément.

§ II. Traitement mécanique.

Après avoir fait la section des tendons, et après avoir

brusquement et souvent avec violence redressé le membre, on doit commencer de suite le traitement mécanique. Il doit se faire avec des puissances différentes et graduées sur le degré de redressement obtenu après l'opération. Quelquefois, il est impossible de placer de suite la jambe dans la position droite, d'autres fois la jambe forme encore avec la cuisse un angle très ouvert, et enfin, dans les cas graves, on ne peut pas en une seule séance redresser la jambe au-delà de l'angle droit. Ce sont ces degrés différents qui ont fait imaginer des machines graduées.

Lorsque la jambe est redressée, on recouvre les petites plaies de la peau avec des morceaux d'emplâtres agglutinatifs; on entoure le genou de coussins de ouate, et l'on enveloppe le membre avec une bande de toile, en commençant par l'extrémité du pied, et en passant par le genou, pour terminer au milieu de la cuisse. On place alors la jambe dans la gouttière droite (Pl. IX, fig. 1), et on remplit les vides avec des coussins de coton. La jambe est ensuite emmaillottée dans une grande et large bande de flanelle, que l'on roule depuis le pied jusqu'au-dessus du genou (Pl. IX, fig. 2). Ce pansement réclame quelques soins; la pression des tours de bande de flanelle doit être surtout assez forte au niveau du genou, et relâchée à la cuisse et à la jambe, afin d'empêcher le genou de se relever, et de former de nouveau un angle. Le premier pansement doit rester intact pendant quatre ou cinq jours. Il y a des inconvénients à le lever plus tôt, parce que les mouvements que l'on est obligé de donner à la jambe pour enlever les bandes produisent de vives douleurs. Si l'appareil devenait trop gênant, si les douleurs augmentaient, il faudrait bien alors chercher à examiner le membre, mais à la condition de tout faire pour le rendre immobile. Ce traitement ne doit guère être employé au-delà de cinq à six semaines : ordinairement, après ce temps, il suffit de maintenir l'articulation du genou avec une bande un peu serrée, pour que l'opéré puisse marcher sans avoir besoin d'une canne.

La gouttière que l'on emploie est en tôle ; elle est matelassée dans toute son étendue, et elle doit s'étendre du milieu de la cuisse jusqu'au tiers inférieur de la jambe. Les bords supérieur et inférieur doivent être recourbés en dehors, afin de ne pas blesser la peau par la pression des bandes.

Lorsque l'on a pu redresser la jambe seulement sous un angle aigu, il faut placer le membre dans une machine qui facilite un redressement progressif. On entoure le membre comme nous l'avons dit plus haut, et ensuite on le place dans l'appareil (Pl. IX, fig. 3). Cette machine est formée de deux montants en bois ; l'extrémité supérieure est terminée par une bandelette de fer, matelassée, ou sous-cuisse, afin de prendre un point d'appui sur la face postérieure de la cuisse. Un large coussin en cuir, portant un croissant sur lequel on place le talon. Une courroie passe de chaque corne du croissant sur le cou-de-pied, et empêche aussi le membre de perdre la position qu'on lui a donnée.

On agit tous les jours insensiblement sur cette vis, et, en allongeant le soutien du talon, on force la jambe à se redresser. Lorsqu'elle est droite, on la place dans la gouttière de tôle de la manière qui est décrite plus haut.

Si, après l'opération, on a obtenu seulement un petit changement dans la difformité, il faut avoir recours à une machine plus énergique ; dans ces cas je me sers de l'appareil suivant (pl. 10).

Deux montants en fer, articulés au niveau du genou, sont mis en mouvement par une vis de rappel. On peut ainsi produire à volonté l'extension ou la flexion. La partie supérieure, ou de la cuisse, est formée par un vaste coussin en cuir, destiné à embrasser la cuisse ; il est attaché par des courroies. La partie inférieure porte aussi un large coussin matelassé, afin de bien envelopper la jambe. Ce coussin est fixé par trois courroies. Au niveau du genou, un très large coussin creux dans son centre, est destiné à passer sur le genou, et à prendre sur lui un point d'appui. Lorsque le membre est emprisonné dans cette puissante machine, il suffit d'agir avec précaution et beaucoup de soins. Tous les jours on tourne légèrement la vis qui produit l'extension, la jambe est insensiblement allongée, et, lorsque l'on a atteint le degré d'un angle très aigu avec la cuisse, on enlève cette machine, qui fatigue le malade par son poids, et on la remplace par la machine décrite plus haut ; enfin, lorsque la jambe, par cette seconde machine, est tout-à-fait droite, on la place pendant quelque temps dans la gouttière, et on l'enveloppe avec la bande de flanelle ; lorsqu'il faut passer par ces trois périodes, le traitement dure ordinairement de cinq à six semaines.

M. V. Duval se sert d'une machine à extension, agissant sur le genou et sur la jambe; elle ressemble à celle qui vient d'être décrite, seulement elle a un point d'appui sur le pied, par une large et solide semelle, et elle enveloppe toute la cuisse. M. Duval préfère le redressement lent et progressif au redressement brusque. Il a ainsi obtenu de très beaux succès ; mais ce traitement est long, et il n'a aucun avantage sur le redressement brusque, qui est le plus souvent sans dangers. La machine employée par M. Duval produit un effet certain; mais, à cause de son trop grand volume, elle est lourde, et les malades la supportent avec peine dans les premiers moments de son application. Mais c'est encore, après le redressement brusque, la meilleure méthode de traitement que je connaisse, et M. Duval a publié sur cette matière un mémoire fort remarquable (1).

Appareil de M. Bouvier. —L'appareil que M. Bouvier emploie après la section des fléchisseurs de la jambe se compose de deux branches laterales divisées par une articulation vis-à-vis le genou, et solidement assemblées par deux demi-cercles placés en arrière, au-dessous et au-dessus du pli du jarret. Les extrémités de ces branches s'appuient sur la face postérieure de la cuisse et sur la partie postérieure inférieure de la jambe par deux plaques de fort cuir rembourré, qui portent deux autres demi-cercles montés avec des vis formant pivot, ce qui rend les plaques mobiles et leur permet de suivre les inclinaisons diverses du membre. Ces demi-cercles sont fixés sur des pièces à coulisse, arrêtées avec des vis sur

(1) *Revue des spécialités.* Paris, 1839, t. I, pag. 27, 69, 126.

les branches principales, afin que l'on puisse à volonté
allonger ou raccourcir l'appareil. Le mouvement angulaire des branches dans leur articulation est produit à
l'aide d'une vis sans fin arrêtée sur l'une des deux moi-
tiés avec des supports servant de coussinets aux touril-
lons de la vis. L'autre moitié de la branche porte un pignon engrené avec la vis, mais denté seulement dans les
deux tiers de sa circonférence. Ce pignon est traversé par
une vis à tourillon qui forme le centre de l'articulation
des deux moitiès. La partie non dentée présente, dans
la jonction du pignon avec la branche qui le porte, un
quart de cercle destiné à conserver la mobilité du genou
dans le sens de l'extension. On peut même rétablir à volonté toute la liberté des mouvements en ôtant simplement la vis à tête de violon qui traverse ce quart de
cercle.

Des boutons rivés de chaque côté de l'appareil au-
dessus et au-dessous de l'articulation, servent à fixer
une courroie large, bien coussinée et échancrée, qui retient le genou en passant en travers sur sa convexité antérieure. L'appareil est en outre maintenu par deux
autres petites courroies placées aux extrémités, et embrassant le devant de la cuisse et de la jambe vis-à-vis des
plaques postérieures.

Nous avons à parler d'un appareil qui semble avoir
été exhumé de l'antique arsenal des instruments de tor-
ture. M. Louvrier a imaginé un appareil à l'aide duquel on redresse les ankyloses du genou en moins de
vingt à vingt-cinq secondes. Il agit en exerçant une
traction sur la partie inférieure du membre, comme

pour l'allonger, une pièce presse avec force sur le
genou fléchi ; cette pression a pour but de briser l'angle formé par l'articulation ankylosée, en rendant à la
jambe sa position droite. Cet appareil est d'une application difficile et dangereuse. Il est arrivé que l'ankylose a offert une résistance assez grande pour briser les
cordes qui sont en action dans ce moment de redressement ; et, souvent aussi, en voulant guérir une ankylose
fausse, on a produit une luxation du membre. Cette
luxation est inévitable, lorsqu'il y a usure des condyles
du fémur, les muscles tendus et raccourcis, tirent l'extrémité supérieure du tibia en arrière, en même temps
que le talon et le genou deviennent des points fixes ; cette
double action a pour résultat immédiat le déplacement
du tibia qui va se placer derière les condyles du fémur.
Cette puissance aveugle et brutale produit encore de
vives inflammations des tissus de l'articulation, et les
désordres ont été tels dans certains cas observés à Paris,
que la perte du membre en a été la suite. Il y a eu aussi
des déchirures de la peau, et des tendons du jarret, avec
dénudation des vaisseaux et des nerfs de cette région,
puis gangrène de la partie antérieure du genou, suppuration, et mort le vingt-deuxième jour. Dans un autre
cas, le pied et la jambe se sont gangrenés ; le lendemain
de la manœuvre, il a fallu amputer le membre. L'artère
fémorale avait été rompue.

Dans la troisième, il y a eu fracture comminutive de
l'articulation et escarre au genou dont la chute a entraîné l'ouverture de l'articulation et la mort.

Un fait général non moins important à signaler,

c'est que les sujets guéris par M. Louvrier ne le sont que fort imparfaitement, puisqu'ils ne peuvent presque pas se servir de leur membre, vu la difformité restante de l'articulation.

L'action de cette machine est si puissante, qu'elle déchire les tendons et la substance musculaire des fléchisseurs de la jambe ; les ligaments croisés et les ligaments latéraux ne lui résistent même pas ; cette déchirure des ligaments a été observée à l'hôpital de la Charité et à Beaujon.

Quelle que soit l'espèce d'ankylose, la méthode de M. Louvrier reste toujours la même ; voici comment il procède : il commence par garnir le membre à redresser, principalement au niveau du genou et des malléoles, avec du coton ou des pièces de vieux linge que maintiennent des tours d'une bande roulée depuis le pied jusqu'au milieu de la cuisse ; il place ensuite autour de la cuisse et de la jambe de fortes attelles de cuir bouilli, concaves, selon leur longueur, pour mieux s'adapter à la convexité du membre, et il les fixe solidement à l'aide des courroies. Le pied est reçu dans un chausson de laine, puis dans un brodequin lacé sur le cou-de-pied ; la semelle du brodequin est très solide ; elle présente, vers son tiers postérieur, une pièce d'acier munie d'une mortaise.

L'ankylosé placé sur la machine, la contre-extension est faite par un cuissart attaché sur le haut de la cuisse ; une forte courroie fixée à la partie inférieure du cuissart, sert à le retenir solidement à la sellette sur laquelle est assis le malade. La cuisse et la jambe sont alors reçus dans une sorte de gouttière en cuir dont les bords se lacent sur la partie antérieure du membre; deux longues attelles métalliques extrèmement fortes sont fixées, à l'aide de la gouttière, sur les parties latérales du membre ; chacune d'elles est composée de deux branches articulées à charnière, au niveau de l'articulation du genou.

L'extension est faite à l'aide d'une forte corde à boyau, enroulée autour d'un treuil lui-même fixé à l'extrémité de la planchette sur laquelle est posé le malade. Cette corde agit en tirant sur le pied, mais, en même temps, et par un mécanisme extrèmement ingénieux, elle détermine une pression constante et énergique sur la partie antérieure du genou pendant toute la durée de l'opération, en sorte que le redressement du membre est effectué par une double puissance. D'une part, la traction sur les deux extrémités de l'angle ; d'autre part, la pression exercée sur le sommet de celui-ci.

Dès que toutes les pièces de l'appareil sont convenablement disposées, M. Louvrier met le treuil en mouvement à l'aide d'une manivelle qu'il tourne jusqu'à ce que le redressement du membre soit complet. D'ordinaire, l'extension se fait dans le court espace de vingt-cinq à trente secondes. Dans les cas où les muscles étaient rétractés avant l'opération, M. Louvrier a plusieurs fois laissé la jambe ainsi allongée pendant une demi-minute avant de la mettre en liberté (1).

On a également employé, pour redresser les fausses ankyloses, un poids suspendu à l'extrémité du membre, dé-

---

(1) A. Bérard, rapport sur la méthode de M. Louvrier relativement au traitement de l'ankylose angulaire du genou. (*Bulletin de l'Académie royale de médecine*, t. VI, pag. 639.)

bordant le plan sur lequel il repose. Le sujet étant dans le décubitus ou sur un plan incliné, ou assis dans un fauteuil. Les conditions sont de pouvoir graduer l'effort d'instants en instants; d'employer autant que possible des agents, dont le degré d'énergie soit bien approprié à ce genre d'extension. (Chassaignac, *ouvrage cité.*)

Lorsqu'il y a une vraie ankylose, lorsque les os sont soudés entre eux, on ne peut rien espérer de l'emploi des machines. Dieffenbach a écrit dans son dernier ouvrage qu'il espérait pouvoir arriver à des résultats heureux en brisant ces soudures avec des ciseaux. Les conditions ne sont plus les mêmes, il n'y a plus autant de danger à craindre. L'introduction d'un tel corps étranger ne peut être suivi des mêmes accidents que l'introduction d'une pointe, d'un clou, ou de quelque lésion de l'articulation. Les surfaces articulaires sont détruites, il n'y a plus que des os soudés ; et le membre, après une telle opération, serait placé dans les conditions d'un membre fracturé, avec une plaie aux téguments.

L'anatomie pathologique peut dans ce cas expliquer ce qui n'est encore qu'une théorie : le professeur Froriep, qui a réuni une si précieuse collection de pièces pathologiques, a eu l'obligeance de me montrer une série de fausses articulations à différents degrés de développement; il en est une principalement qui est digne de toute l'attention des chirurgiens. C'est un fémur brisé à l'union du col anatomique au grand trochanter. Ces deux surfaces osseuses se sont recouvertes d'une couche cartilagineuse très résistante; et avec un fort bistouri on pouvait en détacher des morceaux qui avaient une ligne d'épaisseur. Ces surfaces osseuses avaient gagné une plus grande étendue, et une capsule d'une grande solidité, passait du grand trochanter au col du fémur, l'enveloppait, et jouait le rôle de la capsule qui passe de la cavité cotyloïde à la tête du fémur.

Le professeur Froriep a long-temps expérimenté sur les animaux vivants ; et les fausses articulations qu'il a produites sur ceux-ci étaient les mêmes que celles observées sur l'homme. On peut donc conclure de ces faits, qu'il est possible de fracturer le genou soudé, et d'y produire une fausse articulation capable de résister et de supporter le poids du corps.

Il existe encore d'autres appareils, d'autres moyens que l'on emploie pour effacer l'ankylose angulaire du genou. Ce ne sont guère que des modifications de ceux dont nous avons parlé ; le principe d'action n'est pas changé ; tous, ils tendent à produire l'extension lorsque le membre est coudé.

Delpech a décrit dans son *Orthomorphie* des machines dont les mouvements sont transmis par un encliquetage et par une vis sans fin. Ces appareils sont utiles, parce qu'on peut en graduer les effets. On a essayé également des puissances électriques, mais avec peu de succès.

VIIIe OBSERVATION.

Contracture des muscles fléchisseurs de la jambe droite, fausse ankylose angulaire du genou.

Péter-Paul Kreutzer, âgé de quatre ans, a commencé à souffrir des scrofules dès sa deuxième année ; la région poplitée devint le siége de plusieurs foyers purulents, et après une année de souffrance, ces abcès se cicatrisèrent en laissant des brides dures, épaisses et profondes. La contraction et le raccourcissement des muscles fléchisseurs de la jambe s'unirent bientôt à la force rétractile des cicatrices inodulaires, et insensiblement la jambe fut fléchie sur la cuisse en angle droit. Le genou était volumineux, dur, et couvert d'une peau luisante; ce qu'il y avait de remarquable, c'était l'impossibilité d'imprimer des mouvements au membre. La flexion était aussi nulle que l'extension. Cet état faisait supposer une ankylose du genou; il n'en était rien cependant. Les tissus inodulaires si épais, dont j'ai parlé plus haut, étaient la cause de cette immobilité, ainsi que le raccourcissement des ligaments articulaires.

J'ai commencé par couper en travers les muscles fléchisseurs; cette opération ne permit encore aucuns mouvements à la jambe. Je dois avouer que je commençai à avoir quelques inquiétudes. Les tissus inodulaires s'étendaient profondément dans le creux poplité, dans la direction de l'artère; j'ignorais entièrement jusqu'où il fallait conduire le bistouri !

Après avoir fait tenir solidement le petit malade couché sur le ventre, je coupai avec grands soins les couches successives de ces cicatrices, et j'arrivai ainsi jusque près de la veine poplitée. Il restait encore une petite bride qui fut coupée avec des ciseaux dont les pointes étaient émoussées.

Tous les liens qui retenaient la jambe étant divisés, je pris le talon à pleine main, et exerçant une grande violence sur l'articulation en portant le talon sur la face postérieure de la cuisse, je déchirai les parties de la capsule qui empêchaient la jambe de reprendre sa position droite. Les mouvements d'extension furent alors plus facilement exécutés, mais je ne pus cependant ramener la jambe dans une direction assez droite pour la placer dans une gouttière.

Un pansement simple enveloppa le genou, et le petit malade fut couché.

Les deux premiers jours qui suivirent l'opération, il y eut un peu de fièvre; elle céda de suite à une diète sévère.

Le huitième jour après l'opération, l'appareil fut levé; les plaies n'étaient pas cicatrisées, et après avoir enveloppé le membre avec une bande de toile, je plaçai la machine à extension; elle fut supportée avec beaucoup de peine, et enfin on put, de jour en jour, allonger la vis de rappel, et un mois après l'opération, la jambe était entièrement redressée.

Pendant quinze jours, elle fut placée dans la gouttière pour consolider les nouvelles cicatrices et pour fournir un point d'appui à l'articulation.

Ce dernier appareil termina le traitement.

IXe OBSERVATION.

Contracture des muscles fléchisseurs de la jambe gauche; fausse
ankylose angulaire du genou.

Émilie T..., âgée de dix ans, fit une chute sur le genou à l'âge de trois ans. Cette articulation fut enflammée, l'augmentation du volume fut considérable, et bientôt plusieurs abcès s'ouvrirent sur ses côtés, ainsi que dans la région poplitée. Après un traitement de plusieurs années, les abcès se cicatrisèrent, et insensiblement la jambe fut fléchie sur la cuisse.

La contraction et la diminution d'étendue des muscles, furent la cause de cette déviation. Les brides inodulaires n'étaient pas assez puissantes pour empêcher l'extension du membre, de sorte que l'on pouvait espérer une guérison rapide.

La petite malade fut placée à genoux dans un fauteuil, et

un aide tirant avec force sur le talon, rendit très visibles les cordes musculaires.

Je fis entrer dans la peau la lame du canif, et en relevant le tranchant, je coupai du même coup le demi-tendineux et le demi-membraneux. La même opération fut faite de l'autre côté du membre, et le muscle biceps fut coupé.

Il fut ensuite possible de faire exécuter à la jambe de grands mouvements de flexion et d'extension. Cette manœuvre fut très douloureuse, parce que la capsule articulaire n'étant pas détruite, fut froissée, et étendue outre mesure par ces grands mouvements donnés à la jambe. L'inflammation fut violente ; le genou dut être enveloppé de cataplasmes, et pendant quatre jours la diète la plus absolue fut prescrite.

Huit jours après l'opération, les bandes et les compresses furent enlevées ; les petites plaies étaient cicatrisées, le membre fut de nouveau enveloppé avec une bande de flanelle, et la machine droite fut placée.

Tous les jours on augmenta l'action de la vis à extension, et en quinze jours la jambe fut entièrement redressée. Elle fut placée pendant un mois dans la gouttière droite ; trois semaines après ce nouveau pansement, les mouvements de flexion étaient rétablis, et deux mois après l'opération, cette enfant marchait sans appui.

Xe OBSERVATION.

Contracture des muscles de la cuisse ; fausse ankylose du genou droit.

Grégorian, âgé de six ans, de la colonie de Georsky, a eu les scrofules à l'âge de trois ans. Le genou droit est devenu tout-à-coup très volumineux, et trois abcès s'ouvrirent spontanément à la région poplitée. Ces foyers purulents

ne purent être fermés qu'après deux années. Leur cicatrisation se fit par des brides épaisses et profondes, et insensiblement la jambe fut fléchie sur la cuisse. Le genou était
courbé à angle droit.

Un aide assis sur une chaise tint le petit malade renversé
sur ses genoux ; un second aide tira fortement sur le talon de
la jambe malade, afin de tendre le plus possible les tendons
du jarret. Je fis alors entrer dans la peau la lame du canif
deux lignes en dehors du muscle biceps, et, en relevant
le tranchant, je coupai ce muscle en travers ; la même manœuvre fut exécutée de l'autre côté de la jambe. Je pus alors
produire de grands mouvements de flexion de la jambe sur
la cuisse, pendant lesquels on entendit des craquements
dans l'articulation. Je parvins par de grands efforts à ramener la jambe sous un angle fort ouvert avec la cuisse. Les
petites plaies furent recouvertes de compresses foides et
entourées de bandes mouillées. Ce pansement fut laissé pendant huit jours. Après cette époque, cet appareil fut enlevé, et toutes les petites plaies étaient cicatrisées.

Le membre fut de nouveau enveloppé d'une bande de
flanelle, et la machine droite fut appliquée. Le petit malade
supporta difficilement l'action de cette machine pendant les huit
premiers jours ; mais insensiblement elle ne causa plus de
douleurs, et dès ce moment on commença à faire mouvoir
la vis de pression ; la jambe fut redressée par degrés, et
trois semaines après la première application, la jambe était
entièrement droite. La machine fut encore laissée en place
pendant quinze jours ; après ce temps, le petit malade
a commencé à marcher avec une canne. Cet appui devint
inutile, et enfin il a été vu marchant sans boiter par les
personnes qui avaient été présentes à cette opération. Il a
porté la gouttière pendant vingt-deux jours, après avoir été
débarrassé de la machine à extension.

XI⁰ OBSERVATION.

Contracture des muscles fléchisseurs de la jambe sans ankyloses du genou, avec luxation incomplète en arrière du tibia.

Catherine Micotinoff, âgée de quatorze ans, d'un tempérament type de scrofules, bossue, maigre, décharnée, a perdu l'usage de la jambe droite dès l'âge de trois ans. Après de nombreux abcès du genou, les muscles fléchisseurs de la jambe se contractèrent avec violence, la jambe fut attirée sur la cuisse, le talon touchait la fesse droite, et le tibia fut détaché de son articulation fémorale, et presque entièrement porté en arrière.

MM. les docteurs Sporer et Simon voulurent bien m'aider à faire cette opération. Après avoir coupé en travers les muscles contractés, je fis exécuter à la jambe des mouvements d'extension très modérés. La position même de ce membre m'empêchait de produire des mouvements de flexion, et, pour éviter de trop grandes déchirures, je dus agir avec une extrême circonspection pour redresser la jambe. Pendant dix minutes, je tirai doucement le talon en bas afin de détacher le tibia des adhérences nouvelles qu'il s'était créées à la face postérieure du fémur, et lorsque l'on eut entendu ces bruits de fracture, et lorsque la jambe eut été ramenée en angle droit avec la cuisse, je fis exécuter au tibia de grands et de brusques mouvements de flexion, afin de rompre les derniers liens qui le retenaient encore. La malade fut ensuite couchée sur le dos, et maintenue dans cette position. Je plaçai mon genou sur le genou malade, et en agissant avec force sur la partie supérieure du tibia, cet os dut reprendre sa position naturelle; mais la jambe resta fléchie sous un angle très obtus avec la cuisse. Cette situation ne permit pas l'application de la gouttière ; les petites

plaies furent couvertes de compresses et de bandes, et la
malade fut couchée.

Les deux premiers jours qui suivirent l'opération, la fièvre
fut très violente, et l'on commença à avoir quelques inquiétudes sur l'issue de cette entreprise.

Un traitement antiphlogistique fut de suite commencé avec
énergie, et le quatrième jour les symptômes si alarmants
commencèrent à perdre de leur gravité. Dix jours après,
l'appareil fut enlevé ; des bandes de toile enveloppèrent le
genou, et la machine à angle fut placée. Tous les jours, la
vis fut allongée d'un demi-tour du pas ; après six semaines
la jambe était redressée, mais elle était placée en arrière
du fémur ; il y a presque une luxation en arrière du tibia ;
l'articulation fut emmaillottée dans la gouttière, et, à l'aide de
ce soutien, cette petite malade pouvait déjà faire quelques
pas dans l'appartement.

A cette époque du traitement je dus partir, et je n'ai
pas jusqu'à ce jour connu le résultat définitif de l'opération.

XIIe OBSERVATION.

**Contracture des muscles fléchisseurs de la jambe droite ; fausse
ankylose du genou.**

Frédéric Strauch, âgé de six ans, de la colonie de Georsky,
a commencé à souffrir des scrofules dès sa deuxième année.
Toutes les articulations des membres devinrent volumineu-
ses ; les tissus qui les entourent étaient flasques, pâteux et
blafards. Après deux années de soins, le volume des articulations diminua, et les parties molles devinrent plus fermes
et plus colorées.

Le genou droit ne participa malheureusement pas à cette
amélioration. Il resta gonflé, et insensiblement les muscles fléchisseurs de la jambe exercèrent une grande action sur le

membre; il fut fléchi en angle obtus sur la cuisse. Une particularité remarquable, c'est que l'on ne pouvait produire ni l'extension ni la flexion du membre; on pouvait croire à l'existence d'une ankylose du genou. Lorsque les tendons des muscles furent coupés, je fis faire à la jambe quelques mouvements violents, et l'extension de ce membre fut faite presque entièrement. Il n'y eut aucun bruit de fracture dans l'articulation, rien ne vint expliquer l'impossibilité de la flexion avant l'opération.

Le membre fut enveloppé avec une bande de flanelle, et les petites plaies furent recouvertes de compresses de toile trempées dans l'eau froide.

Huit jours après, la jambe fut placée dans la machine droite, et insensiblement la vis à extension agit sur le talon; et après huit jours le membre put être placé dans la gouttière.

Six semaines après l'opération, les appareils et les machines étaient inutiles. Le petit malade marchait sans appui.

XIIIᵉ OBSERVATION.

Contracture du genou droit; pied-équin gauche, et contraction de
l'aponévrose plantaire.

Mademoiselle de Widksky, âgée de vingt-deux ans; à peine âgée de trois ans, commença à souffrir des scrofules. Les deux genoux eurent bientôt acquis un volume considérable, et six mois après l'apparition de ces symptômes, de nombreux abcès s'ouvrirent autour de cette grande articulation, et livrèrent passage à une grande quantité de pus. C'est seulement après trois années de souffrances que cette suppuration diminua et tarit enfin.

Les cicatrices produites par la guérison des abcès condamnèrent au repos les deux genoux; les muscles de la cuisse ne tardèrent pas à agir en se raccourcissant, et insensiblement la jambe droite fut entièrement fléchie sur la cuisse. La jambe gauche ne put pas suivre la même déviation, parce que de ce côté les abcès avaient été plus nombreux et plus profonds : leur cicatrisation s'était faite jusque dans les profondeurs de l'articulation, et par ce travail conservateur le tibia s'était soudé au fémur. En d'autres termes, il y avait vraie ankylose du genou.

Dans ce triste état, cette jeune personne ne pouvait plus marcher ; elle traînait sa jambe gauche comme un membre inutile, et, prenant un point d'appui sur le genou droit, elle se servait de ses mains pour pouvoir changer de place. Cette habitude de porter sans cesse le poids du corps sur le genou droit développa insensiblement une peau dure, calleuse, et semblable à celle qui recouvre la plante des pieds de ceux que la misère condamne à marcher sans chaussure.

La nature si cruelle envers cette jeune personne n'avait pas encore cessé ses persécutions ! A l'âge de vingt ans, son pied gauche devint le siége d'une douleur excessive, et tout à-coup, sans aucune transition, les muscles jumeaux se contractèrent, et le pied prit la forme d'un pied-équin du troisième degré.

Ce qui contribua encore à déformer ce membre, c'est l'aponévrose plantaire qui se raccourcit, et qui détermina une grande incurvation des os du métatarse.

Dans cette déplorable situation quel parti prendre ? Abandonner cette jeune personne c'était la désespérer pour la vie. On ne pouvait lui rendre l'usage de ses membres que par des opérations graves ; les organes des cavités étaient sains, rien dans sa constitution ne s'élevait contre une grande et dernière épreuve, la malade la désirait ; je me décidai à couper les muscles contractés et à briser les os soudés.

La malade étant couchée sur le ventre, je divisai premièrement le tendon d'Achille du pied gauche, et ensuite je coupai en travers l'aponévrose plantaire et la couche des muscles fléchisseurs des orteils ; un aide saisit le cou-de-pied à pleine main , et je relevai les orteils avec force : on entendit des craquements dans l'articulation tarso-métatarsienne ; la douleur fut vive, mais le résultat immédiat fut l'entier redressement du pied. Cette extrémité meurtrie fut entourée de compresses , afin de soustraire les plaies au contact de l'air, et une bande de flanelle entoura le pied et la jambe.

Aussitôt après cette première opération , le genou droit fut attaqué par sa face postérieure ; je coupai les tendons des muscles biceps , demi-tendineux et demi-membraneux. Ces liens étant rompus, un aide prit avec ses deux mains la cuisse de la malade, afin de la rendre immobile, et, tenant dans ma main le talon de la jambe malade, je fis de grands mouvements de flexion, jusqu'à ce que ce talon pût toucher la fesse : alors je plaçai mon genou sur le genou de la malade ; et tirant sur le talon et sur la cuisse, je pus agir comme sur un bâton que l'on veut redresser. Les fractures que je produisais dans l'articulation faisaient entendre des craquements, et la frayeur de l'opérée ne put être un peu calmée que lorsqu'elle vit cette jambe ramenée en angle aigu sur la cuisse. Les bandes de flanelle enveloppèrent tout le membre et la malade fut couchée.

Huit jours après , la machine à extension fut placée après la levée du premier appareil. La malade eut quelque peine à supporter l'action de cette machine. Les douleurs augmentèrent, et devinrent bientôt intolérables : il fallut suspendre l'usage de l'appareil ; après six jours de repos, il fut de nouveau placé, mais les douleurs vinrent encore tourmenter le malade. Je fis une nouvelle exploration du genou, et il en résulta la nécessité de couper encore le ligament latéral externe, et une cicatrice profonde siégeant au côté interne de l'articulation. Lorsque ces plaies furent guéries, le mem-

bre fut de nouveau placé dans la machine à extension, et
enfin on put agir sur la vis. Mais après un mois de traitement, on vit que l'on ne pouvait pas redresser la jambe au-
delà d'un angle très aigu. La rotule fut prise par son bord
inférieur entre le tibia et le fémur, et il fut impossible de la
dégager de cette position, ce qui mit un obstacle insurmon-
table au redressement complet de cette jambe.

L'hypertrophie et la callosité de la peau étaient déjà diminuées de plus de moitié, et le pied touchait le sol par l'extrémité des orteils.

Le pied-équin fut guéri en très peu de temps, mais le
résultat de ces opérations ne fut pas satisfaisant. La malade conserve dans le genou une très grande sensibilité, et
c'est avec peine et en souffrant beaucoup qu'elle peut se déplacer avec l'aide de béquilles.

Le temps anéantira-t-il cette sensibilité exagérée du genou? c'est ce que j'ignore; mais dans cet état, le redressement des membres n'a pas facilité les mouvements de déplacement de cette jeune personne.

XIVᵉ OBSERVATION.

Contracture du genou droit sans ankylose.

Mademoiselle Émilie K..., âgée de vingt-six ans, de
Parvelowsky, a souffert dès l'âge de dix-neuf ans d'un gonflement du genou droit. Après un traitement par les eaux,
la douleur diminua sensiblement, le gonflement disparut,
mais la jambe resta fléchie sur la cuisse en angle très ouvert.

Cette malade se mit à genoux dans un fauteuil; un aide la
prit dans ses bras pour tenir le corps immobile, un second
aide appuya fortement sur le talon afin d'amener la jambe à
la flexion, et, dans cette position, les muscles fléchisseurs de
la jambe étaient très apparents sous la peau.

Je fis pénétrer le petit canif sous le muscle biceps, et en relevant le tranchant je le coupai en travers. La même opération fut faite aux autres muscles, et je pus redresser ce membre. Le pied fut pris à pleine main, et, en exerçant de grands mouvements de flexion et d'extension, je mis mon genou sur le genou de la malade, et j'agis sur cette jambe comme sur un bâton que l'on veut redresser.

La jambe fut placée dans la gouttière, et elle fut entourée d'une bande de flanelle. Cet appareil fut renouvelé de deux en deux jours. Dix-huit jours après l'opération, la sensibilité du genou était éteinte, et deux mois après elle put marcher sans le secours d'une canne, bien que la gouttière fût enlevée ; mais la jambe était roide, et cette jeune personne marchait comme on le fait avec une ankylose droite.

Son Excellence M. le docteur Arendt ayant vu ces résultats, s'empressa de faire aussi ces opérations à plusieurs soldats qui étaient à l'hôpital de Zarske-Selo. Les succès qu'il a obtenus l'ont encouragé à propager cette opération dans le service de santé de l'armée impériale.

CHAPITRE NEUVIÈME.

SECTION SOUS-CUTANÉE DES MUSCLES ORBICULAIRES.

Depuis quelques années, les chirurgiens étudient avec ardeur les diverses contractures musculaires, et déjà un grand nombre de méthodes opératoires ont été imaginées pour détruire l'action exagérée des muscles.

Les muscles orbiculaires n'ont pas été jusqu'à ce derniers temps divisés pour guérir leur contraction.

Dans l'espace de huit mois, j'ai eu l'occasion d'étudier deux affections de ce genre, et le succès qui a été la suite des opérations me fait un devoir de faire connaître le procédé opératoire.

Le jeune Noël, âgé de seize ans, naquit avec une contracture du muscle orbiculaire des lèvres, ce qui fit dévier par sa face l'angle gauche de la bouche. Cette difformité donnait à la figure de ce jeune homme un aspect étrange. Quelque grands que fussent ses efforts, jamais la bouche ne put être ramenée dans la position droite.

Après avoir examiné la bouche, je sentis tout le côté gauche plus dur et plus épais que le côté droit ; je pensai alors à faire une opération pour corriger cette difformité, et je procédai de la manière suivante :

Je fis fermer la bouche du patient, en l'engageant à serrer les dents. Ces efforts agirent sur le muscle orbiculaire, qui fut ainsi plus contracté et qui apparut plus saillant. Je fis pénétrer sous la membrane muqueuse un petit bistouri courbe tranchant sur la convexité. La pointe fut engagée au niveau de la première dent molaire de la mâchoire inférieure, et en poussant la lame lentement et avec précaution, je labourai les tissus de la joue dans l'étendue de deux pouces, ayant soin de toujours sentir avec le doigt la lame du bistouri, engagée sous la muqueuse, afin qu'elle ne s'égarât pas dans l'épaisseur du muscle. Ensuite, lorsque toute la lame eut disparu dans l'épaisseur des tissus, le tranchant fut dirigé vers le muscle, et, en imprimant à la lame des mouvements de va-et-vient, toute la masse musculaire fut divisée. En retirant la lame, il s'écoula une grande quantité de sang; l'hémorrhagie ne cessa qu'une heure après l'opération. La bouche fut aussitôt redressée, et le jeune homme ne conserva aucune trace de sa difformité. Le lendemain, la petite plaie de la membrane muqueuse était cicatrisée.

C'est à Saint-Pétersbourg que j'ai pour la première fois divisé un muscle orbiculaire; il s'agissait d'un ectropion survenu sans ophthalmie, et développé après des convulsions. Je l'ai opéré comme je viens de le dire plus haut pour la bouche, en coupant le muscle orbiculaire des paupières, c'est-à-dire que j'ai fait entrer la pointe du bistouri au-dessous de l'angle externe de l'œil, et que j'ai labouré sous la peau toute l'étendue du muscle contracté.

Cette opération a été faite en présence de Son Excellence M. Arendt, M. le docteur Gritti Simon, etc., M. Cu-

nier, oculiste à Bruxelles, a fait le premier cette opération, et il en a obtenu des résultats très heureux.

Ces opérations servent à prouver ce que j'ai déjà
écrit relativement aux muscles orbiculaires. Ces muscles
ne sont pas formés par des fibres circulaires, comme on
le croit généralement, mais ils sont composés de fibres
droites, placées obliquement, et attachées d'une part à
la ligne médiane, et d'une autre part à un cercle aponévrotique qui les entoure et les circonscrit. Si l'on agit
avec des pinces sur ces muscles, et si l'on tire dans un
sens quelconque, on voit se former une corde tendue, et
non pas un demi-cercle. Et enfin la pathologie nous
éclaire encore : si ces muscles étaient formés de fibres
circulaires lorsqu'ils sont contractés spasmodiquement,
ils fronceraient l'ouverture de la bouche comme l'ouverture d'une bourse, et ils n'agiraient pas seulement dans
un sens et dans une direction oblique.

M. Blandin a opéré il y a peu de temps la section
sous-cutanée du sphincter de l'anus, et le succès a cou-
ronné cette entreprise nouvelle (1).

M. Brachet de Lyon a fait aussi avec succès la même
opération, pour guérir une fissure à l'anus (2).

(1) *Bulletin de l'Académie royale de médecine.* Paris, 1838, t. II,
page 976.
(2) *Gazette médicale*, 22 mai.

CHAPITRE DIXIÈME.

STRABISME.

§ Ier De ses causes.

Les chirurgiens concluant des déviations des membres à celles du globe de l'œil, ont admis que cette difformité est le résultat de la contracture musculaire d'un ou de plusieurs muscles de l'orbite ; c'est une erreur : on ne retrouve dans l'orbite aucun des caractères qui constituent la véritable contracture musculaire. Par exemple, dans le pied-bot (je prends cette difformité de préférence, parce que l'on a dit que le strabisme était le pied-bot de l'œil), le talon est retenu invinciblement éloigné du sol, les muscles du mollet ont une longueur rigoureusement limitée à la distance de leurs deux points d'insertion ; et quelques efforts que l'on fasse, jamais on ne parvient à ramener le pied dans sa position normale.

Le contraire a lieu dans le strabisme : si l'on ferme l'œil sain, l'œil dévié vient aussitôt dans la très grande majorité des cas, se placer sans efforts dans le centre de l'orbite, et il ne quitte cette position qu'au moment où l'on ouvre l'œil sain.

La transformation fibreuse des muscles est très rare dans l'orbite : je l'ai cherchée sur quatre cent vingt-deux sujets opérés, et je l'ai trouvée seulement trois fois : cependantj'ai parcouru l'échelle de la vie depuis l'âge de trois ans et demi, jusqu'à soixante-deux années. Les trois faits que j'ai observés présentaient cette particularité de l'immobilité du globe oculaire.

Je n'admets donc pas la contracture musculaire comme cause déterminante du strabisme, mais je ne puis pas aussi en donner une explication satisfaisante. C'est le résultat d'une altération spasmodique, c'est-à-dire d'une modification dont nous ignorons entièrement la nature, et que nous ne pouvons apprécier que par ses effets.

Contrairement au développement des autres difformités, le strabisme est rarement congénital : un grand nombre de chirurgiens ont partagé cette erreur, ils ont pour la plupart fait remonter à cette époque de la vie, la formation de cette déviation.

On est d'abord étonné de trouver si peu de strabismes congénitaux, lorsque l'on voit tant de personnes être atteintes de cette maladie. C'est à peine si l'on en compte quatre sur cent. Cette différence devient encore plus sensible, lorsque l'on compare cette difformité, à celles produites sur les membres. par la contraction musculaire congénitale. Ainsi, dans un nombre de cent pieds-bots-*varus*, que j'ai observés et réunis, soit dans ma pratique, soit en étudiant les faits des autres chirurgiens, je les ai trouvés tous congénitaux. Dans un nombre de vingt-deux *valgus*, j'ai trouvé neuf congénitaux, et j'ai compté quarante-trois pieds-équins congénitaux, sur cinquante-huit déviations de ce genre. La contraction du sterno-mastoïdien, soit de la portion claviculaire, soit de la portion sternale, a offert trente-huit cas congénitaux, sur quatre-vingt-trois malades.

Comment expliquer cette différence? Comment les muscles du cou, des membres, etc., sont-ils plutôt altérés pendant la vie utérine que les muscles de l'orbite? Comment enfin cette puissance spasmodique paraît-elle plutôt épargner les muscles de l'orbite? C'est sans doute parce que l'œil est à l'abri de toute excitation pendant la vie intra-utérine; cette absence d'excitation n'a pas encore produit d'altération dans l'appareil locomoteur. L'œil n'ayant pas encore éprouvé l'action de la lumière, est encore un organe inerte, inutile, et presque étranger à la vie générale.

Il peut, dans cet état, être assimilé au poumon, qui, chez le fœtus, n'a encore donné aucune preuve de son existence, soit par son action normale, qui ne se développe qu'à la naissance, soit par une altération qu'aucun signe ne traduit en dehors. Le petit nombre de strabismes congénitaux peut donc être expliqué par la nullité du rôle que l'œil joue dans la vie utérine.

Le strabisme se forme presque toujours après la naissance, et voici les causes qui déterminent le plus communément cette difformité. Vers l'âge de trois à cinq ans, ce sont tous les accidents convulsifs provoqués par une dentition difficile, ou par des maladies cutanées; des maladies des yeux de longue durée; l'ophthalmie des nouveaux-nés, après la période purulente: lorsque l'enfant commence à ouvrir les yeux, on voit une petite taie sur la cornée; derrière cette taie, on remarque souvent une cataracte centrale, et le globe de l'œil est dé-

vié, la paralysie d'un des muscles de l'orbite, et quelquefois des névralgies de la cinquième paire. J'ai vu quelques
déviations de l'œil, survenues après l'apoplexie cérébrale;
enfin il est une variété du strabisme que l'on peut appeler intermittent, existant seulement après des excita-
tions, ou lorsque la femme va avoir ses règles. J'en ai vu
trois de cette nature.

On a voulu dans ces derniers temps établir l'*étiologie
expérimentale* du strabisme, dans laquelle se résol-
vent toutes les variétés connues et *à connaître* de cette
difformité : l'un, que l'auteur, M. Guérin, appelle strabisme musculaire actif, ou mécanique; l'autre, optique, ou musculaire passif. Nous essaierons, dit M. Guérin, de démontrer que l'un est toujours susceptible de
guérison, ou du moins d'amélioration ; que l'autre, au
contraire, ne doit jamais être opéré.

Nous admettons la première variété, puisque l'auteur
reconnaît qu'elle est curable par la section du muscle
contracté; mais nous devons examiner la seconde.
« Que l'axe visuel ou optique soit fermé dans un de ses
points au passage de la lumière, l'œil modifié ne pouvant plus recevoir l'image de l'objet dans la position où
l'œil normal le perçoit, en cherchera une qui per-
mettra à la lumière d'arriver directement. » Cette proposition doit nécessairement comprendre tous les strabismes compliqués d'obstacles au passage de la lumière,
tels que taies, cataractes centrales, etc. Eh bien, c'est
une erreur dont tous les opérateurs ont pu se convaincre, car tous, ont eu à redresser des yeux recou-
verts de taies, ou atteints de cataractes centrales placées

dans le passage de la lumière, et ces altérations n'ont pas
été des obstacles au redressement de l'œil. M. Guérin le
sait aussi, car il a vu plusieurs malades que j'ai présentés
à l'Académie de médecine; les yeux de ces malades étaient
correctement placés, et cependant deux d'entre eux étaient
affectés de taies, et un portait une cataracte centrale.

Si cette théorie était vraie, l'œil plus faible, ou bien
l'œil qui ne voit que dans une position donnée, devrait
être dévié, par cela seul qu'il est plus faible, etc. Il n'en
est rien cependant. Et M. Guérin l'a parfaitement compris ; car, dans sa quatrième proposition, il reconnaît
que ce n'est pas la faiblesse de la vue qui fait dévier l'œil,
mais que la déviation de l'œil produit la faiblesse de la
vue. Si les strabismes optiques étaient réels, tous les sujets qui ont des taies, des cataractes centrales, des parties de la rétine insensibles, devraient loucher ; et c'est
ce qui n'est pas.

Cette distinction de strabismes optiques non opéra-
bles, et de strabismes musculaires actifs, est un moyen
ingénieux d'expliquer, comment on n'a pas réussi en faisant telle ou telle opération. C'est une manière assez
commode de cacher les blessures faites à l'amour-propre
de l'opérateur, qui trouve dans l'invention du strabisme
optique une ressource, pour justifier l'emploi d'une méthode vicieuse, ou pour excuser la mauvaise exécution
d'un bon procédé.

On a également admis une variété de strabisme, produite par les efforts que font les malades pour diriger le
globe de l'œil vers les objets qu'ils veulent regarder.
C'est principalement dans ces cas où le bord de la pu-

pille est incomplétement voilé par une taie limitée, ou
par un point opaque du cristallin. Cette influence ne
peut s'exercer que par intervalles, tandis que le strabisme est continu ; cette déviation est donc tout autant
sous l'influence musculaire que les autres variétés.

Ce qui caractérise le strabisme, c'est le manque d'ensemble entre les mouvements des deux yeux, et non pas
la lésion des mouvements de l'œil dévié. En général, ils
sont aussi étendus dans l'un que dans l'autre, mais ils
ne se meuvent pas ensemble. On a facilement la preuve
de ce fait en faisant fermer l'œil sain; on voit aussitôt
l'œil strabique venir occuper le milieu de l'ouverture
des paupières, et cet œil cherche à *s'accommoder* sur
les objets, pour les saisir, pour les voir. Pendant ce mouvement, l'autre œil se déplace sous les paupières, et à
son tour il devient strabique, jusqu'à ce que les paupières soient ouvertes ; alors ce dernier reprend sa position normale, et l'autre redevient louche.

D'autres fois le strabisme se déplace ; il passe d'un
œil à l'autre, et il est alors difficile d'apprécier lequel des deux, louche réellement ; enfin, on voit encore,
lorsque l'on ouvre la paupière de l'œil sain, les deux
yeux rester convergents, et il semble alors que les deux
yeux sont strabiques ; mais bientôt l'œil sain abandonne
cette position anormale, et il ne reste plus de doute sur
le strabisme réel.

On a pensé que le strabisme était double lorsqu'il
passait ainsi d'un œil à l'autre, et, dans ces cas, quelques opérateurs ont coupé les muscles aux deux yeux.
Ils sont tombés dans une grande erreur, et souvent ils
ont eu à se repentir d'avoir agi aussi légèrement : ils ont

produit des strabismes divergents après ces opérations, tandis qu'en étudiant davantage cette difformité, ils eussent évité au malade une opération double et inutile. Un signe certain qui fait établir un diagnostic assuré dans ces cas douteux, c'est l'état de la vue. Il y a toujours faiblesse de la vue, suspension de la sensibilité de la rétine, dans l'œil réellement strabique, tandis que l'autre, qui louche seulement *par nécessité*, conserve toute la force, et toute la portée de la vue.

Peu de temps encore, avant que l'on ne pratiquât la myotomie de l'œil, on prétendait qu'un des deux yeux, étant plus faible, fuyait la lumière, qu'il se cachait dans un des angles des paupières, et que cette habitude de se dévier produisait le strabisme, de sorte que le remède que l'on indiquait partout, et que quelques médecins conseillent encore, aurait tout au plus pour résultat, de transmettre le strabisme d'un œil à l'autre, mais non pas de le guérir. L'œil ne fuit pas la lumière ; ce n'est pas une faiblesse de la vue, ainsi que nous l'avons déjà dit, qui produit le strabisme, mais c'est cette affection qui affaiblit l'œil.

En résumé, la déviation du globe de l'œil est toujours produite par une affection musculaire, et non pas par une altération de l'organe visuel. Cette altération musculaire, que l'on a voulu généraliser et faire entrer dans le cadre des autres raccourcissements, ne présente que fort rarement les caractères de ces altérations organiques. Sur plus de cinq cents personnes que j'ai opérées du strabisme, j'ai trouvé seulement deux fois la transformation du muscle en tissu graisseux.

M. Bouvier, membre de l'Académie de médecine, a présenté à ce corps savant plusieurs pièces pathologiques qui confirment ce que j'avance ici (1).

Dans un cas de strabisme divergent chez une femme de quatre-vingt-deux ans, qui en était affectée depuis son enfance, il n'a pas trouvé de raccourcissement, et ce muscle n'offrait point de résistance lorsqu'on déplaçait l'œil.

Sur une femme de soixante-et-un ans, qui avait un strabisme convergent depuis l'âge de douze ans, le droit interne ne se tendait que légèrement dans une forte rotation de l'œil en dehors; aucun de ces deux muscles n'a présenté l'atrophie musculaire, la prédominance des tissus fibreux, ou la transformation graisseuse.

L'aponévrose et tout le tissu cellulo-fibreuxpeuvent aussi produire la déviation oculaire sans que les muscles soient malades. Trois fois j'ai opéré des sujets dont l'œil était peu dévié; il a suffi de débrider la membrane muqueuse, et de couper les tissus sous-jacents, sans toucher aux muscles, pour redresser le globe oculaire.

Les personnes qui louchent avec force disent sentir une gêne, une contraction dans l'angle interne de l'œil lorsqu'elles veulent regarder en dehors. Lorsque le strabisme est intermittent, cette gêne cesse dans la période de diminution de la difformité; et cette contraction disparaît entièrement lorsqu'on ferme l'œil sain. J'ai opéré un jeune homme qui ressentait avec force cette contraction dans l'orbite, surtout après un travail soutenu. Il était alors obligé de fermer l'œil sain, pour *reposer l'œil louche,* comme il le disait.

(1) *Bulletin de l'Académie royale de médecine.* Paris, 1841, t. VI, pag. 471, 624.

Les strabismes intermittents sont modifiés par les causes les plus legères qui agissent sur le système nerveux. Ainsi, une trop grande chaleur, un trop grand courant d'air sur le front, l'excitation d'un bal, augmenteront un strabisme, qui serait faible dans une température modérée, et dans des conditions calmes.

§ II. Mouvements de l'œil.

L'œil est mis en mouvement par six muscles, qui peuvent agir isolément et qui peuvent s'associer pour produire des effets combinés. Il existe encore dans l'œil des mouvements involontaires, et des mouvements volontaires, qui dépendent de l'action musculaire agissant en dehors du globe oculaire.

Lorsque l'œil est déplacé par les muscles qui fonctionnent isolément, on le voit être porté en dedans, en dehors, en haut et en bas, par l'un de ces quatre muscles agissant isolément. Si deux muscles droits combinent leur action, ils produisent des déplacements mixtes; si, par exemple, le muscle droit interne agit en même temps que le muscle droit supérieur, le globe oculaire sera dirigé en dedans et en haut, c'est-à-dire qu'il suivra une direction moyenne; cette direction sera la perpendiculaire abaissée sur la base du triangle de ces deux forces.

Si les quatre muscles droits agissent simultanément, ils produisent le même effet que celui déterminé par le muscle supplémentaire que l'on voit chez quelques animaux; ils tirent l'œil en arrière.

Lorsque les muscles obliques se contractent, ils modifient aussi les mouvements directs imprimés par les muscles droits, et ils sont aussi leurs antagonistes. Ainsi le muscle grand oblique attire l'œil en haut et en dedans, lorsqu'il se contracte seul ou en même temps que le muscle droit interne, et le petit oblique le dirige en bas et en dedans, lorsqu'il agit sans le grand oblique. Ces deux muscles, réunissant leur action, créent l'antagonisme à la puissance des quatre muscles droits, c'est-à-dire qu'ils retiennent l'œil en avant, qui serait, sans leur secours, attiré en arrière par la contraction simultanée des quatre muscles droits.

Les anatomistes ont donné d'autres explications de ces phénomènes ; ainsi, Karl Beels, dit que le petit oblique attire l'œil en haut, et que le grand oblique le porte en bas (1).

Valentin croit que l'œil est dirigé en haut et en dedans par l'action des muscles droits, interne et *petit obli-que* (2).

Alexandre Lauth a écrit que le muscle oblique supérieur dirige la partie supérieure de l'œil en dedans et en avant vers le nez, et que l'inférieur tourne la partie externe en bas et en avant (3).

Schrœder Van-der-Kock dit que les muscles obliques agissent toujours ensemble.

En présence d'une si grande divergence d'idées, il était nécessaire de suivre une nouvelle voie d'observation.

Les résultats si divers obtenus par ces physiologistes sont dus à leur mode d'expérimentation. Ainsi, leurs

(1) *Physiologische und pathol.*, 1832, p. 169.
(2) *De fonctionibus nervorum cerebralium*. Berne, 1839.
(3 *Nouveau manuel d'anatomie*, Paris, 1836, in-4°.

recherches ont été faites sur le cadavre, et alors, la dissection ayant complétement isolé les agents musculaires, ces derniers impriment à l'œil les mouvements que l'expérimentateur veut déterminer ; ou les observations ont été faites sur des animaux vivants , et , dans ces circonstances, on n'obtient encore que des résultats incomplets, parce que la douleur produite par ces vivisections , crée des mouvements insolites qu'il est impossible d'isoler , et d'attribuer à un muscle plutôt qu'à un autre.

La pathologie seule pouvait dévoiler ce mystère. C'est la pathologie qui a été interrogée, c'est la pathologie qui a répondu.

Après avoir opéré des strabismes convergents ,en coupant seulement le muscle droit interne , j'ai vu des yeux conserver une déviation en dedans et en haut. La dissection de la membrane muqueuse fut étendue plus au loin, sous la paupière supérieure, et le tendon du muscle grand oblique fut coupé en travers ; aussitôt , libre de tout obstacle, le globe de l'œil vint reprendre sa position normale : et, dans une variété de déviation en bas et en dedans, il a suffi de couper le muscle petit oblique, pour permettre à l'œil de venir occuper le centre de l'ouverture des paupières.

Ces mouvements que j'appellerai mouvements, primitifs , produisent des mouvements secondaires en agissant sur des parties qui entourent les muscles , qui leur donnent des points d'attache et qui enveloppent le globe oculaire.

L'œil est isolé dans l'orbite , c'est-à-dire que la graisse n'est pas immédiatement en contact avec la sclérotique.

Une gaîne fibreuse les sépare, et elle laisse à l'œil la liberté de ses mouvements. Cette gaîne, décrite depuis peu par M. Bonnet, indiquée d'abord par Ténon, facilite l'explication de quelques déplacements du globe oculaire.

Cette gaîne, attachée au nerf optique, s'avance en entonnoir jusque dans les paupières, qui reçoivent les impulsions des muscles, transmises par la gaîne; elle est traversée par les muscles droits et obliques. avant d'arriver à l'œil, et ils contractent sur elle des adhérences supplémentaires; ils ont ainsi deux points d'attache en avant, l'un à la sclérotique et l'autre à la capsule. La contraction des muscles ne peut donc pas agir seulement sur le globe de l'œil, mais elle transmet encore son action à la gaîne d'enveloppe. Cette influence se fait encore sentir aux paupières. La gaîne dont nous parlons est attachée au cartilage tarse de la paupière inférieure, et elle entraîne cet organe dans toutes les directions imprimées à l'œil par les muscles, quelque variées qu'elles soient. Ainsi, dans le strabisme, l'ouverture palpébrale est toujours déformée, et lorsque le muscle et l'aponévrose ont été coupés, cette ouverture est un peu plus grande que celle de l'autre œil; le cartilage tarse, n'étant plus aussi bien soutenu par la gaîne, fléchit un peu, et agrandit l'écartement des paupières. On voit donc que les mouvements d'élévation et d'abaissement de la paupière inférieure sont produits sans le secours d'un muscle particulier.

Les muscles droits supérieur, et inférieur, sont encore abducteurs et adducteurs de l'œil; leur attache antérieure s'épanouit en éventail près de la circonférence de la cornée, de telle sorte qu'il y a un faisceau musculaire reposant sur la partie interne de la sclérotique, et un autre sur la partie externe. Ces faisceaux en se contractant isolément, aident le muscle interne à porter l'œil en dedans, et facilitent l'action du muscle externe lorsqu'il attire l'œil en dehors. La preuve de ce fait, c'est que l'œil est très souvent amené en dedans ou porté en dehors après la division des muscles droits, externe ou interne, et ces mouvements supplémentaires sont quelquefois aussi grands que ceux produits par les deux muscles avant leur division.

Lorsque les muscles obliques réunissent leur action, lorsqu'ils se contractent simultanément, ils portent l'œil en totalité dans l'angle interne des paupières; et, selon que les autres muscles agissent pour *accommoder* l'œil sur un objet que l'on veut voir, les obliques modifient la forme du globe oculaire ; ils allongent ou ils diminuent son axe antéro-postérieur, et ils déterminent les mouvements internes, volontaires ou involontaires, que nous allons examiner.

§ III. Des mouvements internes de l'œil.

On remarque dans l'intérieur de l'œil des phénomènes dont les causes déterminantes agissent en dehors de cet organe : ce sont les divers mouvements de l'iris, et les déplacements du cristallin. Les mouvements de l'iris sont de deux espèces : la pupille peut être contractée volontairement, et elle est aussi resserrée ou dilatée sans que la volonté produise cette modification.

Les déplacements lenticulaires sont toujours passifs et

sous l'influence des contractions des muscles qui fonctionnent dans l'orbite.

Lorsque l'œil est porté vers un objet, et lorsque par la volonté, on tient l'œil dans cette direction, lorsqu'enfin on fait un effort pour voir, la pupille se contracte sous cette volonté; ce mouvement est donc un mouvement volontaire, puisque le sujet peut faire cesser cette contraction en ne forçant pas l'œil à rester dirigé vers l'objet que l'on veut voir.

La pupille change de forme passivement : lorsque la rétine est plus ou moins fortement impressionnée par la lumière, elle se contracte ou se dilate; mais dans ce cas, la volonté n'exerce aucune influence sur ces changements, ces modifications sont donc des mouvements involontaires.

Il existe encore un mouvement combiné consécutif : c'est lorsque par la volonté on porte les deux yeux dans les grands angles des paupières, c'est-à-dire quand on louche volontairement; la pupille se contracte toujours alors, et ce mouvement, qui est sous la dépendance de la contraction volontaire du muscle droit interne, cesse quand on laisse ce dernier dans le relâchement.

Les contractions musculaires, en déplaçant le globe de l'œil, modifient sa forme, et font changer les proportions de ses axes ; elles déplacent aussi les organes renfermés dans le globe oculaire. Le cristallin est de toutes les parties contenues dans l'œil, celle qui reçoit les impulsions les plus variées.

On est généralement d'accord sur le déplacement de la lentille lorsque les axes de l'œil subissent des variations : cependant l'explication de ce phénomène paraissait être difficile à donner, à cause de l'existence des humeurs des chambres de l'œil. Ces liquides se présentaient sans cesse comme des obstacles à ces déplacements lenticulaires. Des recherches anatomiques plus précises ont fait découvrir des canaux qui reçoivent ces liquides pendant les mouvements de la lentille, et l'on a pu ainsi expliquer le mécanisme de ce phénomène.

Il existe des petits réservoirs qui entourent le cristallin ; Jacobson, de Copenhague, les a nommés péri-lenticulaires ; ils servent de diverticulum ; les liquides des chambres de l'œil refluent dans ces canaux, ainsi que dans le canal de Petit, en plus ou moins grande quantité, selon que le cristallin doit être déplacé, à une distance plus ou moins grande.

Cette structure du canal et des réservoirs péri-lenticulaires est surtout remarquable dans l'œil des chats.

Ce déplacement du cristallin est passif, et la puissance qui le meut, agit en dehors du globe de l'œil. Lorsque l'on veut regarder un objet, un ou plusieurs muscles droits se contractent pour diriger l'œil vers le point qui doit être vu ; les muscles obliques agissent sur la sphère oculaire, et en se contractant, ils allongent ou ils diminuent l'axe de l'œil. Pendant le mouvement, les liquides comprimés par les parois de l'œil, doivent refluer dans les réservoirs péri-lenticulaires, et le cristallin, n'étant plus soutenu par la même quantité de liquide, obéit sans résistance à l'impulsion qui lui est donnée par les muscles obliques.

Ce n'est donc pas le processus ciliaire, comme l'a cru

Jacobson, qui est l'agent de cette fonction; un mouvement ne peut être produit que par la fibre musculaire,
et la structure du processus ne contient aucune trace
de cette fibre; en d'autres termes, ce n'est pas un tissu
contractile.

La démonstration anatomique de ces réservoirs ne
peut laisser aucun doute sur le déplacement des liquides ni sur les organes qui en sont la cause immédiate.

Les moteurs principaux de ces mouvements ont entre eux des relations au moyen des nerfs qui les animent;
ils peuvent fonctionner seuls, ils peuvent associer leur
puissance et ils peuvent réagir sur d'autres organes.

Ainsi, le nerf oculo-moteur donne des nerfs au muscle
droit supérieur, à l'inférieur, à l'interne, et il donne
aussi la courte racine du ganglion ophthalmique; ces
muscles sont donc pour ainsi dire solidaires les uns des
autres; c'est ce qui explique pourquoi deux ou trois
muscles participent légèrement à une affection très
développée dans un autre muscle. Par exemple, si le
droit interne est fortement contracté par une altération
spasmodique, cette influence morbide se fait sentir dans
le muscle droit supérieur ou dans le muscle droit
inférieur, et alors l'œil, au lieu d'être directement porté
en dedans, est tiré, soit en dedans et en haut, soit en
dehors et en bas, selon que la maladie siège sur l'un ou
l'autre de ces deux muscles.

Les muscles peuvent encore fonctionner isolément,
c'est-à-dire que les muscles droits internes du côté
droit et du côté gauche, peuvent agir ensemble sous
l'empire de la volonté; de même les deux muscles supé-

rieurs, ainsi que les deux inférieurs ; mais les deux externes constituent une exception à cette règle : jamais la volonté ne peut contracter simultanément les deux muscles droits externes ; jamais on ne peut volontairement loucher en dehors avec les deux yeux. Nous avons vu plus haut que ces mouvements externes avaient du retentissement dans l'intérieur de l'œil, et que le cristallin et l'iris subissaient leur influence.

Cette contraction musculaire en dehors de l'œil est transmise au ganglion ophthalmique par continuité de tissus, c'est-à-dire par la courte racine de ce ganglion, qui appartient au nerf oculo-moteur ; le ganglion le transmet à la rétine par le nerf central de cet organe, et par cet intermédiaire il peut suspendre plus ou moins fortement la sensibilité de cette membrane, comme nous en aurons la preuve en examinant les yeux déviés par la contraction musculaire.

Cette sensibilité émoussée dans la rétine a fait commettre des erreurs à un assez grand nombre de chirurgiens ; ils ont confondu la vue faible, la vue incertaine, avec la myopie, et ils ont coupé inutilement le muscle grand oblique pour remédier à une difformité qui n'existait pas.

Les contractions musculaires qui changent les rapports des parties internes de l'œil déforment aussi les bords libres des paupières. Ils sont rapprochés dans l'angle interne ; quelquefois leur écartement est très petit, et l'œil paraît être plus petit que celui du côté opposé. Cette légère difformité est produite par la gaine aponévrotique qui vient s'attacher au cartilage tarse ;

elle suit les mouvements du muscle contracté, et elle entraîne la paupière inférieure qui conserve ensuite une position anormale.

§ **IV**. **Historique**.

La première opération faite par Dieffenbach pour guérir le strabisme a été pratiquée le 26 octobre 1839. Depuis cette époque, un nombre considérable de faits ont établi la valeur de cette nouvelle conquête. Lorsque l'on eut connaissance des premiers succès obtenus à Berlin, il s'éleva une opposition que l'on ne peut expliquer, et dont les chefs principaux rougissent aujourd'hui.

Aux attaques violentes, aux dénégations injurieuses, ont succédé des prétentions à la priorité qu'il n'est pas sans intérêt de faire connaître. Elles sont de deux espèces; les unes reposent sur de simples assertions, les autres sont basées sur des documents acquis à la science.

C'est d'abord M. Carron du Villards qui a écrit dans le *Bulletin de thérapeutique* une lettre par laquelle il réclame la priorité de cette opération. A l'époque où il rapporte ce fait, il n'avait encore rien publié sur cette matière ; on ignorait donc entièrement l'opération pratiquée par M. Carron. M. Jules Guérin dit aussi *avoir eu l'idée* de cette opération. C'est possible ; mais les preuves qu'il donne ne nous semblent pas avoir une grande valeur; on pourra les apprécier, puisque je les expose textuellement.

Dieffenbach écrivit sa première lettre à l'Institut, en février 1840. On accorda peu d'importance à cette première communication. Peu de temps après, une seconde lettre annonça à l'Institut un grand nombre de succès ;

dès ce moment l'attention des chirurgiens fut éveillée, et M. Guérin, *dès le mois d'avril*, commença la série de ses réclamations. Il a cité plus tard, dans le mois de juillet, comme une preuve à l'appui de sa prétention, la proposition qu'il fit à M. le docteur Pinel-Grand-Champ, de le guérir d'un strabisme : il est vrai que M. Guérin a dit à M. Pinel qu'il le guérirait; mais, lorsque ce dernier lui a demandé quel moyen serait employé, M. Guérin n'a rien répondu (1). Il se trompe donc quand il dit qu'à cette époque il a proposé à M. Pinel la division du muscle comme moyen curatif. Il cite encore « des écrits récemment publiés sur la » matière, qui indiquent ce point de départ de la mé- » thode; mais l'ouvrage de M. Crommelink, dont veut parler M. Guérin, a paru après sa première réclama-tion, c'est-à-dire dans le mois de juin, et M. Crom-meliak a rapporté cette pièce, en l'acceptant sans con-trôle. On a dit en parlant de M. Guérin : « Malheureuse-» ment il s'est contenté de parler, il n'a pas écrit; d'au-» tresse sont emparés de son idée, l'ont formulée, et, » abandonnant la section sous-conjonctivale, ils lui ont » substitué la dissection. »

On a commis une erreur dans cette époque de l'his-toire du strabisme, quand on a écrit ce passage : il n'était nullement question alors de la méthode sous-conjonctivale; la première communication en a été faite à l'Institut, le 26 octobre 1840, par une lettre de M. Guérin.

On a publié une lettre du docteur M., qui de-mande aussi pour M. Gensoul, etc., une part de prio-rité. Je ne conteste pas les titres de M. Gensoul; il est

---

1. Au besoin M. Pinel certifiera ce fait.

possible que cet habile opérateur ait fait des essais sur le cadavre, de même que Stromeyer; mais ce ne sont en dernière analyse que des essais, et non pas une application sur le vivant. Et en supposant que M. Gensoul eût communiqué à Dieffenbach le résultat de ses recherches, qu'en eût retiré Dieffenbach de plus utile que de la publication de Stromeyer?

M. Gensoul a fait son voyage à Berlin quatre mois après la publication du livre de Stromeyer, et Dieffenbach a connu le livre aussitôt après sa publication, par conséquent quatre mois avant le voyage de M. Gensoul.

Je résume en peu de mots ces diverses prétentions, qui ont surgi après coup, lorsque les succès ont été proclamés de toutes parts.

Il est à regretter que M. Carron du Villards ait fait un mystère de l'idée qu'il avait alors de vouloir guérir le strabisme par une opération; cette idée présentée après la publication des succès de Dieffenbach ne peut plus avoir d'importance dans l'histoire de cette opération.

M. Guérin s'est abusé en se croyant l'inventeur de cette nouvelle opération. M. Guérin est, comme l'a écrit M. Velpeau, plus dominé par le besoin d'expliquer ou de généraliser, que de se tenir au courant des faits connus, il se croit facilement inventeur de méthodes et de procédés qu'il a à peine modifiés. Le rôle de M. Guérin ne commence pas encore dans l'histoire de cette opération.

Les prétentions que nous venons d'examiner ne re-

posent sur aucune base solide ; passons à des titres plus
sérieux.

En 1838, Stromeyer a fait connaître la possibilité de
guérir le strabisme en coupant dans l'orbite les muscles
contractés. Voici la description de son procédé :

« On fait fermer l'œil sain, et l'on recommande au
malade de porter l'œil affecté le plus possible en dehors
de la direction vicieuse qu'il occupe. Si le strabisme a
lieu en dedans, on enfonce alors dans le bord interne
de la conjonctive oculaire une érigne fine que l'on confie
à un aide intelligent, qui s'en sert pour tirer l'œil en
dehors ; la conjonctive ayant été soulevée à l'aide d'une
pince, on la divise au moyen d'un couteau à cataracte,
par une incision pratiquée dans l'angle interne ; la traction en dehors est augmentée jusqu'à ce qu'apparaisse
le muscle droit interne ; un stylet fin est passé sous ce
dernier, qui est divisé à l'aide de ciseaux courbes ou
avec le couteau qui a servi à ouvrir la conjonctive.
Aussitôt après l'opération, on fera pratiquer des fomen-
tations froides, et on administrera une potion opiacée.
Il faudra avoir soin de continuer pendant quelque temps
à tenir l'œil bien fermé, afin que l'exercice ait le temps
de rétablir le mouvement normal de l'œil opéré. La
pratique orthopédique prouve qu'il suffit de diviser un
muscle pour faire cesser le spasme dont il était affecté
et le rendre apte à reprendre ses fonctions ; quant à
l'opération qui vient d'être décrite, elle ne saurait être
plus dangereuse que la plupart des extirpations de tumeurs enkystées qui compromettent rarement l'œil. »

La description de ce procédé ne fit aucune sensation dans le monde médical; quelques journaux le reproduisirent sans aucune réflexion ni critique, et on ne lui accorda aucune importance, parce qu'en effet elle était insuffisante, comme nous allons le voir. Peu de temps après, Pauli, chirurgien de Landau, voulut exécuter le procédé de Stromeyer (1). Il s'agissait d'une jeune fille de quatorze ans qui louchait des deux yeux : « La mère » de la jeune personne, avertie de la possibilité d'une » guérison, en fut transportée de joie ; mais, malgré la » plus grande fermeté de la part de la jeune fille, il fut » impossible de fixer l'œil en le tenant par la conjonc- » tive. Lorsque j'approchai le couteau, dit Pauli, l'œil » se précipita en bas, en déchirant la muqueuse re- » tenue par des pinces. »

Après avoir étanché le sang, Pauli fit de nouveaux essais qui furent aussi malheureux que le premier. Il dut remettre l'opération à un autre moment, afin de ne pas provoquer une trop vive inflammation. Si on ne parvient pas à fixer l'œil en le tenant par la conjonctive, ce chirurgien donne le conseil de le piquer avec une aiguille à cataracte.

Le 26 octobre 1839, Dieffenbach fit pour la première fois cette brillante opération qui a été la source où sont venus puiser tant d'opérateurs.

§ V. Méthodes et procédés opératoires.

A. Méthode opératoire de Dieffenbach.

Le malade doit être placé sur une chaise assez éle-

(1) *Annales pour la médecine étrangère*, t. XXIV, 1839.

vée pour que l'opérateur, étant assis, puisse tenir les mains vis à-vis des yeux de l'opéré, sans trop lever les bras.

Un aide est chargé de tenir la tête de l'opéré et de soulever la paupière supérieure : il ne doit s'occuper d'aucune autre partie de l'opération. Cette tâche est déjà assez difficile, car si l'on opère des enfants souvent très indociles, il faut une extrême attention pour suivre leurs mouvements et pour conserver la position donnée à la paupière.

Si l'aide l'abandonne, l'opération la mieux commencée peut échouer ; il est quelquefois très difficile de relever cette paupière, parce que l'instrument arrêté par les crochets plantés dans la conjonctive, ne peut être mis en mouvement sans déplacer les *érignes* ; alors l'œil est tiraillé dans des sens différents, et les mouvements rapides et multipliés du globe de l'œil finissent quelquefois par détacher les crochets : il faut alors tout recommencer.

Un deuxième aide se place devant le malade : il est chargé de tenir la paupière inférieure en bas, avec une double *érigne mousse*, et pour ne pas gêner l'opérateur, il doit se mettre à genoux aux pieds de l'opéré.

Un troisième aide, placé vis-à-vis de l'opérateur et à côté du malade, doit tenir les crochets implantés dans l'œil afin d'écarter les lambeaux de la membrane muqueuse ; il doit aussi avoir de petits morceaux d'éponge placés dans des pinces, afin d'enlever le sang à mesure qu'il s'écoule dans la plaie.

Le quatrième aide se place derrière le chirurgien :
il doit prendre et donner les instruments lorsque l'opérateur en a besoin.

Les instruments sont les suivants :

Une petite érigne simple, pour fixer le globe de
l'œil ;

Une petite érigne double, pour soulever le lambeau
de la *membrane muqueuse* ;

Un petit bistouri droit pour ouvrir la conjonctive ;

Des ciseaux recourbés pour continuer la dissection ;

Des ciseaux courbés sur le plat pour enlever les petites *franges de muqueuses* qui restent attachées au
globe de l'œil ;

Des pinces fermées et tenant de petits morceaux d'éponges pour étancher le sang. Les paupières doivent être
largement écartées, la supérieure par un élévateur ordinaire, et l'inférieure est abaissée par une érigne
double.

Quand tout cet appareil est préparé, et quand les
aides sont convenablement placés, on procède à l'opération de la manière suivante.

Opération.

On doit enfoncer brusquement un petit crochet dans
l'angle où l'œil est caché. On soulève avec cet instrument la conjonctive qui sert à ramener l'œil au dehors ;
ensuite on place sur la paupière inférieure une large
érigne double afin de l'abaisser, et on la confie à un
aide qui doit la tenir sans faire aucun mouvement.

L'aide placé derrière le malade glisse l'élévateur sous la paupière supérieure afin de la relever, et l'opérateur accroche la muqueuse scléroticale avec une petite érigne dont il s'est servi pour commencer l'opération.

Entre les deux petites érignes qui soulèvent la muqueuse on fait une petite incision avec le bistouri ; alors les érignes tirées dans des directions opposées forment un sac *profond de membrane muqueuse* dans le fond duquel on voit la sclérotique. L'ouverture de ce sac est agrandie avec des petits ciseaux recourbés, et lorsque la plaie est assez grande, on peut commencer les recherches pour découvrir le muscle contracté. En tirant l'érigne sur le globe de l'œil, on voit, vaguement il est vrai, une petite bandelette aplatie et écrasant un peu la sclérotique.

C'est dans cette dépression qu'il faut plonger le crochet pour saisir le muscle : on achève la dissection avec les petits ciseaux, et ensuite on soulève le muscle. C'est dans ce moment qu'il faut passer la curette entre le globe de l'œil et le muscle, afin de le détacher dans toute sa longueur des brides celluleuses qui pourraient encore le retenir.

Lorsque, par les mouvements de la curette, on a acquis la certitude du débridement total du muscle, on fait passer entre ce dernier et la sclérotique de petits ciseaux recourbés avec lesquels on le coupe en travers. L'œil vient se placer dans le centre des paupières, et l'on achève l'opération en enlevant avec précaution toutes les érignes qui ont servi à rendre l'œil immobile.

Il est très important d'attaquer hardiment le premier temps de cette opération ; la plus petite hésitation en implantant le premier crochet peut en compromettre le succès. S'il n'a pas été placé précisément sur l'attache du muscle, on se livrera à des recherches qui provoqueront une grande inflammation, et l'on peut même ne pas le trouver, ou bien on peut le couper sans le savoir. Si l'on ne réussit pas à implanter de suite l'érigne, les muscles de l'œil se contractent avec violence, et le globe est mis en mouvement dans tous les sens ; les paupières se ferment, et il vaut mieux alors ajourner l'opération que s'obstiner à lutter contre ces obstacles.

La situation des malades, après cette opération, varie suivant la plus ou moins grande déviation de l'œil.

Lorsque le strabisme n'est pas fort, la plaie faite à la muqueuse est petite, et ordinairement elle se cicatrise en quatre ou cinq jours et presque sans inflammation. Si l'œil est fortement attiré en dedans, la plaie faite à la conjonctive est très grande, le globe de l'œil est disséqué sur la moitié de son étendue. L'hémorrhagie, assez abondante dans ce cas, rend l'opération plus difficile, et l'inflammation qui en est la suite débute avec quelque violence.

Les compresses froides, qui suffisent pour arrêter l'inflammation dans le premier cas, sont impuissantes dans le second ; il faut mettre le malade au lit ; il faut faire pratiquer une saignée, quelques applications de sangsues à la tempe, et continuer nuit et jour l'emploi des compresses froides.

Les malades doivent se soumettre à la diète la plus sévère ; ils doivent tenir l'œil fermé, et il faut fermer les rideaux de l'appartement afin qu'une trop vive lumière ne vienne pas exciter l'organe opéré.

Il est très utile de compléter le traitement par quelques laxatifs et par le *calomel*, dont on augmente la quantité, si l'inflammation se montre rebelle.

Les trois ou quatre premiers jours qui suivent l'opération, le côté de l'œil qui a été opéré reste rouge. Quelques filaments de membrane muqueuse et de tissu cellulaire fatiguent quelquefois les malades par l'irritation qu'ils produisent ; ils agissent comme des corps étrangers, il faut les couper, et la gêne cesse aussitôt.

Ces premiers jours passés, on remplace l'eau froide par l'eau de plomb, et la rougeur pâlit bientôt.

C'est à cette époque que les bourgeons muqueux commencent à pousser, principalement chez ceux qui ont eu l'œil très dévié.

Ces bourgeons sont blancs, quelquefois rosés ; ils se lèvent sur un fond rouge ; lorsqu'on veut les prendre avec des pinces, ils échappent aux mors, et la moindre traction les déchire.

Il est cependant indispensable de les enlever, car ils grandissent avec rapidité. On fait asseoir le malade comme pour pratiquer la première opération ; un aide écarte les deux paupières avec les doigts, et l'opérateur fait passer à travers le bourgeon une très fine érigne qu'il ne doit pas tirailler, car le plus petit mouvement ferait déchirer les tissus du bourgeon ; en la maintenant droite, il peut faire passer des petits ciseaux recourbés sur le plat entre l'érigne et la sclérotique, et d'un coup il peut emporter le bourgeon tout entier.

L'hémorrhagie qui suit cette petite opération est presque toujours abondante; souvent même elle rend cette opération difficile, surtout chez les enfants, parce que ces bourgeons gorgés de sang se laissent déchirer par le plus léger attouchement. On fait aussitôt laver l'œil avec de l'eau tiède que l'on remplace par l'eau de plomb, et deux ou trois jours après il ne reste plus de traces de l'opération.

Dans le mois de février 1840, M. Dieffenbach fit de nouveau cette opération, et écrivit une lettre à l'Institut de France, qui accueillit cette communnication avec une indifférence que l'on ne comprend guère aujourd'hui. Dans le mois de mars, il écrivit à M. Guérin, en lui envoyant un travail sur la section des tendons, avec demande de l'insérer dans la *Gazette médicale*: ce travail ne parut pas. Enfin, dans les derniers jours du mois d'avril, Dieffenbach fit une nouvelle communication à l'Institut; et M. Guérin crut alors devoir rompre le silence, et réclamer la priorité, en reproduisant une phrase que tout le monde connaît à présent : « *Je l'avais dit dans mes conférences* (1). »

Il écrivit à l'Institut une lettre qui contenait la description du procédé suivant :

« Au lieu de diviser couche par couche la portion de la conjonctive oculaire qui recouvre les muscles, je la

____

(1) Au point où la question est arrivée, M. Guérin ne peut plus se contenter de cette phrase banale, stéréotypée, qu'il produit sans cesse partout et pour tout : il faut des preuves pour nous convaincre « *qu'il l'a dit dans ses conférences !* » Il ne faut pas oublier que l'ouvrage de Stromeyer, dans lequel il est fait mention du strabisme, a paru long-temps avant l'établissement des conférences de M. Guérin.

détache de la sclérotique et la soulève avec une pince à mors larges, jusqu'à ce que le muscle soit mis à découvert. Celui-ci étant divisé avec des ciseaux courbes, je remets en place la portion détachée de la conjonctive ; en recouvrant la plaie, elle empêche l'air d'y pénétrer et lui procure les avantages des plaies sous-cutanées. L'expérience a confirmé les prévisions de la théorie : dans les quatre opérations que j'ai faites, il n'y a eu aucun vestige d'inflammation suppurative.

» Les résultats de l'opération ont été très satisfaisants, mais non aussi immédiatement avantageux que l'a observé M. Dieffenbach. Dans un seul cas, il y a eu redressement complet et instantané de l'œil ; dans les autres, il n'y a eu qu'amélioration. Cette circonstance m'a paru être la conséquence naturelle de la véritable origine du strabisme. Tantôt la déviation de l'œil est primitivement musculaire, et le produit de la rétraction spasmodique d'un seul muscle ; tantôt la rétraction n'est que consécutive, ou bien primitive encore ; mais elle a atteint simultanément plusieurs muscles. On conçoit que, dans ces différents cas, le résultat de l'opération soit modifié par la nature et la distribution multiple des causes auxquelles elle s'adresse. »

On voit que M. Guérin n'avait pas obtenu des résultats *aussi immédiatement avantageux* que ceux de M. Dieffenbach ; il les regarde cependant comme très satisfaisants !

M. Roux fit, à cette époque, deux opérations qui n'eurent pas de succès : « Ces deux faits, dit-il, ne prouvent rien ; s'il fallait même absolument en tirer une conséquence, M. Roux trouve qu'ils déposeraient plutôt contre la méthode de Dieffenbach que pour cette méthode. C'est aussi la conséquence qu'il tirerait volontiers, pour le moment actuel, des quatre cas communiqués par M. J. Guérin. Il croit pareillement qu'en recommandant d'enlever un lambeau de la conjonctive, et de le replacer après la section du muscle, M Guérin propose un procédé minutieux, plus capable d'augmenter les dangers que de les prévenir ; car ici le mieux est assurément d'arriver au muscle qu'on veut diviser, par la voie la plus courte, et d'inciser, dans la moindre étendue possible, la membrane conjonctive, dont on a à redouter l'inflammation , bien plus que celle des parties qui lui sont sous-jacentes. »

Dans le mois de juillet , j'écrivis à l'Institut pour faire connaître quelques observations physiologiques que j'avais faites pendant les opérations de strabisme. J'énumérais en même temps les diverses opérations que j'avais pratiquées à Saint-Pétersbourg.

M. Ch. Sédillot fit imprimer dans la *Gazette des Hôpitaux* une longue leçon contenant des réflexions sceptiques sur les faits que j'avais publiés. M. Sédillot avait fait alors une seule opération, dont le résultat n'était qu'un demi-succès, comme il le dit lui-même.

Peu de temps après, M. Velpeau imagina un procédé que nous décrirons plus tard , et dont il n'eut pas à se louer ; car, sur sept opérés, il réussit une seule fois. Voici ses propres paroles.

Séance de l'Académie de médecine , du 22 décembre. — A l'occasion du procès-verbal, M. Velpeau prend la parole pour rectifier ce qu'il avait dit dans la dernière séance concernant le strabisme. « J'ai , dit-il , parlé de sept individus que j'avais opérés, et dont un a guéri tout-à-fait et d'une manière durable : les six autres n'ont été guéris que pendant quelques semaines seulement ; au bout de ce temps, l'œil a commencé à se tourner en dedans, et le strabisme a fini par se reproduire en partie , de sorte qu'ils n'ont éprouvé qu'une légère amélioration. Je tiens à rectifier ce fait, car on avait mal saisi ce que j'avais dit ; je n'ai pas voulu par là blâmer l'opération en elle-même. »

Dans un concours qui eut lieu à la Faculté de médecine pour la chaire de médecine opératoire , M. Robert eut à traiter la question de la myotomie. Il a dit en chaire qu'il ne croyait pas aux faits venant de l'étranger, puisqu'à Paris on n'avait pas eu les mêmes succès , et il a cité à l'appui de son assertion la pratique de M. Velpeau , « qui a simplifié et perfectionné , selon M. Robert, la méthode de Dieffenbach. » C'est peut-être une galanterie que M. Robert , concurrent, a faite à M. Velpeau , juge de ce concours. Pour établir une comparaison , il faut connaître les deux objets que l'on veut comparer, et M. Robert ne connaissait, à l'époque où il fit cette leçon, que le procédé de M. Velpeau, par la raison que celui de Dieffenbach était encore inédit.

Enfin M. Baudens fit une opération à un militaire à l'hôpital du Gros-Caillou ; cette opération n'eut pas de résultat heureux. Le malade fut examiné par M. le docteur Rigal (de Gaillac) , qui fit observer à M. Baudens

que ce malade louchait encore. M. Baudens publia néanmoins une leçon remplie d'attaques dirigées contre les
membres de l'Académie qui avaient mis en doute les résultats de cette opération.

Je dois ajouter que M. Amussat avait fait une opération de ce genre au docteur Chuster, et qu'il avait complétement échoué ; ce qui le rendait peu partisan de
cette opération. Voilà où en était la question du strabisme, le 15 novembre 1840. Le 29 novembre, j'invitai
à assister à quelques unes de ces opérations MM. Baudens, Amussat, Lucien Boyer, qui se trouvèrent au
rendez-vous. Lorsque les opérations furent achevées,
ils avouèrent qu'ils comprenaient enfin pourquoi jusqu'à
ce jour ils ne pouvaient compter que des revers ; et ils
attribuèrent avec raison les succès constants de cette
opération à l'usage que je faisais du crochet mousse de
Dieffenbach, pour aller à la recherche du muscle contracté. Ces aveux eurent pour témoins MM. Lisfranc,
Lallemand (de Montpellier), Otto (de Copenhague),
Rigal (de Gaillac), Pinel-Grandchamp, etc.

Quel ne fut pas l'étonnement de tous ces chirurgiens,
lorsqu'ils entendirent M. Baudens démontrer à l'Académie les avantages du crochet mousse qu'il venait d'inventer, et qui lui permettait de montrer à l'Académie
deux malades opérés avec succès (1) !

---

(1) Ce qui prouve que M. Baudens ne connaissait pas le crochet
mousse avant le 26 novembre, c'est la leçon qu'il a publiée à cette époque. Voici textuellement la description de son opération :

« Notre malade ayant été disposé comme dans le procédé de M. Dieffenbach, les paupières écartées avec l'élévateur de Pellier et l'abaisseur
de M. Charrière, j'implante dans l'épaisseur de la caroncule une petite

MM. Amussat et Lucien Boyer ne tardèrent pas aussi à rechercher l'occasion de pratiquer cette opération, et peu de temps après ils présentèrent à l'Institut une note sur le strabisme, contenant plusieurs propositions, en oubliant de dire à qui ils les avaient empruntées.

B. Procédé de M. Baudens.

M. Baudens a fait insérer dans la *Gazette des Hôpitaux* une leçon qui portait pour titre : « Résultat de plus de » quarante opérations de strabisme, faites par la méthode » du docteur Baudens, sans un seul insuccès (1). »

Voici comment M. Baudens opère d'après la méthode érigne à crochets doubles et coniques. En portant l'érigne sur la caroncule et sur les tissus fibreux qui la doublent, nous évitons d'agir, comme dans les autres modes opératoires, sur la sclérotique, qu'un aide maladroit pourrait traverser de part en part. Cette traction, exercée sur l'angle externe ou oculaire de la caroncule, amène la tension des parties qui la constituent, et je vois en saillie une corde tendineuse que j'incise immédiatement de haut en bas, dans une étendue de cinq à six lignes, avec un petit bistouri. Si les tissus aponévrotiques sous-muqueux n'ont pas été coupés du premier coup, je reporte sur eux l'instrument en m'aidant d'une petite pince à dissection. Un aide éponge doucement la plaie, et on aperçoit la gaine aponévrotique du muscle. Cette gaine est ouverte de la même manière que les tissus précédents, et quand les bords du muscle sont bien apparents, j'engage sous le bord inférieur, et avec de petits mouvements latéraux, une érigne-bistouri ; cette érigne-bistouri est tout simplement une érigne qui, en petit, représente assez bien l'aiguille à ligature artérielle de Deschamps, quant à sa disposition et à sa forme. »

(*Gazette des Hôpitaux.*)

(1) On est étonné, en lisant les journaux de médecine de Paris, de voir un aussi grand nombre de professeurs. Lorsqu'on veut aller les entendre, on est bien plus étonné d'apprendre que ces messieurs ne professent pas, qu'ils n'ont ni amphithéâtre ni élèves, et que ces leçons, publiées dans les journaux, sont écrites dans le cabinet par ces messieurs eux-mêmes. Retranchés derrière une initiale quelconque, ils se nomment grands chirurgiens, illustres opérateurs, etc., etc.

qu'il *a créée*, et qu'il met à exécution avec de si brillants succès !

« La personne qui doit être opérée est assise sur un tabouret élevé ; un bandeau masque l'œil sain, afin que l'œil strabique puisse se porter facilement en dedans ou en dehors, selon l'espèce de strabisme.

» L'opérateur, placé en face, relève la paupière supérieure avec l'élévateur de Pellier, et le confie à un aide qui, placé derrière le patient, lui soutient en même temps la tête qu'il appuie sur sa poitrine. L'opérateur place sur la paupière inférieure l'abaisseur de M. Charrière, et le confie à un aide situé de côté. On recommande au louche de regarder le plus possible du côté opposé à la déviation, en dehors si le strabisme est convergent ; et dans ce moment l'opérateur implante, dans l'angle de réflexion palpébro-oculaire de la conjonctive, une petite érigne à un seul crochet, en ayant soin de ne pas se borner à harponner cette membrane, mais à saisir en arrière et en dedans une quantité notable des tissus fibreux qui doublent cette toile. Si vous ne prenez que la muqueuse, dit M. Baudens, le globe oculaire conserve trop de mobilité, et comme cette membrane est unie par un tissu cellulaire fort lâche et fort extensible à la sclérotique, il en résulte que pendant l'opération elle rompt ses faibles adhérences et vient dédoubler la sclérotique jusqu'à la cornée. Quand il n'en résulterait d'autre inconvénient que de donner à la surface traumatique une plus grande étendue, et partant plus d'inflammation, il faudrait l'éviter, et on y parvient aisément en suivant notre conseil.

» Si l'on opère un strabisme convergent droit, l'opérateur saisit l'érigne de le main gauche, et il la confie à un aide s'il opère à gauche. On fait effort sur l'érigne, et une corde transversalement étendue se dessine dans l'angle interne de l'orbite. Cette corde peut être divisée par un coup de ciseaux, par le bistouri droit, d'avant en arrière, ou un petit bistouri courbe d'arrière en avant, en la traversant à sa base. » Après avoir essayé des trois moyens, M. Baudens, tout en conseillant les deux premiers aux opérateurs novices, préfère le troisième.

« Cette corde doit être incisée à une ligne en dedans de l'implantation de l'érigne. Ce temps opératoire est si rapide, que le sang n'étant pas venu masquer encore le fond de la plaie, on y aperçoit distinctement les fibres charnues du muscle.

» M. Baudens saisit alors l'instrument qu'il a imaginé et qu'il appelle crochet bistouri : ce crochet bistouri ressemble parfaitement, mais en miniature, par sa forme à l'aiguille à ligature artérielle de Deschamps. A deux lignes de son extrémité, qui est mousse et ne permet pas de blesser le globe oculaire, commence le tranchant d'un bistouri étroit, lequel embrasse en grande partie la courbure du crochet.

» Porté au fond de la plaie, cet instrument ramasse à coup sûr le muscle strabique et le coupe du même coup près de son insertion au globe oculaire, en y comprenant le plus possible de sa gaine aponévrotique ; on reporte l'instrument dans le fond de la plaie et on ramasse les fibres qui auraient pu échapper à la première recherche.

» L'opération est terminée. Mais M. Baudens ne s'en tient pas là, il lui faut une dernière démonstration mathématique : la portion musculaire attachée au globe oculaire, saisie dans une érigne à double crochet, est portée en dehors ; il étudie la section du muscle, et, portant sur ses angles une attention toute spéciale, il débride ses angles avec de petits ciseaux mousses et courbes ; il s'assure qu'il ne reste aucune bride soit charnue, soit aponévrotique, et quand cette conviction est acquise, il emporte d'un coup de ciseaux les parties saisies dans l'érigne, pour rendre plus nettes les lèvres de la plaie du côté du globe de l'œil.

» Ce dernier temps opératoire, auquel M. Baudens ne manque jamais, allonge un peu l'opération, qui, sans lui, serait faite en moins d'une minute ; mais il est essentiel pour éviter les récidives ; et comme le muscle sur lequel on agit a déjà été coupé, il jouit de peu de sensibilité : aussi les dernières investigations sont-elles fort peu douloureuses. »

Le traitement consécutif est le même que celui employé par Dieffenbach.

C. Procédé de M. Velpeau (1).

Le malade étant mis et maintenu en position, comme il a été dit d'autre part, les paupières ont été écartées au moyen de l'élévateur de Pellier et d'un crochet pour abaisser, mais qui, au lieu d'être placés sur le bord muqueux des paupières ou en dedans d'elles, comme on le fait ordinairement, l'ont été sur leur bord cutané au

(1) *Gazette des Hôpitaux*, 17 septembre 1840.

point d'implantation du cil et sur la peau, immédiatement avant sa jonction avec la muqueuse oculaire.
M. Velpeau a remarqué qu'en appuyant ainsi l'instrument sur la peau et non sur la muqueuse, on épargnait
au malade un sentiment de gêne excessive, et qu'on parvenait tout aussi facilement à maintenir les paupières
parfaitement écartées; ces deux crochets ont été remis
entre les mains d'un aide, après quoi, l'œil étant porté
par le malade autant que possible en avant et en dehors,
M. Velpeau a enfoncé tout-à-fait en dedans, vers le
point le plus rapproché de la caroncule lacrymale, une
érigne à crochets doubles et courts qui ont pénétré dans
l'épaisseur de la conjonctive et de la sclérotique pour
faire tourner le globe oculaire en dehors. Cette érigne
étant confiée à un second aide, l'opérateur en a pris une
seconde de la main gauche; mais celle-ci, simple, a été
dirigée en contournant le globe oculaire d'abord horizontalement au-dessus du muscle à inciser; puis, par
un mouvement de bascule de bas en haut, le crochet a
été abaissé verticalement et en arrière du muscle sans
avoir traversé autre chose que le point de conjonctive
qui lui a donné passage; alors l'érigne, tirée doucement
en avant, y a amené le muscle recouvert de la conjonctive en forme d'anse, et au moyen d'un petit bistouri
étroit, concave sur son tranchant et de la forme d'une
serpette allongée, lequel a été glissé entre l'œil et l'érigne que tenait toujours la main gauche. Guidant alors
le bistouri sur cette érigne, M. Velpeau l'a retiré en
coupant de haut en bas et d'arrière en avant, et a ainsi
divisé transversalement le muscle droit interne et la con-

jonctive par une seule incision qui a eu pour toute étendue une ligne égale à la hauteur du muscle et à l'épaisseur de l'instrument.

D. Procédé de M. Ferrall (1).

La patiente a été placée sur un sofa, l'œil gauche tourné du côté de la lumière. Un aide relève la paupière supérieure à l'aide d'un spéculum, un autre aide abaisse la paupière inférieure avec un doigt. La caroncule lacrymale est poussée en dedans à l'aide d'une très petite érigne double. Aucun moyen n'est employé pour tirer l'œil en dehors. L'opérateur saisit alors avec des pinces un petit point de la conjonctive, à quelques lignes de la cornée, qu'il relève et divise d'un seul coup de petits ciseaux angulaires. C'est là le premier temps de l'opération. On ôte alors les instruments et on laisse l'œil se reposer.

Après quelques secondes, on écarte de nouveau les paupières ; l'opérateur engage une petite érigne mousse entre les lèvres de la petite plaie de la conjonctive, et accroche par là le tendon du muscle droit interne : c'est le second temps de l'opération. Alors une lame de ciseaux angulaires est glissée sous le muscle, et celui-ci a été coupé à l'endroit de son adhérence à la sclérotique. L'opération a été terminée par là en un instant. On laisse reposer l'organe, on ouvre alors les paupières, et les deux yeux paraissent parallèles ; la femme peut tourner l'œil opéré en dehors, et déclare qu'elle ne sent

(1) *Gazette des Hôpitaux*, 17 septembre 1840.

plus cette bride qui le retenait vers la caroncule ; elle est restée plusieurs jours à l'hôpital, et les bienfaits de l'opération ne se sont pas démentis.

E. Procédé de M. Liston.

Ce chirurgien opère avec un seul aide. La paupière supérieure étant relevée par un aide, l'opérateur abaisse l'inférieure, fait saillir le pli oculo-palpébral, le saisit vers l'angle interne ou externe avec une pince plate, à ressort et à pression, qui, abandonnée à elle-même, maintient par son poids le renversement de la paupière. L'œil est ainsi mis à nu dans l'angle que l'on veut opérer.

F. Procédé de M. Lucas.

L'œil sain a été couvert à l'aide d'un monocle ; un aide a relevé la paupière supérieure avec un spéculum ; un autre aide a abaissé avec ses doigts la paupière inférieure. Le globe de l'œil s'est trouvé fixé de la sorte. On a prescrit à la patiente de porter son œil en dehors autant que possible. L'opérateur a saisi avec des pinces carrées la conjonctive du côté interne de l'œil, et l'a divisée de bas en haut, à l'aide d'un petit bistouri, dans l'étendue de cinq lignes. Un chémosis partiel s'est déclaré presque sur-le-champ, par suite d'un épanchement de sang et de larmes dans les lèvres de la plaie, qui les a gonflées et qui a gêné un peu les autres temps de l'opération. Une érigne double a été alors implantée dans la sclérotique correspondante, dans le but de tirer l'œil en dehors, et de mettre par là à découvert l'insertion antérieure du muscle droit interne. L'organe a beaucoup résisté aux tractions ; mais enfin le muscle étant en évidence, un petit stylet a été passé sous lui à travers l'incision de la conjonctive, et porté le plus près possible de l'insertion antérieure du tendon sur la sclérotique; il a été divisé à l'aide de ciseaux courbes. Ce procédé de l'introduction d'un stylet a été suggéré par M. Hingeston, et a facilité singulièrement l'opération.

G. Procédé de M. Amussat.

M. Amussat se sert de pinces armées de dents aiguës au lieu de petites érignes. Il pense que ces pinces produisent moins de douleur que le simple petit crochet. Dans ce procédé, c'est l'aide qui est chargé du rôle le plus important, puisqu'il tient les deux pinces, c'est-à-dire celle qui soulève la conjonctive, près de la caroncule lacrymale, et celle qui est près du globe oculaire. M. Amussat dissèque la muqueuse avec un bistouri, il coupe le muscle avec des ciseaux droits, et il fait passer sous le muscle un crochet à écartement qui a été imaginé d'abord par Dieffenbach; après avoir été rejeté par cet opérateur, il a été de nouveau imaginé par M. Amussat.

Voici le procédé que j'ai exécuté à Paris :

On fait asseoir le malade sur une chaise ; un aide se place derrière, afin de relever la paupière et maintenir contre sa poitrine la tête de l'opéré. Un second aide se place devant le malade, afin d'abaisser la paupière inférieure ; et un troisième aide, placé à côté de l'opérateur,

lui donne et prend les instruments à mesure qu'il s'en
est servi.

L'opérateur se place debout en face du patient : il introduit sous la paupière supérieure l'élévateur, qu'il
confie à l'aide placé derrière le malade. Il pose l'abaisseur sur la paupière inférieure, et il le donne à l'aide
placé devant le malade. Les paupières sont ainsi largement écartées. Les aides chargés de cet écartement doivent donner toute leur attention à la fonction dont ils
sont chargés, car, s'ils abandonnent l'une ou l'autre
paupière, ils peuvent compromettre toute l'opération.

Le chirurgien accroche la conjonctive avec ses deux
petites érignes (pl. II, fig. 1), qu'il place entre la caroncule lacrymale et le globe de l'œil : il en confie une à
l'aide placé derrière, et il garde l'autre. Il coupe en travers le lambeau de membrane muqueuse qui a été soulevé, et, pénétrant dans l'orbite par cette ouverture, il
introduit le crochet mousse pour aller à la recherche du
muscle contracté. Cette manœuvre est exécutée avec facilité; il suffit de placer le crochet sur le bord supérieur
du muscle, et de tirer un peu en avant pour charger le
muscle et le rendre saillant sur le crochet (pl. II, fig. 2).
C'est alors qu'il faut achever la dissection du muscle
pour l'isoler entièrement; l'extrémité des ciseaux est
portée entre le muscle et le globe de l'œil, afin de détruire toutes les adhérences, et ensuite le muscle est
coupé en travers. L'œil fait un mouvement en dehors,
et l'opération est achevée en réséquant l'attache tendineuse du muscle qui vient d'être divisé.

Tels sont les temps principaux de cette opération;

cependant il est nécessaire de faire une exploration dans l'orbite avant d'abandonner le malade.

§ V. Méthode sous-conjonctivale.

A. Procédé de M. Guérin (1).

Le sujet est couché horizontalement et la tête fixée. Les paupières étant maintenues écartées et le globe oculaire attiré en avant et un peu sur le côté au moyen d'une érigne, j'enfonce perpendiculairement dans l'angle interne ou externe de l'œil, suivant le muscle à diviser, et sur le côté de ce dernier, un petit instrument convexe sur le tranchant et doublement coudé sur sa tige. La lame de l'instrument ayant pénétré de toute sa longueur (15 millimètres environ), je la relève horizontalement en la faisant glisser entre le globe oculaire et la face correspondante du muscle. Dans un troisième temps, je présente le tranchant convexe de l'instrument à la face interne du muscle, et je divise celui-ci de dedans en dehors, c'est-à-dire du globe oculaire à la paroi de l'orbite. Le globe oculaire étant attiré en avant et un peu sur le côté, c'est-à-dire dans la direction même du muscle à diviser, produit la tension de ce dernier et facilite l'action de l'instrument tranchant. La section s'annonce par un bruit de craquement, le sentiment d'une résistance vaincue, et par un petit mouvement du globe de l'œil, qui cède dans le sens de la traction. L'instrument est retiré par la petite ouverture d'entrée, et il n'y a aucune autre apparence de plaie extérieure. On peut s'assurer que la section du muscle a été faite complétement par la rotation de l'œil dans le sens

(1) Lettre à l'Académie des sciences, le 26 octobre 1840.

opposé, rendue plus étendue et plus facile, et par l'impossibilité de la rotation dans le sens inverse, ou au moins par une diminution sensible dans l'étendue de ce mouvement.

J'ai appliqué deux fois ce procédé avec un plein succès à la section du droit interne. Le muscle a été divisé complétement en moins d'une minute sans autre plaie extérieure qu'une simple piqûre de la conjonctive et avec redressement instantané du globe oculaire. La seconde application a été faite à la Muette, sur une demoiselle de dix-huit ans, en présence de MM. les docteurs Doubowitski, Meurdefroy, Laborie fils et Kuhn.

B. Procédé de M. Gairal.

Enfin, M. le docteur Gairal a fait connaître un procédé exceptionnel. Voici sa description, telle qu'il l'a publiée dans la *Gazette des Hôpitaux*.

L'idée de détacher un ou plusieurs muscles de la sclérotique étant donnée, tous les efforts des chirurgiens qui s'en sont occupés semblent s'être concentrés sur ce point, indiquer une nouvelle méthode ou un nouveau procédé; modifier plus ou moins avantageusement ceux qui existent, et donner la préférence à tels ou tels instruments pour faciliter l'opération.

Si le nombre des chirurgiens modificateurs est grand, il n'en est pas de même de ceux qui ont envisagé la question sous son véritable point de vue, celle du point où la section du muscle doit être faite; et cependant nous devons avouer que le succès de l'opération ne dépend pas de la méthode ou du procédé opératoire employé pour la pratiquer.

Chaque opérateur a sa manière de faire à cet égard,
et elles sont toutes à peu près les mêmes ; toutefois, nous
dirons en passant qu'il est toujours dangereux, quelque habile que soit un chirurgien, de se servir, en pareil cas, d'un bistouri pour pratiquer la section de la
conjonctive ou celle du muscle ; car un malade qui paraît d'abord très docile, peut devenir fort indocile pendant l'opération, et exposer à de graves accidents, tels
que celui de faire vider l'œil, en occasionnant la perfo-
ration de la sclérotique par un mouvement brusque et
inattendu, ce qui est déjà arrivé à un chirurgien étranger ; d'un autre côté, il est toujours préférable d'opérer
à l'œil nu, c'est-à-dire le muscle étant mis à découvert
par la section préalable de la conjonctive, parce que
alors on peut plus facilement glisser entre lui et la sclérotique, soit une spatule cannelée pour le soulever,
comme le veulent la plupart des chirurgiens, soit un
crochet boutonné très délié, coudé à angle droit sur
sa tige. L'usage de ce crochet est on ne peut pas plus
avantageux pour faciliter la section *totale* du tendon ou
des fibres musculaires, et c'est là le point capital de
l'opération.

Du bouton du crochet à son coude, nous avons donné
quatre lignes d'étendue, pour pouvoir mesurer instantanément et d'une manière précise la distance qui existe
entre la terminaison des fibres musculaires et l'insertion
de la cornée, cette distance étant égale à la longueur
du crochet ; de plus, en glissant le crochet entre le
muscle et la sclérotique, l'on ne s'arrête que lorsque le
bord du muscle touche l'angle de l'instrument, parce

que alors l'on est sûr que toutes les fibres musculaires ont été embrassées, et qu'il suffit de les soulever en tirant légèrement à soi pour former une anse, au-dessous de laquelle l'on engage les ciseaux afin d'en opérer la section d'un seul trait. Cette manière de faire que nous avons comparée aux autres, soit sur le cadavre, soit sur le vivant, nous a constamment paru plus commode : ce qui s'explique aisément, quand on sait que la largeur du muscle est moindre que celle du crochet que nous engageons par le bord supérieur quand il s'agit de la section du muscle droit interne ou externe.

Après cette courte digression pour indiquer l'usage du crochet que nous avons imaginé, nous allons reprendre notre sujet, et nous demanderons si c'est la ténotomie ou la myotomie qui doit être appliquée au traitement du strabisme. Cette question paraîtra peut-être d'abord de peu d'importance ; mais, vue de près, elle pourra, je crois, offrir quelque intérêt ; en effet, il ne doit pas être indifférent, pour le succès de l'opération qui nous occupe, de couper le muscle lui-même (myotomie), ou son tendon oculaire (ténotomie).

Dans le premier cas, si toutes les fibres ont été comprises par l'instrument tranchant, nul doute que l'on n'ait un bon résultat ; tandis que, dans le deuxième, ce résultat sera d'autant plus douteux que le point de section du tendon sera plus éloigné des fibres musculaires, à cause du tissu cellulaire qui l'unit à la sclérotique, tissu dont les fibres opposent à la rétraction une résistance proportionnelle à leur nombre.

Nous ne pensons pas utile de donner à cette idée plus

de développement; elle se conçoit assez aisément, pour que l'on puisse en conclure que c'est ici le cas de pratiquer la myotomie (section des fibres musculaires) de préférence à la ténotomie. Tous les muscles de l'œil peuvent-ils subir la myotomie? Non, a dit tout récemment un chirurgien distingué de la capitale. M. Sédillot ne veut pas que l'on coupe le grand oblique, parce que la chute de l'œil en est la conséquence; d'où il résulte que, dans le cas de strabisme convergent et en bas produit par le grand oblique, le malade doit être abandonné à lui-même. C'est avec raison que la section du grand oblique a été proscrite, ce muscle pouvant aisément être allongé sans subir la moindre altération ; il suffit pour cela de détruire sa poulie de renvoi, opération que nous avons pratiquée plusieurs fois sur le cadavre avec facilité. Pour cela, tendant le muscle orbiculaire comme pour l'opération de la fistule lacrymale, nous avons dirigé l'instrument droit devant nous en partant de la racine du nez, pour labourer la paroi supérieure de l'orbite au point où elle se réunit à la paroi interne de cette cavité. Cette idée n'est pas d'aujourd'hui ; l'ayant conçue en 1838, j'en fis part à quelques médecins de Verdun, qui y attachèrent quelque prix.

§ **VI. Appréciation des méthodes.**

Deux méthodes ont été créées pour couper les muscles contractés dans l'orbite.

L'une consiste à ouvrir le voile qui recouvre les muscles, afin de les découvrir, et avant de les couper ; l'autre conserve ce voile ; et c'est par une petite ponction que l'on introduit l'instrument tranchant dans l'orbite.

En exécutant la première, on voit ce que l'on fait ; en appliquant la seconde, on agit comme les aveugles, en tâtonnant sans y voir.

La première a été modifiée en procédés nombreux ; c'est celle employée par la majorité des opérateurs. La seconde n'est mise en usage que par son inventeur.

Le procédé qui a servi de base à tous les autres, c'est celui de Dieffenbach. Il porte l'empreinte de son génie ; tout a été prévu : la manière d'écarter les paupières, dont Stromeyer n'a pas parlé, et qui a été la cause des insuccès de Pauli ; les deux érignes remplissant l'office des doigts pour faire un pli à la muqueuse, les ciseaux courbes destinés à découvrir le muscle, et enfin le crochet mousse qui va le saisir ; tous ces divers temps de l'opération, si bien calculés, si bien précisés, forment un des procédés opératoires les plus brillants qui existent dans l'histoire de la chirurgie.

La modification de M. Guérin est l'œuvre d'un homme qui n'a étudié cette matière que sur le cadavre. Il veut détacher la muqueuse de la sclérotique jusqu'à ce que le muscle soit à découvert, et, après l'avoir coupé, il replace la portion de muqueuse en recouvrant la plaie afin d'empêcher l'air d'y pénétrer.

Sur le cadavre le lambeau reste comme on le pose, mais sur le vivant les mouvements de l'œil ont bientôt déplacé ce lambeau, et la plaie est de nouveau mise à découvert. Et, quant à empêcher l'air d'y pénétrer, il faut s'abuser étrangement pour croire que l'air n'entrera

pas dans une plaie, par cela seul que l'on a eu l'intention de l'en empêcher. M. Guérin doit admettre ce raisonnement : si la muqueuse a été ouverte, il y a une
plaie ; si la plaie a été en contact avec l'air, l'air y a pénétré, et l'on ne peut plus obtenir les bénéfices des
plaies sous-cutanées. Au reste, le procédé est dédaigné
aujourd'hui même par son auteur.

Le procédé de M. Baudens a pour premier inconvénient de produire une somme de douleurs plus grande
que celles déterminées par le procédé de Dieffenbach.
En implantant l'érigne au-delà de la caroncule, il est
obligé *de faire effort*, comme il le dit, pour rendre
saillante une corde fibreuse qui doit être incisée. Par
cette ouverture, des bourrelets graisseux viennent très
fréquemment faire hernie, et alors il est très difficile de
saisir le muscle ; c'est alors qu'il survient des inflammations aiguës. Ces faits n'ont pas été publiés, mais ils
existent. Ce chirurgien se sert d'un bistouri pour couper le muscle ; ce temps de l'opération n'est pas le moins
douloureux, parce que le muscle n'offre jamais assez de
résistance ; le bistouri doit agir en sciant, et après avoir
tiraillé avec force. M. Baudens tient pourtant à ce bistouri ; *il conseille les ciseaux aux opérateurs novices* (1).

M. Velpeau n'agit pas avec certitude en enfonçant
son érigne dans la sclérotique pour saisir le muscle. Cette

______

(1) Voyons ce qu'il y a de nouveau dans la nouvelle invention de
M. Baudens.

Il se sert de l'élévateur de Pellier, comme Dieffenbach ; il emploie l'abaisseur des paupières, comme Dieffenbach ; il implante une érigne dans érigne, très aiguë, traverse l'épaisseur du muscle, elle laisse une plus ou moins grande quantité de ses fibres, et lorsque l'on a coupé tout ce qui est ramassé sur le crochet, on voit l'œil conserver sa déviation; au reste, M. Velpeau a depuis peu modifié ce procédé en y ajoutant les recherches faites avec le crochet mousse, et depuis il a obtenu de très beaux résultats.

M. Ferrall exécute à peu de chose près le procédé que j'ai montré à Paris; il a seulement le tort de laisser l'œil se reposer pendant quelques secondes avant de couper le muscle; on ne voit pas l'utilité de ce temps perdu.

M. Liston a l'immense avantage de pouvoir opérer avec un seul aide; mais que de douleurs attachées à cette opération! La pince qui renverse la paupière inférieure fatigue beaucoup le malade; elle peut, comme je l'ai vu deux fois, produire un écoulement de sang assez considérable pour rendre difficile l'application de l'érigne qui doit porter l'œil en dehors. Le chirurgien anglais ne fait pas la preuve de son opération, c'est ce qui explique ces quelques insuccès.

l'angle de réflexion palpébro-oculaire! Ce n'est plus comme Dieffenbach, qui se garde bien de toucher à la caroncule.

M. Baudens se sert alors d'un bistouri; il conseille les ciseaux *aux opérateurs novices*. Dieffenbach n'emploie plus que les ciseaux.

Le crochet-bistouri de M. Baudens est formé par le crochet mousse de Dieffenbach, attaché à la pointe du bistouri dont le chirurgien de Berlin se servait autrefois. On peut voir ces instruments dans les boîtes fabriquées à Berlin, par M. Lutter, et que j'ai montrées à M. Baudens, le 17 novembre 1840.

Ainsi donc M. Baudens a créé ce temps de l'opération qui consiste à implanter une érigne dans l'angle des paupières! C'est un beau trait de génie, et qui justifie sans doute les prétentions de M. Baudens.

La critique du procédé de Lucas ressort de sa description elle-même. On voit en effet un chémosis se développer sous la pression des pinces. Le stylet qu'il fait passer sous le muscle, et dont l'idée lui a été donnée par M. Hingeston, n'est autre que le stylet décrit et conseillé par Stromeyer.

M. Amussat préfère les pinces aux érignes, parce que, dit-il, elles occasionnent moins de douleur. C'est, je pense, une erreur : l'érigne ne produit qu'une seule piqûre, les pinces armées de trois crochets font trois piqûres, et de plus il faut y joindre la pression continue des pinces qui soulèvent la membrane muqueuse, et, s'il emploie les pinces ordinaires, la pression sera encore plus considérable. L'aide joue le rôle principal dans l'exécution de ce procédé ; il est chargé de tirer l'œil en dehors, de sorte que si le muscle est fortement tendu, l'opérateur ne peut pas faire passer son crochet entre le muscle et l'œil, et n'ayant pas la sensation de cette tension, puisque l'aide seul fait manœuvrer l'œil, l'opérateur fait de grands efforts pour isoler le muscle. C'est la cause de la longueur de quelques opérations de M. Amussat ; et c'est ce qui explique comment cet opérateur est quelquefois obligé de reprendre un opéré deux ou trois fois de suite, parce qu'il n'a pas tout coupé, et parce qu'il n'a pas pu tout couper.

Quant au crochet à écartement, il fait honneur au coutelier, mais c'est un instrument inutile et sans valeur. Dieffenbach l'avait essayé, et il n'a pas tardé à l'abandonner.

La méthode sous-conjonctivale a été imaginée par le

besoin de généraliser la méthode des sections sous-cutanées, et pour chercher à se donner des droits à une priorité qui n'appartient qu'à Dieffenbach. Cette méthode, souvent impuissante entre les mains de son inventeur, peut être dangereuse employée par d'autres. Comment espère-t-on faire admettre une opération qui consiste à enfoncer sans y voir un instrument tranchant dans l'orbite? et en abandonnant l'idée de tout danger, comment peut-on espérer pouvoir couper tous les liens qui font dévier l'œil, alors que l'on rencontre encore tant de difficultés lorsque l'on voit clairement le fond de la plaie?

Les seuls avantages que son auteur lui reconnaisse sont de ne point provoquer le développement de l'inflammation et d'empêcher la production des bourgeons ; mais l'inflammation se développe rarement après l'emploi de l'autre méthode, et M. Guérin compte-t-il donc pour rien l'ecchymose épouvantable qui se produit en coupant le muscle, et les douleurs qui accompagnent et qui suivent cette opération?

Lorsque le strabisme est produit par un muscle à deux ou trois divisions, comment peut-on apprécier cette anomalie, puisque l'on ne voit pas ce qui se passe sous la conjonctive? On coupe un faisceau musculaire, l'œil reste dévié, et comme on ne veut pas accuser la méthode, on crée de suite une classse de strabismes optiques qui ne peuvent pas être opérés.

Quand cette méthode n'aurait pour désavantage que de faciliter la récidive de la difformité, elle devrait pour cela seulement être rejetée de la chirurgie.

Les inconvénients de cette opération sont de ne pouvoir couper tout ce qui met obstacle au redressement de l'œil ; on ne peut pas aussi agir sur le tendon du grand oblique, à cause de sa position : les douleurs excessives que le malade ressent dans l'orbite ; l'ecchymose considérable qui envahit tous les tissus qui entourent le globe de l'œil, et l'impossibilité de réséquer le bout antérieur des muscles.

Le seul avantage de cette opération, c'est de ne pas avoir des bourgeons entre les paupières. Mais pour ceux qui ont vu combien est simple l'excision de ces bourgeons, ils ne mettront jamais ce faible avantage dans la balance, et ils n'hésiteront pas à abandonner la méthode sous-conjonctivale.

M. Gairal propose la destruction de la poulie, au lieu de la section du tendon du grand oblique. Cette opération n'a jusqu'à ce jour été faite que sur le cadavre, où elle a paru être facile à exécuter ; mais on sait que tous les procédés sont d'une exécution facile sur le cadavre : on ne rencontre des obstacles que lorsqu'il faut agir au milieu du sang, et lorsque l'on a à lutter avec les mouvements de l'œil. Cette opération nous paraît devoir être d'une exécution difficile, et l'on ne voit pas le grand avantage de la destruction de la poulie sur la division du tendon du trochlearis.

Instruments pour exécuter les divers procédés opératoires.

1. Releveur des paupières, de MM. Casse, Comperat, etc.
2. Abaisseur à deux crochets mousses, de M. Dieffenbach.
3. Abaisseur, de M. Phillips.
4. Refouleur des paupières, de M. J. Guérin.
5. Abaisseur (modèle de M. Charrière).
6. Abaisseur, de M. Lucas.

7. Dilatateur des deux paupières, de M. Rigal (de Gaillac).
8.   *Id.*   *Id.*   de M. Sichel.
9.   *Id.*   *Id.*
10.   *Id.*   *Id.*   à ressort de M. Langenbeech.
11.   *Id.*   *Id.*   de M. Charrière.
12.   *Id.*   *Id.*   de M. Kelley Snowden.
13.   *Id.*   *Id.*   de M. Furnari.
14. Blepharostat pour tenir les deux paupières ouvertes sans le secours d'aucun aide (modèle de M. Charrière).
15. Blepharostat pour tenir les deux paupières ouvertes sans le secours d'aides (modèle de M. Bouvier).
16. Releveur et abaisseur des paupières, de M. Comperat (nouveau modèle de ce chirurgien).
17. Érigne à un, deux, trois et quatre cochets.
18.   *Id.*   de M. Guérin.
19.   *Id.*   de M. Phillips.
20.   *Id.*   de M. Carron du Villards.
21.   *Id.*   de M. Sédillot.
22.   *Id.*   de M. Adams.
23. Deux érignes réunies en pince, pour former le pli de la conjonctive, de M. Leroy d'Etiolles.
24. Divers modèles de pinces à griffes.
25. Pince à érigne.
26. Pince-crochet pour saisir le muscle et en faciliter la résection, de M. Leroy d'Étiolles.
27. Crochet-pince.
28. Pince à érigne, de M. Jobert (de Lamballe).
29. Tenaculum (modèle du même auteur).
30. Pince à larges mors, de M. J. Guérin.
31. Une paire de ciseaux droits.
32.   *Id.*   courbés sur le plat.
33.   *Id.*   courbés sur le côté.
34.   *Id.*   courbés sur le plat, à crochet, de M. J. Guérin.
35.   *Id.*   courbés sur le côté, à crochet, de M. Leroy d'Étiolles.
36. Spatule, de M. Dieffenbach.
37.   *Id.*   modifiée par M. Roux.
38. Crochet mousse, de M. Dieffenbach.
39.   *Id.*   modifié par M. Phillips.
40. Crochet mousse, de M. Carron du Villards.
41. Crochet mousse, de M. Adams.
42. Souleveur du muscle, de M. J. Guérin (pour le premier procédé de ce chirurgien).

43. Crochet mousse à coulisse, de M. Rigal (de Gaillac).
44. Crochet mousse dilatateur à bascule, de Dieffenbach.
45. Crochet mousse à coulisse agissant par la partie dorsale.
46. Crochet mousse avec des hameçons, de M. Leroy d'Étiolles.
47. Crochet mousse coudé et tranchant (dernier modèle de **M. Doubo-**
    wilski).
48. Plusieurs modèles de petits scalpels.
49. Dissecteur de la conjonctive, de M. J. Guérin (pour le premier pro-
    cédé de ce chirurgien).
50. Petit bistouri à double tranchant, pointu, pour ponctions (modèle
    du même auteur).
51. Pince à double bascule, pour saisir la conjonctive, de **M. Furnari.**
52. Bistouri courbe boutonné, de M. Dieffenbach.
53. Bistouri myotome, de M. Adams.
54. Myotome sous-conjonctival, de M. J. Guérin.
55.   *Id.*   conducteur, de M. Doubowilski.
56.   *Id.*   à bascule (modèle du même auteur).
57.   *Id.*   de M. Baudens.
58.   *Id.*   avec une pince à l'extrémité du manche (modèle **du même**
       auteur).
59. Trois bistouris myotomes concaves, de différentes courbures, avec
    . porte-éponge (modèle du même **auteur).**
60. Myotome, de M. Sédillot.
61.   *Id.*   de M. Velpeau.
62.   *Id.*   dè M. Gairal.
63. Aiguille fine, de M. Phillips.
64. Myotome caché, de M. Carron du Villards (deux modèles).
65. Une paire de ciseaux à pince porte-éponge, de M. Phillips.

§ **VII.** Suites de l'opération.

Lorsque l'on a fait la section des muscles contractés,
sans les avoir entièrement détachés de la sclérotique, ils
peuvent encore exercer une trop grande influence sur
l'œil, et ils deviennent ainsi cause de la récidive ; ou, si
ou les a décollés dans toute leur étendue, et si on a fait
la section trop en arrière, ils ne peuvent plus conserver
une attache assez puissante sur le globe pour le mettre
en mouvement, ce qui est alors une des causes du trouble
dans l'harmonie des mouvements des yeux. Cependant
la seule condition qui permette le redressement du globe

de l'œil, c'est la section complète du muscle rétracté ; et c'est pour ne pas avoir tout coupé qu'un si grand nombre d'opérateurs comptent de si nombreux revers.

La condition générale pour obtenir le redressement, c'est de décoller le muscle, et de le couper en arrière de son attache à la sclérotique. On enlève ainsi tout obstacle qui s'oppose au redressement, et on laisse au muscle une longueur assez grande pour pouvoir se cramponner en avant de la grande circonférence de l'œil ; le muscle agit alors comme une tangente à la sphère, et aucun mouvement n'est altéré.

Ce qui est une preuve de l'entière section du muscle, c'est la possibilité de pouvoir porter l'œil sans efforts dans l'angle opposé à la déviation. J'indique ce signe comme le plus certain, parce que, au moment de la section, le redressement est quelquefois incomplet ; dans ce cas la difformité disparaît entièrement quinze ou vingt jours après l'opération, lorsque le muscle antagoniste a recouvré toute sa force contractile, momentanément diminuée par une extension exagérée. C'est dans ces cas que plusieurs opérateurs, oubliant cette loi de la contractilité musculaire, ont porté le bistouri sur tous les muscles de l'orbite, et ont abandonné l'œil ne tenant plus dans cette cavité que par le nerf optique.

On a prétendu que le muscle n'était pas entièrement coupé lorsque le globe de l'œil pouvait encore être porté dans la direction de la déviation après la section du muscle, et alors on a continué à disséquer la muqueuse et à couper les muscles. Il suffit cependant d'attendre quelques jours, pour voir l'œil être redressé. Ces mouvements d'abduction ou d'adduction sont produits par les faisceaux internes et externes des muscles droits, supérieur et inférieur. Lorsque ces faisceaux sont séparés de la masse musculaire, ils agissent fortement sur les mouvements internes et externes de l'œil ; et le muscle opposé à celui qui a été coupé, recouvrant bientôt toute son énergie, lutte avec avantage contre ses faisceaux isolés, qui seuls suffisaient à porter et quelquefois à maintenir l'œil dans l'état de strabisme.

On a attribué ces divers mouvements à l'aponévrose qui enveloppe le globe de l'œil. Selon M. Bonnet, cette aponévrose, qui sert de point d'attache aux muscles, transmettrait à l'œil les mouvements qu'elle reçoit des agents musculaires. Il faudrait, pour justifier cette opinion, admettre l'intégrité de l'aponévrose après que l'on a coupé les muscles ; or, comment conserver intacte une membrane qu'il faut de toute nécessité ouvrir pour aller chercher l'attache du muscle à la sclérotique? Ce muscle doit être isolé et détaché de toutes ses liaisons, il doit être décollé de la sclérotique. Comment, après de telles manœuvres, la capsule fibreuse conserverait-elle assez de puissance pour transmettre à l'œil des mouvements aussi étendus ?

D'autres chirurgiens ont dit qu'il fallait alors diviser les bords, soit interne, soit externe, des muscles droits supérieur et inférieur ; mais pour que cette opération fût utile, il faudrait savoir *à priori* si ces faisceaux sont isolés, car la division partielle d'un muscle ne produit aucun résultat, et on ne tarde pas à voir se former la réunion des deux bouts divisés.

Le muscle étant divisé et ayant repris la position normale, il est indispensable de mettre cet organe à l'a bri d'une récidive ; le moyen qui nous a presque toujours réussi, c'est la résection du bout antérieur du muscle divisé. Cette pratique a presque toujours été heureuse, jamais elle n'a provoqué des accidents, et nous l'employons à présent dans toutes nos opérations. Nous avons eu plusieurs récidives pour avoir omis ce temps important de l'opération.

§ **VIII. Récidive après l'opération.**

L'on a eu plusieurs fois l'occasion d'observer le retour de la difformité quelque temps après avoir divisé le muscle contracté. Cette récidive est ordinairement produite par l'emploi d'une méthode vicieuse, ou bien par l'exécution incomplète d'un bon procédé.

La méthode sous-conjonctivale, si dangereuse dans son application, est celle qui met le moins les malades à l'abri d'une récidive. Non seulement, par cette méthode, on n'a pas la conscience de ce que l'on fait, mais on laisse encore les parties dans une situation telle que la réunion des bouts musculaires est inévitable ; par conséquent, dans la majorité des cas, la récidive est imminente. Que ceux qui l'emploient consentent donc à produire une statistique *vraie*, et l'on aura la preuve de ce que j'avance.

Lorsque l'on opère par l'autre méthode, c'est-à-dire par celle qui consiste à ouvrir largement la membrane muqueuse pour mettre le muscle à découvert, on observe aussi des récidives lorsque l'on ne résèque pas le bout antérieur. Dans le but de démontrer la vérité de cette proposition, j'ai opéré quatre sujets en présence d'un grand nombre de chirurgiens de Paris ; dans ces cas, je n'ai pas fait la résection du bout antérieur, et les récidives se sont formées à des espaces de temps différents.

Ainsi sur le premier sujet, elle s'est faite trois semaines après l'opération.

Sur le deuxième, dix jours après.

Sur le troisième, treize jours après.

Sur le quatrième, vingt-trois jours après l'opération.

Ils ont été opérés de nouveau, et l'on a pu vérifier le mode de réunion des deux bouts musculaires.

Une substance intermédiaire, plus pâle que le tissu musculaire, ayant à peine un quart de ligne d'épaisseur, avait rapproché les deux bouts des muscles qui avaient contracté des adhérences solides sur toute la longueur de la sclérotique. Ces nouvelles attaches créèrent des difficultés assez grandes, qui mirent obstacle à la rapidité d'exécution de cette seconde opération.

On voit qu'il s'agit de faire ou de ne pas faire la résection *du bout antérieur*, c'est-à-dire du bout resté attaché à la sclérotique.

Cette question paraissait ne pas être difficile à résoudre, et cependant un chirurgien a trouvé le moyen de divaguer longuement sur cette matière ; on comprend de suite qu'il s'agit de M. Baudens : écoutons-le parler (p. 57) :

« Ceux qui ont vu opérer M. Phillips savent qu'il excise une assez grande portion du muscle strabique ; ces excisions, si elles étaient toujours bien faites, *devraient en effet mettre sûrement à l'abri des récidives.* » On voit que M. Baudens est ici entièrement de mon avis. Deux lignes plus loin, il ajoute : « Nous avons vu que Dieffen-» bach a renoncé à enlever une portion du muscle, etc.

» Et attendu que sur ce point, comme sur tant d'autres,
» nous partageons complétement l'opinion de ce grand
» maître, nous nous garderons bien de suivre les erre-
» ments de M. Phillips. »

On voit donc que M. Baudens *partage* d'abord mon
opinion sur la résection, *à condition qu'elle soit bien
faite*, et, un peu plus bas, il *partage* encore l'opinion
de Dieffenbach, qui ne résèque pas.

Malheureusement il n'existe pas une troisième opinion,
car M. Baudens, dominé par la manie de partager, la
partagerait sans doute encore. Jusqu'ici c'est du galima-
tias, et pas autre chose; mais voici qui est positif.

M. Baudens ne veut pas suivre les errements de
M. Phillips, qui emporte le bout antérieur du muscle
attaché à la sclérotique; et voici comment il opère, lui,
M. Baudens (p. 58): « Et, comme nous sommes convaincu qu'une fois la section bien faite, le muscle ne
viendra pas se greffer sur le même point du globe de
l'œil, NOUS EXCISONS AVEC SOIN TOUTE LA PORTION TEN-
DINEUSE RESTÉE SUR LE GLOBE!!! »

Comprenne qui pourra le déraisonnement de M. Baudens.

On a voulu justifier des récidives et expliquer des
insuccès en établissant un *strabisme optique*. Nous
avons montré à l'Académie des malades qui étaient dans
les conditions de ces strabismes optiques, et le succès
n'en a pas moins été complet et durable ; car c'est trois
mois après l'opération que ces malades ont été soumis
au jugement de l'Académie.

Ce strabisme optique est une création ingénieuse qui
laisse un vaste champ à l'opérateur pour chercher à jus-

tifier ses revers. On peut le citer comme modèle du genre, et elle doit servir de pendant à cette invention des lunettes de toutes formes, de toutes couleurs et de tous prix, qui n'ont un intérêt réel que pour le fabricant et quelquefois pour l'opérateur qui les prescrit.

Je ne citerai qu'un seul fait pris parmi un grand nombre de semblables strabismes dits optiques, et qui cependant ont été guéris.

XV⁰ OBSERVATION.

Strabisme convergent de l'œil gauche; taie au milieu de la cornée, et cataracte centrale.

M. Guérin, âgé de 22 ans, eut une ophthalmie; pendant la première année, lorsqu'il put écarter les paupières, ses parents virent que l'œil était dévié, et qu'il y avait une taie sur la cornée.

Je l'ai opéré le 11 décembre; après la section du muscle, l'œil a été parfaitement redressé.

Cette opération n'a été suivie d'aucun accident. Le 14 février, l'œil était correctement placé, les mouvements libres dans toutes les directions, et il commençait à voir avec cet œil. Le 4 avril, l'œil est toujours dans une position correcte. Il y a une grande harmonie dans les mouvements des deux yeux; la taie est diminuée de moitié; avec cet œil, il peut reconnaître la figure des personnes qui l'entourent. C'est ce même opéré qui a été présenté à l'Académie de médecine.

Lorsque l'inflammation se développe après cette opération, elle peut encore provoquer une récidive, et lorsque cette inflammation débute avec violence, elle fait naître des douleurs dans l'orbite qui sont quelquefois intolérables. Ces douleurs névralgiques ont souvent le type intermittent, et elles augmentent ou diminuent à certaines heures de la journée.

Dans le mois de mars de cette année, j'ai opéré à Bruxelles un jeune homme qui occupe un rang distingué dans la littérature. Il louchait en dehors depuis sa naissance. L'opération, faite facilement, n'a rien présenté de remarquable, et le lendemain ce malade était dans la situation la plus favorable pour obtenir une guérison rapide ; le troisième jour l'œil s'est enflammé, et M. Sch... a souffert pendant un mois de très vives douleurs.

J'avais dû quitter Bruxelles pour revenir à Paris, de sorte que je fus pendant long-temps sans rien apprendre de l'état de cet opéré, et je le croyais guéri, lorsqu'il m'écrivit les tristes suites de cette opération. Dans sa lettre il me donnait les détails suivants, qui serviront à faire comprendre la source de ces douleurs et de cette récidive. « Le lendemain de l'opération, ne me sentant aucun mal, je suis allé à mes occupations pendant environ deux heures, le surlendemain aussi, et au bout du troisième jour, je me suis trouvé l'œil métamorphosé en un affreux globe de sang, etc. ; je dois ajouter que cet œil n'est pas redressé. »

On trouve aussi ces insuccès dans la pratique d'autres chirurgiens. M. Baudens, qui dit n'avoir éprouvé aucun accident sur 900 opérations, a sans doute oublié le fait suivant. M. de Biscop, âgé de vingt-huit ans, rue Chabrol, 21, à La Chapelle, a louché en dedans à l'âge de huit ans. Il a été opéré par M. Baudens le 31 janvier 1841, et, le 9 mars suivant, M. Guersent fils a constaté, ainsi que d'autres médecins, l'existence d'un strabisme interne. Ce malade a été opéré de nouveau par M. Guersent.

Une jeune demoiselle opérée à Stuttgard est venue à Paris pour être débarrassée d'un strabisme double formé de nouveau quelques jours après l'opération. C'est M. Pinel Grandchamp qui l'a opérée, et c'est le plus beau résultat que j'aie vu jusqu'à ce jour.

M. Ammon, de Dresde, a également fait connaître trois récidives sur 72 opérations.

Je résume en peu de mots.

Il ne peut pas y avoir de demi-succès après cette opération : le résultat est complet ou incomplet. Dans le premier cas, l'opération a été bien faite ; dans le second, son exécution a été vicieuse : on ne peut pas admettre d'autre explication.

La récidive est imminente lorsque l'on ne résèque pas le bout antérieur du muscle divisé, et la méthode sous-conjonctivale est celle qui favorise le plus cette récidive.

Sans doute on a guéri plusieurs fois radicalement sans faire la résection du bout antérieur ; mais cette résection ne produit jamais des accidents, elle n'est pas douloureuse, et elle diminue la quantité de bourgeons charnus qui se développent ordinairement dans l'angle interne des paupières. Lorsque l'on n'enlève pas ce bout antérieur, on voit fréquemment, le lendemain de l'opération, un boursouflement considérable des tissus de l'angle interne de l'œil, et il faut alors enlever cette production morbide, c'est-à-dire que l'on fait le lendemain avec douleur ce qui eût été fait la veille sans produire aucun mal, parce que les tissus n'étaient pas encore enflammés.

§ IX. Hémorrhagie.

On cite quelques cas d'hémorrhagie consécutive. Dans ma pratique, je n'en ai pas vu un seul ; mais en Angleterre, on a publié une observation qui doit être rapportée ici.

XVIe OBSERVATION.

Succès de la transfusion du sang pour une hémorrhagie traumatique, par S. Lane.

Un enfant âgé de onze ans, après la section du muscle droit interne pour un strabisme convergent, opération que tout le monde sait maintenant être fort innocente, éprouva par la petite plaie de la conjonctive une hémorrhagie d'abord peu abondante et de courte durée, qui reparut au bout de quelques heures avec plus d'abondance, et devint enfin presque incessante, au point qu'au bout de cinq jours, après l'emploi infructueux de tous les anti-hémorrhagiques connus, l'enfant étant dans un état presque continuel de syncope complétement anémique et près de succomber, M. le docteur Lane se décida à pratiquer la transfusion. Des renseignements sur cet enfant avaient appris qu'il présentait une remarquable diathèse hémorrhagique qui se manifestait par des accidents du même genre, à l'occasion de la moindre piqûre. La transfusion fut pratiquée en présence de plusieurs personnes de la manière suivante :

Une veine étant choisie au pli du bras, on fit à la peau une incision d'un pouce d'étendue parallèle au vaisseau. Un stylet d'Anel fut passé sous la veine à la partie inférieure de l'incision, afin de soulever la veine, de la maintenir et d'empêcher la sortie du sang au moment où on l'ouvrit avec une lancette. L'appareil préalablement chauffé, on introduisit dans la veine la canule de la seringue pour s'assurer qu'aucun

obstacle ne se présentait; on la retira pour charger la seringue avec environ deux onces du sang d'une jeune femme
forte et bien portante. Après avoir bien expulsé tout l'air qui
pouvait être contenu dans l'instrument, on réintroduisit la
canule dans la veine; mais, malgré toute la célérité qu'on y
avait mise, le sang avait déjà commencé à se coaguler. On
renonça à l'employer. Il fallut recommencé avec plus de
précaution et par un procédé plus expéditif. Une demi-once
de sang fut d'abord injectée, et progressivement on poussa
la quantité de sang introduite jusqu'à cinq onces et demie. Ce
ne fut pas sans interruption qu'on put le faire. Il fallut quatre fois retirer l'appareil à cause de la tendance du sang à
se coaguler. Quand la jeune femme eut perdu dix à douze
onces de sang, le jet commença à diminuer, et il fallut renoncer à en obtenir une plus grande quantité. Les bons effets
de l'opération ne purent s'observer immédiatement; le pouls
seul reparut au moment même de l'injection; mais au bout
d'une heure ou deux, le malade put se soulever et boire,
sans qu'on l'aidât, un verre d'eau et de vin. Il était difficile
en ce moment de pouvoir se figurer que ce fût bien là le
malade qui était expirant quelques heures auparavant. L'hémorrhagie de l'œil ne se reproduisit pas. La plaie du pli du
bras fut guérie au bout de dix jours; bientôt l'enfant put
prendre l'air dans une voiture; l'appétit et les forces reparurent, et au bout de trois semaines il est parti pour la campagne d'où il n'a pas tardé à revenir en bonne santé et guéri
de son strabisme.

Ce fait est remarquable par la constitution hémorrhagique du sujet; mais j'ai peu de confiance dans ce
qui est dit de la transfusion. Je mets en doute ses résultats, parce que cette observation n'est appuyée par
aucune garantie. Quels sont les médecins qui ont assisté
l'opérateur? on ne cite pas leurs noms.

Ce qui, plus que toute autre chose, me fait encore douter de la véracité de ce fait, c'est ce que j'ai appris de la transfusion pendant mon voyage dans le Nord. L'année dernière, j'ai visité les diverses écoles chirurgicales de l'Allemagne, du Danemark et de la Russie; je me suis adressé à quelques physiologistes qui ont, dans quelques ouvrages français, la réputation d'avoir fait avec succès la transfusion, et ils m'ont répondu qu'ils étaient étonnés des faits qu'on leur attribuait; quelques uns l'avaient tentée, d'autres n'y avaient même pas songé.

Il est incontestable que certaines constitutions sont très disposées aux hémorrhagies; mais une plaie comme celle faite à la conjonctive pour guérir un strabisme ne peut pas produire une hémorrhagie mortelle; et dans le cas précédent, cette hémorrhagie a été arrêtée par le gonflement des tissus qui a toujours lieu le lendemain de l'opération. Si cet enfant a été sauvé, si cette hémorrhagie a été arrêtée, c'est le gonflement qui en a été la cause, et non pas une transfusion qui n'a peut-être même pas été faite.

§ X. Traitement consécutif.

La situation des malades après cette opération varie suivant la plus ou moins grande déviation de l'œil.

Lorsque le strabisme n'est pas fort, la plaie faite à la muqueuse est petite, et ordinairement elle se cicatrise en quatre ou cinq jours et presque sans inflammation. Si l'œil est fortement attiré en dedans, la plaie faite à la conjonctive est très grande, et le globe de l'œil est disséqué sur la moitié de son étendue. L'hémorrhagie, assez abondante dans ce cas, rend l'opération plus difficile, et l'inflammation qui en est la suite débute avec quelque violence.

Les compresses froides, qui suffisent pour arrêter l'inflammation dans le premier cas, sont impuissantes dans le second ; il faut mettre le malade au lit ; il faut faire pratiquer une saignée, quelques applications de sangsues à la tempe, et continuer nuit et jour l'emploi des compresses froides.

Les malades doivent se soumettre à la diète la plus sévère ; ils doivent tenir l'œil couvert, et il faut fermer les rideaux de l'appartement, afin qu'une trop vive lumière ne vienne pas exciter l'organe opéré.

Il est très utile de compléter le traitement par quelques laxatifs et par le *calomel*, dont on augmente la quantité si l'inflammation se montre rebelle.

Les trois ou quatre premiers jours qui suivent l'opération, le côté de l'œil qui a été opéré reste rouge. Quelques filaments de membrane muqueuse et de tissu cellulaire fatiguent quelquefois les malades par l'irritation qu'ils produisent ; ils agissent comme des corps étrangers : il faut les couper, et la gêne cesse aussitôt.

Ces premiers jours passés, on remplace l'eau froide par l'eau de plomb, et la rougeur pâlit bientôt.

C'est à cette époque que les bourgeons muqueux commencent à pousser, principalement chez ceux qui ont eu l'œil très dévié.

Ces bourgeons sont blancs, quelquefois rosés ; ils se lèvent sur un fond rouge ; lorsqu'on veut les prendre avec des pinces, ils échappent aux mors, et la moindre traction les déchire.

Il est cependant indispensable de les enlever, car

ils grandissent avec rapidité. On fait asseoir le malade comme pour pratiquer la première opération ; un aide écarte les deux paupières avec les doigts , et l'opérateur fait passer à travers le bourgeon une très fine érigne qu'il ne doit pas tirailler, car le plus petit mouvement ferait déchirer les tissus du bourgeon ; en la maintenant droite , il peut faire passer de petits ciseaux recourbés sur le plat entre l'érigne et la sclérotique , et d'un coup il peut emporter le bourgeon tout entier.

L'hémorrhagie qui suit cette petite opération est presque toujours abondante; souvent même elle rend cette opération difficile , surtout chez les enfants , parce que ces bourgeons gorgés de sang se laissent déchirer par le plus léger attouchement. On fait aussitôt laver l'œil avec de l'eau tiède que l'on remplace par l'eau de plomb, et, deux ou trois jours après , il ne reste plus de traces de l'opération.

Cependant les sujets qui ont souffert d'une grande inflammation sont exposés à voir ces bourgeons se reproduire deux ou trois fois : il faut alors les enlever à mesure qu'ils apparaissent.

Il faut se garder de détruire ces bourgeons par la cautérisation; les essais de ce genre qui ont été faits n'ont pas été satisfaisants. Le traitement est fort long et laisse des cicatrices blanches, inodulaires ; il se pourrait que, par la suite , la rétraction de ces tissus ramenât l'œil dans la position de strabisme. Ce traitement est plus douloureux que la simple excision.

Le développement de ces bourgeons est intéressant à étudier. Ils doivent parcourir diverses phases avant que leur évolution soit complète.

Quelques jours après l'opération, on voit la membrane muqueuse se boursoufler dans quatre ou cinq points différents. Ces petites inégalités blafardes ressemblent à des bulles d'air qui viennent crever à la surface de l'eau. Insensiblement elles augmentent de volume, leurs circonférences se touchent, et elles se réunissent en une seule masse. C'est à cette époque qu'elles deviennent rouges, et qu'elles paraissent être gorgées de sang; c'est aussi pendant cette période que la suppuration est produite en plus grande quantité.

Lorsque l'on cesse l'application des compresses trempées dans l'eau froide, ces masses de bourgeons se soulèvent pendant quelques jours, et si à cette époque, c'est-à-dire du huitième au dixième jour après l'opération, on veut en faire la résection, on produit une hémorrhagie abondante. La plaie ne se cicatrise pas immédiatement, et d'autres bourgeons grandissent comme les précédents, en parcourant les mêmes périodes.

Étant soustraits à l'influence de l'eau froide, ils ne tardent pas à changer de forme et de couleur. Les sillons qui les séparaient s'effacent, de sorte qu'ils ne paraissent plus former qu'un seul bourgeon. Ce dernier s'arrondit, il devient lisse et brillant; la rougeur s'éteint insensiblement, et enfin il présente la forme et la couleur d'une perle fine. Cette teinte opale est surtout remarquable chez les sujets scrofuleux.

Le bourgeon se rétrécit à sa base; il se forme un collet; ce dernier perd sans cesse de son volume, et il n'est bientôt plus réduit qu'à un pédicule mince et court.

Dans cet état d'étranglement la circulation est presque nulle dans le bourgeon. C'est le moment le plus favorable pour en débarrasser le malade. Il s'écoule à peine une goutte de sang lorsqu'on vient de le couper, et l'on aperçoit au-dessous les stries convergentes de la cicatrice.

Leur développement ne se fait pas de la même manière quand on n'emploie pas l'eau froide pour arrêter l'inflammation. On ne voit pas ce boursouflement successif ni la réunion des divers soulèvements. Les bourgeons restent isolés, et il faut alors les couper les uns après les autres. J'ai eu quatre fois l'occasion d'observer un fait assez intéressant. Deux ou quatre jours après avoir coupé le bourgeon, un malade vint me trouver, plein d'inquiétude sur ce qui s'était formé dans son œil. Après avoir ouvert les paupières, je vis une tache noire semblable à la mélanose, grosse comme une tête d'épingle, développée sur le lieu où avait végété le bourgeon. J'abandonnai cette production à elle-même, et trois jours après elle était résorbée. La seconde fois elle avait les mêmes caractères et elle s'était développée sous les mêmes conditions que la première; je l'enlevai avec des ciseaux, et je vis un petit caillot de sang veineux renfermé dans une légère couche de tissu cellulaire. Il est probable qu'en coupant le bourgeon j'avais soulevé une maille celluleuse, et qu'elle avait conservé la gouttelette de sang qui s'échappe ordinairement de la petite plaie produite par la résection du bourgeon charnu. Depuis cette époque, j'ai toujours coupé cette petite tumeur.

Quoi que l'on fasse après l'opération, malgré les plus

grandes précautions, malgré les soins les plus assidus, quelquefois on n'a pas pu mettre les opérés à l'abri des ravages de l'inflammation. Si elle acquiert une grande intensité, les désordres qu'elle occasionne sont très grands.

Il faut tout faire pour empêcher la suppuration des tissus de l'orbite; le tissu cellulaire se laisse détruire par la suppuration avec une rapidité qui fait le désespoir des malades et de l'opérateur. Les suites de cette désorganisation peuvent être funestes, l'inflammation peut se communiquer au globe de l'œil, et la perte de la vue en est le triste et déplorable résultat.

Tous les opérateurs qui se sont occupés de la myotomie oculaire ont souvent remarqué que l'œil opéré est plus grand que l'œil sain; les paupières sont plus écartées, de sorte qu'il en résulte quelquefois une grande inégalité entre les deux yeux. Cet agrandissement de l'ouverture palpébrale est dû à la section de l'aponévrose attachée à la paupière inférieure, et qui la soutient. Cette aponévrose est coupée, lorsque l'on incise la conjonctive au-dessous du muscle droit interne, et lorsqu'on dissèque ce dernier à sa partie inférieure; alors on détache non seulement le muscle, mais encore les tissus qui l'enveloppent, et c'est pendant cette dissection que l'on détruit les adhérences de cette aponévrose. La paupière inférieure est alors privée d'un soutien, et elle fléchit plus ou moins fortement.

En opérant de la manière suivante, on peut éviter cet écueil.

Je place d'abord les deux petites érignes au-dessus

du bord supérieur du muscle droit interne, et l'incision qui est faite à la conjonctive s'étend en haut ; mais en bas, elle ne dépasse pas la partie moyenne du muscle. Je saisis le muscle contracté en introduisant le crochet de haut en bas, c'est-à-dire par le bord supérieur du muscle ; et en donnant au crochet un mouvement de bascule, j'en fais sortir la pointe par la petite plaie de la muqueuse, et je coupe ensuite le muscle sans avoir agrandi en bas la plaie de la conjonctive.

Mais dans quelques cas on ne peut pas éviter ce trop grand écartement des paupières, et c'est principalement lorsque le muscle est bifurqué ; il faut alors agrandir l'incision pour pouvoir aller à la recherche du faisceau musculaire qui a échappé aux ciseaux. Je laisse, dans ces cas, cicatriser entièrement cette plaie, et lorsque la paupière est enfin fixée, lorsque son écartement ne peut plus être augmenté, c'est-à-dire un mois ou cinq semaines après l'opération, je fais à l'œil sain une petite opération qui agrandit l'ouverture palpébrale et qui rétablit l'harmonie du visage. Je place d'abord les deux petites érignes dans la muqueuse, au niveau du bord inférieur du muscle droit interne ; ensuite je coupe en travers ce pli conjonctival, en faisant descendre cette incision jusque sur la muqueuse de la paupière inférieure ; je retire les crochets, et l'opération est achevée. Ce petit débridement donne plus de liberté à la paupière inférieure : elle est un peu relâchée, et l'ouverture palpébrale devient aussi grande que celle de l'autre œil. Les yeux sont alors de la même grandeur.

Cette petite plaie guérit en deux ou trois jours.

§ **XI. Du** strabisme double.

Après une opération heureusement terminée, on reste quelquefois dans le doute sur le parti qu'il faut prendre immédiatement, parce que l'œil le plus dévié étant redressé, il semble que l'autre œil louche aussi. Dans cette circonstance, il ne faut jamais opérer les deux yeux. Insensiblement le malade s'habitue à voir les objets avec les deux yeux ; il apprend à regarder, et ce strabisme *par habitude* disparaît de lui-même.

Il faut seulement opérer des deux yeux les sujets qui louchent parallèlement, c'est-à-dire quand la déviation est au même degré des deux côtés, et c'est après un exercice d'un mois, ou davantage, que l'on se détermine à opérer l'autre œil. C'est surtout pour les strabismes divergents que cette observation est nécessaire. On voit souvent des individus qui paraissent loucher en dehors d'un seul œil : après avoir été opérés, ils louchent de l'autre œil, et l'on ne voit pas cette différence immédiatement après la première opération. Il faut attendre que l'œil opéré ait repris sa rectitude, pour apprécier exactement la déviation de l'œil opposé : c'est seulement alors qu'il faut faire cette deuxième opération.

Le redressement de l'œil n'est pas toujours parfait aussitôt après l'opération ; mais si l'on a acquis la preuve que tout le muscle et l'aponévrose sont coupés, on peut en toute sécurité abandonner le malade. Le redressement consécutif ne se fera pas attendre, et, dix jours ou quinze jours après l'opération, le globe oculaire sera dans sa position normale.

Voici quelques exemples de redressement consécutif, après avoir coupé entièrement les muscles altérés.

XVIIe OBSERVATION.

Strabisme convergent droit; redressement progressif.

M. Brin-Dos..., âgé de quarante-neuf ans, à Belleville, a eu la variole à l'âge de trente ans ; à neuf ans, il a été opéré de la cataracte par Grandjean, et il croit que l'œil s'est dévié après cette opération. La vision est presque nulle de ce côté.

Il a été opéré le 8 février ; l'œil n'a pas été redressé. Le 11 février, le redressement était presque entièrement fait ; il n'y eut pas d'inflammation. A cette époque, il pouvait déjà lire les caractères de moyenne grandeur ; il voyait clairement les doigts.

Le 22 février, un bourgeon fut coupé ; l'œil resta rouge pendant un mois, et il fut long-temps sensible à une trop vive lumière.

Le 7 mars, j'ai revu M. Brin-Dos... ; l'œil était parfaitement redressé ; il pouvait reconnaître les petits objets, il pouvait lire les caractères ordinaires, mais la lumière du soleil était encore difficilement supportée. A l'aide de lunettes bleues, cette sensibilité se calma, et le 21 mars la guérison était entière.

XVIIIe OBSERVATION.

Strabisme divergent de l'œil droit.

Mademoiselle de Preil a louché en dehors après sa naissance. Cette déviation était très grande, cependant l'œil strabique se redressait lorsqu'on fermait l'œil sain. La vision est un peu courte, mais égale dans les deux yeux. Les pupilles sont normales, et jamais cette jeune demoiselle n'a vu double.

L'opération a été faite le 7 février ; le muscle a été entièrement divisé ; l'œil ne s'est pas redressé ; la divergence a un
peut diminué, mais il n'y a pas eu une amélioration sensible.

Le 9 février, il y a un peu de gonflement et de rougeur
autour de l'œil, mais il n'existe encore aucune amélioration
dans la position du globe oculaire. Le 21 février, l'œil est
redressé de moitié ; il s'est aussi formé une large ecchymose
de la conjonctive, sans que l'on puisse en déterminer la
cause.

Le 7 mars, l'œil est parfaitement droit, les mouvements
sont corrects et en harmonie ; cette jeune personne regarde
et voit avec les deux yeux. La vue est toujours courte et
égale.

Le 28 mars, il n'existe plus de trace du strabisme, et de
l'opération.

Rien ne peut justifier la conduite de ces opérateurs,
qui, avec une légèreté coupable, divisent d'abord
le muscle droit interne ; si l'œil n'est pas droit, ils coupent le grand oblique ; le redressement n'a pas lieu
encore, ils coupent le droit inférieur ; ils ne sont pas
satisfaits du résultat, ils coupent encore le droit supérieur. Après cette boucherie, on obtient le redressement du globe oculaire, mais en donnant au malade
une exophthalmie ; l'œil devient saillant et immobile.
C'est, en un mot, un œil de bœuf, un œil de verre.
De semblables exemples, il en fourmille ; et je me
contenterai de citer l'opinion de Lucas, de Londres,
pour condamner cette pratique : « Dans les cas, dit
M. Lucas, où la division du muscle droit interne de
l'œil dévié en dedans n'a pas été suivie d'un plein succès,

on a coupé en même temps le droit supérieur ou le droit inférieur. Cette pratique, dont le but est d'accomplir ce que la division du premier muscle n'avait pu effectuer, est plutôt nuisible qu'utile, et décèle dans les personnes qui l'ont adoptée une ignorance complète de l'anatomie et de la physiologie des mouvements régulateurs de l'œil. »

Il n'y a qu'une seule variété qui rende nécessaires ces sections multiples : c'est lorsque l'œil est invariablement fixé dans une fausse position. Quoi qu'on fasse, on ne peut obtenir même un léger redressement sans la section de plusieurs muscles. En voici quelques exemples :

XIXe OBSERVATION.

Strabisme fixe convergent droit.

M. Bray, âgé de vingt-six ans, menuisier, louche en dedans ; le quart de l'iris est caché sous la caroncule lacrymale, il y a paralysie du muscle externe. À l'âge de douze ans, il reçut un coup de pierre au front. Cette blessure fut suivie de céphalalgie ; la vue s'est troublée, elle devint double, et le globe de l'œil s'est dévié insensiblement. C'est après deux années seulement que cette déviation a été aussi forte.

Il parvient seulement à dégager la cornée de l'angle interne des paupières, mais il ne peut pas ramener l'œil dans le centre de l'orbite. Pour lire, il doit placer le livre près du nez, le diriger vers l'angle interne de l'œil, et, malgré ces soins, il ne peut pas lire les caractères ordinaires. Les pupilles sont également dilatées et contractiles, et la vue n'est plus double.

L'opération a été faite le 18 mars ; le muscle droit interne a été coupé : il n'y a pas eu de redressement ; j'ai débridé, en coupant l'aponévrose en haut et en bas; il n'y a eu aucun changement dans la position de l'œil. Le droit supérieur et le droit inférieur furent également coupés, et l'œil vint se placer dans le milieu de la fente des paupières. Les mouvements d'abduction et d'adduction sont entièrement abolis, mais il existe encore un léger mouvement en haut et en bas.

Depuis l'opération, les paupières sont très écartées, et l'œil est très saillant; la vue est double.

Le 19 mars, l'œil est très saillant, l'ecchymose est très étendue, surtout en bas; il y a une injection générale, mais l'œil n'est pas douloureux.

Le 20 mars, l'œil est toujours aussi volumineux, la paupière inférieure est très refoulée; il existe déjà un léger mouvement en dedans.

Le 25 mars, les mouvements en haut et en bas sont rétablis; en dehors, ils ne sont pas aussi étendus qu'en dedans.

Il y a du gonflement; il a été saigné; on a extrait une livre et demie de sang.

Le 28 mars, les mouvements sont les mêmes; la paupière inférieure est toujours refoulée, il n'y a pas d'inflammation.

Le 2 avril, la saillie de l'œil est un peu diminuée; les mouvements sont rétablis, excepté en dehors.

Le 7 avril, il n'y a plus qu'un peu de rougeur. Le retrait de l'œil continue à se faire, et les mouvements s'exécutent avec facilité, excepté ceux produits par le muscle externe.

Le malade est parti guéri, en conservant une exophthalmie désagréable à voir.

XXe OBSERVATION.

Strabisme fixe convergent des deux yeux.

M. Etienne Godard, âgé de trente-huit ans, de Périgueux; chaudronnier-fondeur, il est sans cesse exposé à un grand feu. A l'âge de vingt-quatre ans, il s'est formé insensiblement un strabisme interne à droite ; les médecins lui ont conseillé d'abandonner son état de fondeur, et, depuis dix années, il s'occupe seulement de l'étamage, mais il est néanmoins toujours exposé à l'action du feu. Aujourd'hui l'iris est cachée sous le nez, et l'œil est invinciblement fixé dans cette position, tandis qu'il y a quatre ans, il était encore mobile. Il n'y a aucun mouvement possible ; il voit assez pour pouvoir lire, en regardant de côté.

Depuis quatre ans, l'œil gauche s'est aussi dévié ; de cet œil, il voit peu, et lorsqu'il veut regarder en dedans, il est gêné par l'autre œil, qui est alors tout-à-fait caché ; ce qui l'oblige à tourner la tête de côté pour regarder avec l'œil gauche. Cet œil ne peut pas aussi être ramené en dehors. Quand il veut voir correctement, il ferme l'œil gauche. L'œil droit est beaucoup plus sensible au soleil. L'œil gauche n'est en dedans que depuis la déviation complète et fixe de l'œil droit.

Le 1ᵉʳ avril, il a été opéré de l'œil droit ; il a fallu couper les muscles droits, interne, supérieur et inférieur ; l'œil a été placé au milieu de l'orbite, mais il paraissait être légèrement porté en haut. Avec un peu plus d'attention, on vit que c'était la paupière inférieure qui était refoulée en bas.

L'abduction dépasse le milieu de l'orbite, l'abduction est impossible.

Le 2 avril, l'œil est saillant, et la membrane muqueuse est très rouge ; l'œil est recouvert de compresses froides ; quatre jours après, l'inflammation a cessé, et les mouvements sont déjà rétablis, excepté en dehors ; la vue est très bonne. Progressivement la rougeur disparaît, et les mouvements augmentent d'étendue. Quinze jours après, j'ai dû faire l'opération sur l'autre œil ; le globe était attaché dans l'angle interne, et, quelque effort que le malade voulût faire, il ne

parvint pas à dégager la cornée de dessous le nez. Je dus
également couper le muscle droit, le droit supérieur et le
droit inférieur. Le globe oculaire fut replacé dans sa position normale. Lorsque le gonflement de la muqueuse fut
diminué et lorsque la rougeur fut éteinte, la cornée fut encore portée légèrement en dedans, et elle a depuis conservé
cette position. La vue est devenue correcte; il voit double
seulement, lorsqu'il rapproche les objets pour les voir de
très près. Ce malade a conservé deux exophthalmies.

§ **XII. De la section du muscle grand oblique.**

Après que l'on eut fait quelques opérations de strabisme,
on rencontra des exceptions ; on vit qu'il ne suffisait pas
toujours de couper le droit interne pour ramener l'œil
dans sa position normale. On fit d'abord quelques sections du tendon du grand oblique : les unes rendirent la
liberté à l'œil, les autres furent sans résultats. On dut
donc rechercher les causes, qui tantôt donnaient des résultats heureux, et tantôt faisaient échouer l'opération.
Après avoir examiné un grand nombre de louches,
avant et après l'opération, je suis arrivé à poser cette
règle générale, que l'œil est dévié par le droit interne et
le muscle grand oblique, lorsque la cornée est convexe, l'œil plus saillant, et lorsque la vue est myope.
Dans ces cas, lorsque le grand oblique a été coupé,
l'œil a repris sa position normale; par conséquent, l'œil
était retenu en dedans et en haut par le droit interne et
par le grand oblique. Ces faits sont peu nombreux; sur
cent on en compte cinq ou six, et pas davantage.

J'ai publié cette opinion dans ma première brochure
sur le strabisme, et je la maintiens encore comme vraie.

M. Baudens, à propos du muscle oblique (p. 45), se

livre à des considérations très bizarres ; il crée des objections pour se donner le plaisir de les combattre. Mais au reste, cette entière ignorance des travaux d'autrui ne doit pas étonner, elle peut être expliquée par les préoccupations de M. Baudens, qui, devant partir pour l'Afrique, « *a consenti à retoucher ses leçons en cédant aux désirs de ses confrères et de ses élèves,* » et n'a pas eu le temps de bien lire les opinions qu'il croit combattre. Je ferai remarquer, à propos de cette dernière brochure de M. Baudens, que la forme et le fond de ce travail ne font pas reconnaître la main qui a produit la *clinique des plaies par armes à feu*, publiée par ce chirurgien.

Plusieurs opérateurs ont coupé, sans raison, sans indications, le tendon du muscle grand oblique. Ainsi M. Amussat, en opérant le docteur Schuster, a coupé d'abord le droit interne sans succès ; il a ensuite pensé que peut-être le grand oblique faisait dévier l'œil, et il a coupé le grand oblique sans résultat heureux pour le malade ; enfin, *il a encore eu l'idée* que l'œil pouvait peut-être rester en dedans par la contraction du droit inférieur, et le droit inférieur a été coupé, toujours sans résultat. M. Amussat *a encore eu l'idée* que le globe de l'œil pouvait peut-être rester dévié par la contraction du droit supérieur, et il a coupé le droit supérieur. Cette fois l'œil a été placé dans le centre de l'orbite ; mais il est plus large et plus gros que l'œil non opéré. On ne sait trop ce qu'il faut le plus admirer dans cette opération, ou la patience du malade, ou la fécondité de M. Amussat, qui a produit successivement un aussi grand nombre d'idées.

Le tendon du grand oblique, en abandonnant la poulie, se dirige obliquement vers le côté externe du globe de l'œil, et il l'embrasse dans un tiers de son étendue. En se contractant, ce muscle écrase la sphère oculaire et allonge le diamètre antéro-postérieur en diminuant le diamètre transverse. Cette modification imprimée à l'instrument optique change la portée de la vue et produit la myopie. Il suffit dans ces cas de couper le tendon pour faire cesser la déviation de l'œil et le trouble apporté dans sa fonction. Le fait suivant est une preuve de ce que j'avance.

XXIe OBSERVATION.

Strabisme convergent de l'œil gauche ; contraction des muscles droit interne et grand oblique.

Emma Cerf, âgée de onze ans, de Paris, a louché à l'âge de trois ans, après une dentition difficile. Le globe de l'œil est plus proéminent que celui du côté opposé ; il est porté en dedans et en haut, la pupille n'est pas plus dilatée que celle de l'autre œil, et cette enfant ne voit pas double.

Lorsque l'on fait fermer l'œil sain, l'autre vient aussitôt prendre sa position normale, et il cherche à *s'accommoder* sur les objets pour les voir.

A une distance de cinq pieds, cette petite fille ne voit pas ; en rapprochant progressivement les objets, elle les voit plus distinctement, et enfin elle perçoit très nettement ceux qui sont seulement éloignés d'un pied.

Ces observations ont été faites par M. Bouvier, membre de l'Académie ; par MM. Rigal, de Gaillac ; Lallemand, de Montpellier ; Pinel Grandchamp ; etc.

J'ai commencé par diviser le muscle droit interne ; la déviation n'a plus été aussi forte en dedans, mais l'œil restait encore en haut. Je fis une plus grande incision dans la membrane muqueuse, et je coupai le tendon du muscle grand oblique. Immédiatement après cette division, l'œil vint reprendre sa place normale, la saillie de la cornée s'affaissa, et aussitôt après la vue devint longue : cette petite fille vit très distinctement les objets, éloignés de son œil de quatorze à quinze pieds.

Deux jours après l'œil fut porté en dehors, et un gros bourgeon rouge se développa dans l'angle interne de l'œil. Je fis la résection sans attendre davantage, parce qu'il agissait sous les paupières comme un corps étranger. L'œil revint insensiblement dans sa position normale, et la cicatrisation ne se fit pas attendre. La vue n'est plus myope, et aujourd'hui, plus de quatre mois après l'opération, le résultat n'a pas cessé d'être des plus heureux.

M. Baudens dit que les louches sont presque toujours myopes du côté affecté : c'est une erreur qu'il pouvait éviter de commettre en ne procédant pas avec sa légèreté accoutumée. Les louches ne sont pas myopes, et la preuve, c'est qu'ils ne voient pas mieux quand on les fait regarder à travers les verres de degrés différents, tandis que les myopes voient mal sans lunettes, et voient bien avec des verres qui sont appropriés au degré de leur vue. Les louches voient mal ou voient peu : c'est parce que la sensibilité de la rétine est altérée et suspendue dans l'organe dévié. Nous avons exposé dans ce chapitre les causes de cet affaiblissement de la vue ; il est donc inutile d'en parler ici.

Ce chirurgien commet une erreur encore plus grave lorsqu'il parle de l'affaiblissement de la vue chez les louches ; il dit que la vue est faible « parce que l'œil ne reçoit que des rayons obliques ; la prunelle semble fuir la lumière, et ce défaut d'excitation fait tomber la rétine dans un état de paresse... » Si cela était vrai, l'œil strabique devrait voir plus nettement lorsque l'on ferme l'œil sain ; alors il se redresse,

la pupille ne se cache plus , la rétine est bien excitée, et la
vue n'est pas meilleure. Que l'on ne nous dise pas que ce redressement n'est que momentané, et qu'il ne suffit pas pour
entretenir l'excitation , parce que nous répondrons que les
personnes qui font usage de louchettes ont constamment l'œil
malade correctement placé , et qu'il n'en voit pas davantage ,
tandis que l'œil sain est alors dévié, et qu'il n'en voit pas plus
mal. Ce défaut de connaissance physiologique doit être ex-
cusé : M. Baudens a passé sa vie à faire de la chirurgie pratique sur les champs de bataille ; mais il devrait s'abstenir ,
afin de ne pas trop se mettre à découvert.

La section du tendon du grand oblique a été faite avec
une légèreté que l'on comprend difficilement. Lorsque quelques opérateurs n'ont pas réussi à redresser l'œil immédiatement après avoir divisé le muscle droit interne, ils ont aussitôt porté le bistouri sur le muscle grand oblique. Ils n'ont
pas réussi davantage, et alors ils se sont écriés que cette opération est inutile, que l'on s'était trompé en attribuant au
grand oblique la déviation de l'œil en haut et en dedans , et
que les fonctions de ce muscle étaient différentes de celles
qu'on lui attribuait. Ces erreurs ont été commises par ceux
qui ont dédaigné de faire du strabisme une question sérieuse,
et qui ont pensé qu'il suffisait de faucher les muscles pour
redresser l'œil.

§ **XIII. De la section du petit oblique et du muscle droit externe.**

Les deux muscles obliques dirigent en dedans l'œil
en totalité, lorsqu'ils fonctionnent ensemble : le grand
oblique agissant seul , porte le globe oculaire en haut et
en dedans, et le petit oblique le dirige en dedans et en
bas lorsqu'il se contracte isolément. Voilà , jusqu'à

preuve du contraire, l'opinion qui est évidente pour moi, et cette opinion s'est formée par l'examen des faits. Faut-il donc couper le muscle petit oblique pour guérir un strabisme divergent? Je n'hésite pas à répondre que cette pratique est vicieuse, qu'elle ne repose sur aucune base, et qu'elle ne peut pas même être justifiée par les succès que l'on dit avoir obtenus. Voici l'histoire d'une opération faite par M. Baudens, et l'on verra avec quel discernement ce chirurgien fauche les muscles de l'orbite.

Mademoiselle Crette, rue de la Harpe, n° 57, a été opérée sans succès le 27 janvier 1841 par moi. Elle avait un strabisme divergent qui n'a cédé qu'à la section des muscles droit interne, droit supérieur et petit oblique; c'est le 5 mars que M. Baudens a ainsi dépouillé l'œil : « Nous avons pu constater, ajoute-t-il, que le muscle droit externe avait été *totalement coupé;* il avait contracté des adhérences sur le globe oculaire. »

Le résultat définitif de cette opération est une exophthalmie; et quelle influence a donc exercée la section du petit oblique? L'œil a repris sa position droite; mais valait-il mieux changer le strabisme divergent de cette femme en une exophthalmie, en diminuant les mouvements de l'œil et en altérant la vue? C'est cependant ce qui est arrivé, et c'est ce que M. Baudens appelle un succès.

Je n'ai jamais vu la section du petit oblique faire disparaître la divergence de l'œil, alors qu'elle avait résisté à la section du droit externe, et plusieurs opérateurs qui ont fait cette section disent n'en avoir obtenu aucun résultat satisfaisant.

Dans ces cas de strabismes divergents, rebelles à la section du muscle droit interne, je débride l'aponévrose depuis le muscle droit supérieur jusqu'au muscle droit inférieur ; il arrive alors que l'on découvre quelquefois des fibres musculaires isolées, appartenant au muscle droit supérieur, ou à l'inférieur, qui retiennent l'œil en dehors ; il suffit de les couper pour faire disparaître tout obstacle au redressement de l'œil.

La difformité est toujours diminuée après ces diverses sections ; et si le résultat n'est pas complet, je pense qu'il est plus prudent de laisser au malade une légère déviation que de l'exposer aux chances des sections multiples, qui produisent toujours des exophthalmies, et la fixité de l'œil, que l'on a appelé œil de verre ou œil de bœuf. C'est la ligne de conduite que j'ai toujours suivie, et que je n'abandonnerai que lorsqu'on m'aura démontré mon erreur.

§ **XIV.** **De la section du muscle droit interne.**

Dans la grande majorité des faits, la section du muscle droit interne suffit pour laisser l'œil libre et pour opérer son redressement. On voit souvent l'œil faire un mouvement en dehors aussitôt que la division des muscles est terminée. Mais il existe des exceptions ; alors l'opération présente des difficultés : c'est lorsque l'œil est dirigé en dedans et en haut ; cette variété peut faire commettre une erreur de diagnostic préjudiciable au malade, car on peut couper inutilement un muscle que l'on croit contracté et qui ne l'est pas.

Voici dans quelles conditions cette erreur peut être

commise. Le muscle droit interne et le muscle droit supérieur sont généralement plus forts que les autres muscles droits ; quelquefois aussi leur extrémité antérieure se divise en deux ou trois faisceaux séparés par du tissu cellulaire. Que l'on suppose une bifurcation du muscle droit interne ou une bifurcation interne du droit supérieur ; que, dans cette dernière circonstance, le muscle interne soit contracté, ainsi que le faisceau musculaire détaché du droit supérieur, deux forces agiront dans des directions différentes sur le globe de l'œil, et la résultante de ces deux forces sera une direction intermédiaire, c'est-à-dire que l'œil ne sera pas dirigé en haut directement ni en dedans, mais bien en dedans et en haut ; le globe de l'œil suivra la perpendiculaire élevée sur la base du triangle des deux puissances.

Si au contraire le muscle droit supérieur est bifurqué en dehors, le globe de l'œil sera dirigé en haut et en dehors. Cette variété est fort rare : je l'ai vue une fois seulement. La bifurcation musculaire est fréquente : je l'ai trouvée quarante-et-une fois sur soixante-trois.

La contraction du muscle grand oblique détermine aussi la direction en dedans et en haut, de sorte que l'erreur est facile, comme je le faisais remarquer précédemment. Il faut dans ce cas étudier la vue de l'œil dévié : si le grand oblique produit la déviation, la vue est courte dans cet œil, le globe est bombé et l'individu est myope, ce qui n'a jamais lieu lorsque les muscles droits sont seuls contractés.

C'est par l'exploration consécutive, c'est en faisant la preuve de l'opération avec le crochet mousse, qu'il est seulement possible de reconnaître si la bifurcation appartient, soit au muscle droit interne, soit au muscle droit supérieur. Ces explorations consécutives sont d'une nécessité absolue ; lorsque l'on ne les fait pas, on abandonne des malades incomplétement opérés, auxquels on croyait avoir coupé tous les obstacles qui empêchaient l'œil de se redresser.

Le muscle droit interne présente encore quelquefois deux attaches antérieures, c'est-à-dire qu'un faisceau se détache de la masse musculaire et se cramponne en un point quelconque de la sclérotique, et l'autre, le véritable tendon, est fixé auprès de la cornée. Lorsque l'on a fait la section de cette partie antérieure, et lorsque l'on est convaincu de l'avoir bien coupée, on abandonne l'œil, et bientôt on voit qu'il est encore ramené dans l'angle interne des paupières ; en faisant une exploration avec le crochet mousse, au loin dans l'orbite, et en ramenant le crochet vers soi, sans quitter la sclérotique, on ne tarde pas à être arrêté par une bride plus ou moins résistante ; en tirant sur le crochet on amène cette bride au dehors, et, en la coupant, on voit aussitôt l'œil faire un mouvement vers l'angle externe des paupières, ce qui indique que l'on a détruit tous les obstacles qui s'opposaient au redressement de l'œil.

Dans d'autres circonstances, et c'est ordinairement après des ophthalmies de longue durée, ces brides supplémentaires sont adhérentes à la sclérotique; l'opération est alors difficile à exécuter, la dissection réclame tous les soins de l'opérateur, car on a pour point d'appui le globe oculaire qui est un corps peu résistant ; en faisant cette dissection, il faudrait peu de chose pour faire ouvrir la sclérotique.

Dans quelques cas de strabismes anciens, la membrane fibreuse qui enveloppe l'œil a été raccourcie par suite de cette position vicieuse déterminée par le muscle droit interne ; c'est principalement lorsque l'œil louche ne peut pas être ramené au-delà du centre des paupières : le muscle externe n'est pas assez puissant pour vaincre la résistance produite par l'aponévrose et par le muscle. La section seule du muscle ne suffit pas dans ces circonstances ; il faut encore débrider le globe oculaire en haut et en bas, en coupant la membrane muqueuse et l'aponévrose ; l'œil est redressé ordinairement après ces débridements.

La section du muscle droit externe présente quelquefois des difficultés, qu'il est cependant bien important de résoudre. D'abord on est souvent trompé sur le degré de la déviation : on croit qu'un œil louche et que l'autre est parfaitement droit ; aussitôt que le redressement a eu lieu après l'opération, on voit que l'autre se porte en dehors presque au même degré que celui qui vient d'être opéré. Il faut alors couper le muscle externe de cet œil, pour obtenir de l'harmonie dans les mouvements des deux yeux. Pour s'assurer si le strabisme est double, il faut examiner les yeux de la manière suivante. En présentant un objet au malade, et lui faisant regarder cet objet avec attention, on voit un œil fortement dévié, c'est ordinairement l'œil qui voit le moins, et l'autre est placé dans le milieu des paupières ; on ferme avec la main ce dernier œil, et alors celui qui était placé à l'angle externe vient occuper le centre de l'ouverture palpébrale. On engage le malade à fixer avec attention l'objet qu'il regarde. On ôte la main qui recouvrait l'autre œil, et l'on voit, ou cet œil renversé en dehors, occupant l'angle externe des paupières, ou bien il est resté dans sa position première, c'est-à-dire dans le centre des paupières. Dans ce cas, l'œil n'est pas affecté de strabisme, et une seule opération suffira pour guérir le malade, tandis que si l'œil se renverse, c'est une preuve évidente qu'il est aussi entraîné par le muscle externe et que la section de ce muscle est indispensable. Il est prudent d'attendre douze à quinze jours avant de faire cette seconde opération, parce que l'on acquiert une connaissance plus exacte de la nouvelle position des deux yeux.

La section du muscle droit externe est quelquefois plus difficile à faire que celle du muscle droit interne, surtout lorsque l'œil a souffert long-temps d'ophthalmie chronique. La membrane muqueuse est devenue plus épaisse, elle est souvent soudée à la région scléroticale, et elle est peu distincte du tendon du muscle. Ce dernier peut être coupé sans qu'on le sache, pendant la dissection de la muqueuse, ou bien il peut échapper aux recherches que l'on fait avec le crochet mousse ; la manœuvre devient plus longue, les douleurs s'accroissent, et l'inflammation devient inévitable. Lorsque l'inflammation s'empare des tissus de l'orbite après la section du muscle droit externe, presque toujours elle provoque des douleurs névralgiques qui tourmentent beaucoup les malades. Je n'ai jamais vu ces douleurs survenir après la section du muscle droit interne, tandis que, dans ma pratique, j'ai vu quatre fois ces accidents enrayer le traitement, ou faire échouer l'opération. Je ne sais si d'autres opérateurs ont été plus heureux que moi : jusqu'à ce jour ils n'ont fait connaître que des succès. Ces quatre faits malheureux ont une grande valeur, lorsqu'on réfléchit que ce sont seulement les strabismes divergents qui ont été atteints de ces accidents, et que cette variété du strabisme est bien moins nombreuse que celle du strabisme convergent : on en compte dix sur cent.

J'ai fait connaître mes revers afin d'attirer l'attention des praticiens sur cette opération. Le moyen d'éviter ces tristes complications, c'est de ne pas perdre de vue l'opéré, et de faire un traitement actif, aussitôt que les premiers symptômes inflammatoires apparaissent.

§ **XV.** **De la section du muscle droit supérieur.**

La déviation du globe de l'œil en haut n'a pas cet aspect désagréable des autres déviations oculaires ; les individus qui en sont affectés paraissent toujours regarder le ciel, ils ont une apparence méditative, et, lorsque l'œil est fortement porté en haut, ils semblent être dans un moment extatique.

La vue n'est pas autrement modifiée que dans les autres variétés du strabisme, et les suites sont les mêmes ; l'opération est plus difficile à exécuter, parce que la paupière supérieure tombe sans cesse, et recouvre le muscle droit supérieur. On est aussi exposé à couper le tendon du muscle grand oblique, surtout si on a commencé à détacher la muqueuse en dehors. En faisant passer le crochet mousse sous le muscle droit, on amène facilement le tendon du trochléaris ; pour éviter cet écueil, il faut implanter une érigne double dans la partie supérieure de la sclérotique, et par ce moyen, en tirant fortement en bas, on fait sortir l'œil de dessous la paupière supérieure, et l'on met à découvert le tendon d'attache du droit supérieur. Il est facile alors de le couper, et le globe de l'œil reprend sa position normale.

La cicatrisation de cette plaie se fait plus rapidement que dans les cas du strabisme convergent, parce que la paupière supérieure, se reposant sans cesse sur le globe de l'œil, laisse en contact les deux surfaces saignantes, et elle favorise la réunion, qui se fait presque sans suppuration. L'inflammation est plus vive quand le strabisme est produit par le muscle droit aidé par le grand oblique.

La dissection, qu'il faut étendre jusque dans les tissus graisseux qui enveloppent le tendon du trochléaris, les enflamme fréquemment.

XXIIe OBSERVATION.

Strabisme supérieur de l'œil droit, et convergent de l'œil gauche.

J'ai opéré une jeune fille qui, après une ophthalmie, eut un double strabisme, mais dans des directions différentes : l'œil droit était porté en haut, et à moitié caché par la paupière supérieure ; l'œil gauche était attiré en dedans, un peu vers le haut. L'œil droit pouvait être porté en dehors, tandis que l'œil gauche ne pouvait jamais dépasser le milieu de l'ouverture des paupières. Cet œil servait peu à la vision en plein jour, et le soir, à une grande lumière, *la vue était double*; les pupilles étaient inégalement ouvertes; celle de l'œil gauche était constamment plus large que celle de l'œil droit.

Après avoir coupé le muscle droit supérieur à l'œil droit, la déviation cessa tout-à-coup. On coupa le muscle interne à l'œil gauche, et la direction des yeux ne laissa plus rien à désirer.

Le traitement fut dirigé avec activité, on fit aussitôt après l'opération une application de sangsues, ce qui prévint un trop grand développement de l'inflammation. Quelques bourgeons muqueux végétèrent dans l'angle interne de l'œil, ils furent emportés, et la cicatrisation se fit avec rapidité.

Quant à la section du muscle droit supérieur, faite dans le but de redresser des strabismes convergents, il faut la regarder comme une opération exceptionnelle, et c'est avec une grande circonspection qu'il faut l'exécuter.

§ **XVI. De la section du droit inférieur.**

Cette opération est bien rarement nécessaire; je n'ai jusqu'à ce jour pas encore vu un strabisme inférieur dans une direction franche: ou bien l'œil était porté en bas et en dedans, ou en bas et en dehors. Pour couper le muscle droit inférieur, il faut abaisser fortement la paupière inférieure et soulever l'œil avec une érigne double; après avoir ouvert la muqueuse transversalement on introduit le crochet mousse de dedans en dehors, afin d'éviter le petit oblique, et en tirant à soi le manche de l'instrument, on ramène le muscle chargé sur le crochet; on le coupe ensuite à son attache à la sclérotique. Dieffenbach a pratiqué cette opération dans un cas de strabisme remarquable ; je lui emprunte cette observation.

XXIIIe OBSERVATION.

Strabisme convergent et inférieur de l'œil gauche.

Ferdinand Godlibe Moscowitz, âgé de trente ans, a été malade à l'âge de deux ans; des accès convulsifs ont produit la déviation de l'œil gauche. La cornée est presque entièrement cachée par la paupière inférieure. Les pupilles sont *contractées*, il ne voit *pas double*. Cet œil est très faible, et il ne peut lire sans le secours de l'autre œil.

Le muscle droit inférieur fut coupé, après avoir préparé et évité le petit oblique. Aussitôt le globe de l'œil se précipita dans l'angle interne des paupières, et on eut à corriger un strabisme convergent du plus haut degré. Cette opération fut faite avec quelques difficultés, parce que les muqueuses déjà tuméfiées formaient des bourrelets sous les instruments. Enfin le muscle droit interne fut coupé, mais l'œil ne reprit pas sa position normale. Les deux muscles obliques le retenaient dans l'angle interne.

Dieffenbach fit passer une petite ligature de soie dans la muqueuse de l'angle externe des paupières; elle servit à tirer l'œil en dehors. Les deux bouts de cette ligature furent attachés sur la tempe avec des emplâtres. L'œil fut ainsi ramené dans le centre des paupières, et il conserva invariablement cette position. Les pupilles *se contractèrent*, et il ne *vit pas double*.

Les paupières furent fermées, et l'on appliqua des bandelettes agglutinatives pour mettre les plaies à l'abri du contact de l'air; des compresses froides furent appliquées sur l'orbite, et le malade fut mis à la diète.

L'inflammation qui suivit cette opération fut très vive ; elle débuta avec violence ; il fut nécessaire de faire des applications de sangsues. Il prit au si, pendant plusieurs jours, une petite quantité de sel amer. Trois semaines après, les accidents inflammatoires avaient entièrement cessé ; mais la conjonctive était encore boursouflée, elle formait un anneau rouge autour de la cornée ; les paupières étaient gonflées et ecchymosées, il semblait qu'un coup violent avait meurtri cet œil. On emploie les lotions avec l'eau de plomb et l'eau de camomille ; la cicatrisation se fit avec rapidité, et, lorsque la ligature de soie fut enlevée, le globe de l'œil ne dévia plus en dedans, il conserva la position qui lui avait été donnée dans le centre des paupières.

Nous avons vu plus haut quelle était la valeur réelle de la section du muscle droit inférieur pour faciliter le redressement du strabisme convergent, il est donc inutile de revenir ici sur ce sujet.

§ **XVII. De la cicatrisation des muscles.**

Après l'opération faite pour guérir le strabisme, la cicatrisation des muscles se fait de différentes manières, suivant le procédé qui a été exécuté.

Lorsque l'on décolle l'attache antérieure du muscle, comme le fait M. Velpeau, le travail inflammatoire ne s'étend pas au-delà de la section, et le bout antérieur du muscle se greffe sur un point plus en arrière que son attache normale. Lorsque l'on coupe le muscle en travers, à une ou deux lignes en arrière de son attache antérieure, et lorsqu'on ne fait pas la résection du bout antérieur, les deux extrémités du muscle deviennent adhérentes à la sclérotique, et elles sont réunies par un tissu cellulaire qui se condense de plus en plus , et qui a quelquefois une ligne et demie de longueur. Si l'on fait la résection du bout antérieur , l'extrémité libre du muscle coupé s'attache à la sclérotique en un point plus ou moins éloigné de son insertion normale , et la cicatrice qui résulte de la plaie faite sur cette insertion reste visible pendant deux ou trois mois après l'opération ; on aperçoit une petite bandelette blanchâtre , et quelquefois rouge. Insensiblement , elle se ramollit , et elle finit pas se confondre avec les tissus voisins. Une chose remarquable, c'est que la dissection qui a détruit l'aponévrose d'enveloppe du muscle provoque une inflammation qui s'empare du tissu cellulaire entourant le muscle. Ce tissu cellulaire s'épaissit et forme une gaîne nouvelle au muscle qui en était privé. En Angleterre , on a publié l'autopsie d'un sujet qui avait été opéré du strabisme ; voici cette observation.

XXIVᵉ OBSERVATION.

Dissection d'un cas de strabisme après la strabotomie ; par H. Hewett.

Georges Clarke, âgé de trente ans , a été reçu à l'hôpital Saint Georges, dans la division de Babington, le 11 novembre 1840, pour être traité d'un ulcère à la jambe. Il était en même temps attaqué de strabisme divergent à l'œil gauche. La déviation était très considérable.

Le 1ᵉʳ décembre, M. Babington coupa le muscle droit externe. L'opération a été suivie de plus d'inflammation que de coutume, mais la réaction s'est dissipée en peu de jours sans aucun traitement particulier. Au moment de l'opération, le succès a paru complet ; mais la réaction inflammatoire a reproduit le strabisme, bien qu'à un degré moindre qu'avant. Les yeux n'avaient pas absolument la même direction, mais la différence n'était pas très grande ; cette différence cependant a diminué de plus en plus par la suite, au point qu'elle était à peine perceptible, lorsque le malade a été pris de pneumonie, et est mort le 1ᵉʳ janvier 1841.

L'œil opéré a été soigneusement disséqué. Le muscle droit externe est complétement divisé à l'endroit où il commençait à devenir tendineux. La partie charnue s'était rétractée à environ trois quarts de pouce en arrière, mais est restée toujours attachée au globe de l'œil à l'aide d'une forte bande de tissu cellulaire. Cette bande offre trois lignes environ de largeur et six lignes de longueur, et est attachée au globe oculaire, à deux lignes environ derrière l'insertion primitive du muscle ; sa force est telle qu'elle peut être tirée sans se déchirer.

Il n'est point douteux que cette bande ne fût formée de ce tissu cellulaire flasque qui unit naturellement le muscle au globe de l'œil, et qu'elle n'ait pris cette forme allongée que par la rétraction du muscle, et n'ait été condensée que par l'inflammation.

La pièce pathologique a été déposée au muséum de l'hôpital.

Dans son dernier ouvrage sur la section des tendons, Dieffenbach a donné quelques observations faites sur la réunion des muscles coupés dans l'orbite. Ayant coupé les muscles à des lapins, il a vu, quelques semaines après l'opération, que les muscles étaient réunis par une cicatrice faible et rouge ; plus tard elle pâlissait, et enfin elle devenait moins colorée que la substance musculaire. Elle servait d'intermédiaire pour réunir la conjonctive à la sclérotique, et la membrane muqueuse, devenue ainsi adhérente, ne pouvait être soulevée avec des pinces. Avant de faire l'opération, s'il soulevait le muscle dans une certaine étendue, la cicatrice était plus large et plus résistante. Sur l'homme, dans des cas de récidive du strabisme, il a vu se former, suivant l'étendue de l'incision, tantôt une bandelette saillante, tantôt un sillon; ces traces de la cicatrisation étaient rouges, et elles ne pouvaient pas être soulevées, ni avec des pinces, ni avec des érignes.

Le tissu cellulaire qui faisait ainsi adhérer la conjonctive au bulbe était rouge et très riche en vaisseaux sanguins ; plus tard la conjonctive se ramollissait, et elle devenait insensiblement rosée et transparente, après avoir recouvré toute sa finesse et sa souplesse.

§ **XVIII. Strabismes consécutifs.**

Après avoir coupé les muscles contractés, on voit quelquefois se former des strabismes dans la direction opposée à celle de la première difformité ; les uns sont temporaires, les autres permanents.

Les premiers sont formés par l'inflammation qui se développe après cette opération : les tissus se tuméfient et portent l'œil en dehors, ou bien l'inflammation, agissant sur le muscle externe, provoque sa contraction exagérée, et ce muscle entraîne l'œil en dehors. Le traitement antiphlogistique, en faisant cesser l'inflammation, rétablit l'œil dans son état normal, et la nouvelle déviation disparaît.

Les seconds, au contraire, sont des strabismes consécutifs permanents. Ils sont formés par l'exécution d'un procédé vicieux, ou après l'opération faite aux deux yeux . lorsque le strabisme n'est pas parallèle. Si l'on coupe le muscle contracté dans un point éloigné de son insertion à la sclérotique, on diminue la longueur du levier, et, étant raccourci, il n'a plus autant de puissance pour ramener l'œil dans la direction de son action.

Le procédé que M. Baudens exécute détermine la formation de ces strabismes consécutifs. Dans son enthousiasme, cet opérateur s'écrie : « J'ai opéré huit à neuf cents louches sans avoir éprouvé un seul accident.» Je crois qu'il dit vrai , je suis convaincu de sa bonne foi quand il dit qu'il n'a éprouvé aucun accident ; mais ses opérés ne disent pas la même chose. Au moment de partir pour l'Afrique, M. Baudens « a consenti à retoucher ses leçons. » On conçoit donc qu'il a eu trop peu de temps pour recueillir les plaintes de ses opérés ; les résultats ne sont donc pas entièrement connus de M. Baudens. Afin qu'il puisse compléter l'histoire de ses malades, lorsqu'il *consentira* à publier la monographie qu'il nous promet, je lui donnerai quelques détails sur l'état de quelques uns de ses opérés.

Mademoiselle Dup... , rue du Cherche-Midi, n° 98, est allée chez M. Baudens pour le consulter sur un très faible strabisme convergent. La déviation était si légère que cette jeune personne ne voulait pas se faire opérer. La vue était très bonne ; M. Baudens présenta cette opération comme une chose si simple, si peu douloureuse, et si constamment certaine dans ses résultats, que cette demoiselle, sollicitée par M. Baudens , se laissa enfin opérer. Il en est résulté une exophthalmie, et un strabisme divergent; l'œil ne peut pas être ramené en dedans, et la vue est presque nulle dans cet œil. L'opération a été faite le dimanche 21 février, et les notes que je fais connaître à M. Baudens ont été recueillies le jeudi 29 avril par plusieurs médecins dont je puis lui donner les noms.

M. Baudens a également opéré madame Jan..., âgée de vingt-sept ans, demeurant rue Saint-Honoré, n° 121.

Cette dame louchait en dedans de l'œil droit, et très faiblement de l'œil gauche.

L'opération a d'abord été faite avec succès sur l'œil droit ; puis enfin l'œil gauche a été aussi opéré. Il en est résulté un strabisme divergent d'abord de l'œil gauche, et ensuite de l'œil droit. On dut faire la section des deux muscles externes, et le strabisme *divergent existe encore*, mais amélioré. Cette dame voit double, elle ne peut plus travailler, et elle pleure tous les jours sa faiblesse, en regrettant son strabisme interne, qui lui permettait de voir correctement les objets.

Cette opération a été faite dans les premiers jours du mois de mars, et ces notes ont été recueillies par plusieurs médecins le 2 mai.

Le jeune Spir... (Ernest), âgé de dix ans, a été opéré d'un strabisme convergent, le 29 mars, par M. Baudens. Il en est résulté un strabisme divergent, qui a été opéré par M. Guersent fils.

Un jeune Allemand, demeurant place de la Madeleine, n° 3, a été opéré par M. Baudens d'un strabisme divergent. Il en est résulté une exophthalmie, une chute de la paupière inférieure, un strabisme divergent, et la perte totale de la vue dans cet œil.

Ammon, de Dresde, a publié trois observations de strabismes consécutifs, après avoir opéré soixante-douze sujets. (*Die Behandlung des schielens.*)

Je dois aussi faire connaître une observation de strabisme convergent double, changé en strabisme divergent ; j'ai été dans la nécessité de couper les deux muscles externes, quelque temps après avoir divisé les deux muscles internes. Les yeux ont été redressés, mais la malade a toujours conservé un regard incertain.

XXVe OBSERVATION.

Strabisme convergent des deux yeux, et strabisme divergent consécutif.

Mademoiselle Sophie G..., âgée de dix-neuf ans, a commencé à loucher des deux yeux à l'âge de trois ans. Cette difformité s'est développée après des accès convulsifs. L'œil droit était presque entièrement voilé par les paupières, les pupilles étaient égales, et jamais cette jeune personne n'avait vu double avant l'opération.

J'ai fait la section des deux muscles droits dans la même séance. Celui du côté droit était large et attaché à la sclérotique dans une grande étendue.

Aussitôt après l'opération, les pupilles s'ouvrirent inégalement, et l'opérée vit double.

Quelques compresses froides placées sur les orbites pendant six jours suffirent à arrêter le développement de l'inflammation, et quinze jours après il ne restait plus qu'un peu de rougeur dans le grand angle de l'œil, et une légère ecchymose dans la paupière supérieure.

Six semaines après cette opération, le muscle externe de l'œil droit se contracta, et le globe de l'œil fut dirigé en dehors. J'ai fait la section du muscle externe, le globe de l'œil a repris la position normale, et le strabisme n'a plus reparu.

Depuis que l'expérience nous a appris à ne plus opérer les deux yeux dans la même séance, nous n'avons plus eu des strabismes consécutifs, dans une direction opposée à la déviation première.

§ **XIX**. Affaiblissement de la sensibilité de la rétine.

Un grand nombre d'individus louches voient peu, ou même ne voient pas, avec l'œil dévié ; la rétine n'est plus sensible à l'excitation de la lumière ; cet état d'insensibilité de cette membrane peut parcourir successivement, et en très peu de temps, tous les degrés, depuis l'affaiblissement jusqu'à la suspension entière de la vision. Quelquefois l'œil perçoit seulement les objets les plus volumineux et les plus éclairés, à la condition d'être très rapprochés. Cette altération est toujours la suite du strabisme, et je ne connais pas jusqu'à ce jour un seul fait de cette nature qui ait précédé la déviation de l'œil. Cet état a souvent été confondu avec la myopie. Ce qui prouve que le sujet n'est pas myope, c'est que, en le faisant regarder à travers des lunettes de puissances graduées, il ne voit pas davantage. Après l'opération, cet état de la vue change et s'améliore quelquefois immédiatement, quelquefois après plusieurs jours, et alors le changement s'opère progressivement.

La description de quelques faits fera mieux encore apprécier les détails et les nuances de ces changements.

XXVIe OBSERVATION.

Mademoiselle Gr., âgée de dix-neuf ans, a louché en dedans, de l'œil gauche, après une fièvre cérébrale qu'elle eut à l'âge de douze ans : la vue était presque éteinte dans cet œil. Elle ne pouvait pas lire les plus grands caractères du titre de la *Gazette des Hôpitaux*.

L'opération a été faite le 5o décembre 184o. L'œil a été redressé, et, immédiatement après la section du muscle, elle a pu lire également bien des deux yeux les petits caractères du même journal.

Jusqu'au 25 février 1841, elle a vu double, lorsqu'elle dirigeait en dedans l'œil opéré ; mais à mesure que l'adduction se faisait plus facilement, la vue double a diminué pour cesser entièrement. Aujourd'hui 2o mai , la vue est également correcte et longue dans les deux yeux.

XXVIIe OBSERVATION.

Alfred Petit-Jean, âgé de quinze ans, loucha en dedans, de l'œil droit, après avoir eu des convulsions à l'âge de trois ans. Il ne peut pas lire, avec cet œil, les caractères du titre d'un livre. Les pupilles sont égales, et la vue n'est pas double. Il ne lit pas mieux avec les verres du n° 14, et il voit moins avec le n° 6.

L'opération a été faite le 11 mars 1841. L'œil a été redressé, et l'adduction était impossible après la section du muscle.

Immédiatement après l'opération , il a pu lire les caractères qu'il voyait à peine quelques instants avant, et, le 26 mars, il put lire les caractères *cicéro*. C'est insensiblement que la vue s'est améliorée, et aujourd'hui elle est longue et nette.

La suspension de la sensibilité dans l'œil , à un degré plus ou moins élevé, n'est que le commencement de l'amaurose par contraction active ou spasmodique. Ce n'est en un mot que le point de départ d'une affection plus grave. Elle dépend de la même cause, c'est-à-dire que l'action spasmodique des

nerfs des mouvements est transmise au ganglion ophthalmique par continuité de tissu (la courte racine de ce ganglion),
et ce dernier le transmet à la rétine par le nerf central de
cet organe.   .

La section du muscle droit interne comprend aussi les
filets du nerf oculo-moteur, et par la marche que je viens
d'indiquer l'action spasmodique cesse dans la rétine en même
temps que dans le muscle coupé.

Le redressement de l'axe de l'œil est aussi une des causes
du retour de la sensibilité. Il ne suffit pas de couper le muscle droit interne pour rendre la vue meilleure, il faut encore que l'œil soit correctement placé. Le centre de la rétine
peut alors être impressionné, et la vue devient d'autant plus
forte qu'elle s'exerce avec les deux yeux.

XXVIIIe OBSERVATION.

Strabisme convergent gauche; insensibilité de la rétine.

Adolphe Balb., âgé de vingt-sept ans, d'Aix-la-Chapelle,
eut une maladie éruptive à l'âge de quatre ans : l'œil gauche devint louche, et la vue fut abolie dans cet œil; la pupille était très *dilatée*, une partie de sa circonférence était encore libre et dégagée.

Il fut opéré avec le plus grand succès; l'hémorrhagie fut
peu abondante, de sorte que l'on put hâter les manœuvres.

Immédiatement après l'opération, la vue n'éprouva aucune amélioration. On couvrit l'œil avec des compresses
froides. Cependant l'inflammation acquit quelque intensité ;
un traitement antiphlogistique, suivi avec soin, fit bientôt
cesser les accidents, et dix jours après l'opération il ne restait plus qu'une injection rouge dans le grand angle de l'œil.

A cette époque la vue était recouvrée et la pupille avait

conservé cet état de *contraction* qui était produit par l'opération. Il pouvait déjà lire les caractères de moyenne dimension.

La sensibilité de la rétine n'est dans certains cas altérée que lorsque les objets sont placés à certaine distance. L'opération est aussi efficace dans ces circonstances que lorsque la sensibilité est momentanément suspendue.

Voici un exemple de cette variété d'altération nerveuse.

XXIXe OBSERVATION.

Mademoiselle Emma K. eut à l'âge de quatre ans des accès convulsifs qui produisirent un strabisme convergent de l'œil droit.

Lorsque l'œil sain est fermé, elle voit très vaguement les objets qui l'environnent ; si on les éloigne de quelques pas, elle ne les voit plus. Les deux yeux étant ouverts, elle voit *double* lorsque les objets sont rapprochés ; la vue est rectifiée si au contraire on les éloigne. Les pupilles sont inégalement ouvertes.

Cette petite fille fut opérée avec quelques difficultés ; lorsque l'œil fut pris par le premier crochet, elle fit des mouvements qu'il fallut suivre avec l'érigne afin de ne pas arracher la muqueuse. Mais les rapports furent détruits, de sorte que le muscle ne fut pas aussitôt découvert. Après quelques recherches, il fut accroché et coupé près de son attache au globe de l'œil. Ce dernier fut brusquement porté en dehors et les crochets furent retirés.

Après avoir lavé l'œil et les paupières, après avoir enlevé le sang caillé qui cachait la pupille, on put voir clairement le résultat de l'opération ; l'œil était dans sa position normale et il obéissait à toutes les contractions musculaires ; on pouvait, en lui faisant suivre la direction du doigt, le conduire avec la même facilité *en dedans* et en dehors.

L'orbite fut couvert avec des compresses froides, et la petite malade fut mise à la diète.

Il y eut un petit gonflement des paupières, l'angle interne resta rouge pendant une douzaine de jours, mais après le troisième jour la douleur avait cessé, et l'on pouvait déjà considérer la malade comme étant guérie.

La vue a été rétablie immédiatement après l'opération. La pupille était contractée par la division du muscle.

§ XX. De la vue double.

La vue double peut être bi-oculaire et uni-oculaire. Le plus communément elle est bi-oculaire.

Dans l'état sain, la vue n'est pas double lorsque les deux axes oculaires se croisent sur le point que l'on regarde. Elle est double au contraire lorsque les deux axes ne se rencontrent pas. La vue est toujours correcte à toutes les distances lorsque les axes se croisent ; ainsi pour voir un objet rapproché, les yeux s'accommodent, s'adaptent spontanément, ils se tournent en dedans, la volonté les attire dans l'angle interne des paupières, il y a strabisme convergent volontaire des deux yeux. Les pupilles sont *toujours* contractées dans cette position des yeux, et la vue n'est pas double, parce que les deux axes se rencontrent.

Il faut donc pour que la vue soit correcte, que les deux yeux soient *également* tournés vers l'objet ; et si les axes ne se rencontrent pas à une distance quelconque, l'objet est transmis deux fois à la rétine ; dans ces cas la vue est double.

J. Muller (1) donne, de ce phénomène, la démonstration suivante :

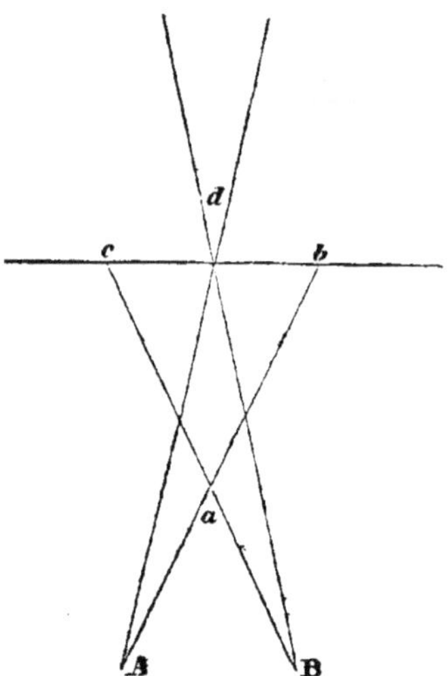

Les axes se rencontrent sur *a* quand on cherche à **le** voir ; si on veut voir *d*, les axes s'allongent (*l'accommodation*) sur *d*, et *a* est vu double parce que *a* se dessine pour l'œil *A* en *b* et pour l'œil *B* en *c*. Ces images doubles de l'objet *a*, sont très vagues et très indistinctement dessinées, de sorte que, en regardant le point *d*, on voit double le point *a*. Le point *a* est vu vaguement par le côté droit d'une rétine, et par le côté gauche de l'autre.

Dans l'état du strabisme convergent, la vue double bi-oculaire existe presque constamment, lorsque la pupille de l'œil dévié est plus dilatée que celle de l'œil

____

(1) *Physiologie du système nerveux*, etc. **Paris, 1840, t. II. p. 361.**

sain. Ce dernier perçoit l'image très correctement, et l'autre œil, à la faveur de la grande dilatation de la pupille, reçoit quelques rayons lumineux qui lui transmettent une image vague et incertaine. Cette vue double existe seulement à une certaine longueur. Il faut que l'objet que l'on regarde soit encore dans l'axe de l'œil strabique ; alors la vue double est remarquable, en ce que l'œil sain perçoit l'objet clairement, tandis que l'œil strabique le voit très vaguement ; au-delà de ce point de rencontre des deux axes, la vue n'est plus double.

Si la pupille de l'œil dévié est contractée, elle ne permet pas aux rayons lumineux de pénétrer dans l'œil, et la vue n'est pas double.

Deux fois j'ai eu l'occasion d'observer la vue double dans un seul œil ; lorsqu'on fermait l'œil sain, le sujet voyait toujours deux objets avec l'œil dévié. Ce phénomène existait à quelque longueur que l'objet fût porté. Szokalski a donné les raisons de ce phénomène dans son travail sur la diplopie.

Quelques strabiques dont la pupille est très dilatée, et qui voient double avant l'opération, cessent de voir double aussitôt après la section du muscle, et la pupille se contracte. D'autres, au contraire, qui ne voient pas double avant l'opération, acquièrent cette faculté aussitôt après la section du muscle. Leur pupille est rarement modifiée par l'opération. La vue double consécutive se développe surtout lorsqu'il y a une légère divergence de l'œil.

Dans ce dernier cas, il est quelquefois nécessaire de

couper le muscle externe afin de ramener l'œil dans sa position normale; quant à la vue double consécutive, sans déviation de l'œil, elle cesse avec le temps, et par l'exercice. Il suffit ordinairement de vingt à trente jours pour qu'elle ait entièrement disparu.

XXXᵉ OBSERVATION.

Strabisme convergent; vue double mi-oculaire.

Christian Kean, âgé de douze ans, a louché depuis l'âge de deux ans, sans que l'on puisse déterminer la cause de ce strabisme. La pupille de l'œil dévié est très dilatée; elle ne se contracte pas quand l'œil est ramené en pleine lumière, il voit double avec l'œil malade, même quand l'œil sain est fermé. On lui a présenté des objets de dimensions variables et à des distances inégales; toujours il les a vus doubles. La pupille de l'autre œil se contracte, et quand il regardait avec les deux yeux, il voyait également double.

L'opération a permis à l'œil de reprendre sa place première, et lorsqu'on a coupé le muscle, la pupille s'est contractée et aussitôt il a cessé de voir double.

L'inflammation a été légère, à peine une injection a-t-elle coloré la sclérotique. Quelques compresses froides ont suffi à l'éteindre, et après avoir coupé les petits bourgeons qui avaient grandi sur le globe de l'œil, on n'a plus eu à s'occuper de ce malade; la guérison était achevée.

XXXIᵉ OBSERVATION.

Strabisme convergent de l'œil droit; vue double bi-oculaire.

Une petite fille, âgée de sept ans, devint louche à l'âge de deux ans, après des convulsions. Depuis ce moment l'œil droit fut attiré dans l'angle interne de l'œil, et c'est pour ce strabisme convergent qu'elle vint me consulter. La pupille était aux deux tiers cachée dans l'angle interne des paupières, elle était plus large que la pupille de l'œil sain ; si ce dernier était fermé, l'œil dévié cherchait à se placer plus convenablement pour voir, mais il ne réussissait que très incomplétement et la pupille se contractait. Les deux yeux étant ouverts, la petite fille *voyait double*.

L'opération ne put être aussi facilement exécutée que de coutume ; on rencontre toujours des difficultés plus grandes chez les enfants.

La première sensation produite par l'application du premier crochet est généralement pénible à supporter, les petits enfants ferment les paupières avec force ; il est alors assez difficile de les écarter pour disséquer le globe oculaire.

L'œil ne fut pas libre aussitôt que les autres le sont ordinairement, quelques brides de la conjonctive le retenaient encore : la dissection du globe de l'œil fut continuée plus profondément avec les ciseaux, et bientôt la pupille put prendre le centre de l'ouverture des paupières.

La cavité orbitaire fut recouverte avec des compresses froides, et la malade fut mise à la diète.

La division du muscle interne produisit une *contraction brusque* de la pupille.

Après s'être fortement resserrée, la pupille s'élargit insensiblement, mais elle resta pendant quelques jours un peu plus petite que celle de l'autre œil.

Quatorze jours après l'opération, la petite malade était parfaitement guérie et la vue était très bonne.

La vue double des deux yeux peut encore se développer après l'opération, et persister pendant plusieurs jours, comme en voici deux exemples.

XXXIIe OBSERVATION.

M. Leclerc, âgé de vingt-deux ans, doreur, a un strabisme interne gauche, l'iris est à moitié cachée dans l'angle interne gauche. Il louche depuis l'âge de cinq à six mois ; il n'a pas eu de convulsions.

Pupilles égales.

La vue de l'œil louche est aussi bonne que l'autre. Il n'a jamais vu double.

L'opération a été faite le 10 janvier.

Le 28 février. L'œil est bien au milieu ; il y a un gros bourgeon. L'adduction est encore insuffisante en regardant fortement à droite ; l'abduction est aussi un peu insuffisante. Il a vu double pendant quinze jours après l'opération, surtout en regardant à droite.

Le malade remarque qu'il voit des deux yeux ; il distingue très bien les objets à gauche, en fixant en face, ce qu'il ne faisait pas avant.

XXXIIIe OBSERVATION.

Esther, âgée de vingt-trois ans, a été opérée le 7 février d'un strabisme interne droit. La malade louchait de l'autre œil en tournant la tête.

Après l'opération, l'œil est un peu en dehors en regardant en face. Il revient à peine en dedans quand l'autre va dans l'angle externe, alors la vue est double. Dans le mouvement à droite, les deux yeux s'accordent, et la vue n'est plus double.

La vue était et est égale des deux côtés. Pupilles égales et également contractiles.

Deux mois après l'opération, l'œil pouvait être ramené en dedans à volonté, et la vue double n'existait plus.

§ **XXI.** **Tremblement convulsif.**

Les yeux, louches ou non, sont quelquefois balancés par un mouvement d'oscillation qui trouble la vue, et qui empêche de voir même les objets nettement dessinés, tels que des caractères à imprimer, des chiffres, etc.

Ces oscillations, plus ou moins rapides, se font dans des directions différentes. Dans certaines circonstances, l'œil est balancé de gauche à droite par des mouvements saccadés, très brusques, et plus ou moins rapprochés les uns des autres ; l'oscillation est aussi forte en dedans qu'en dehors : dans ces cas la vue est rarement affaiblie, et l'on en acquiert la preuve en faisant regarder le malade à travers des verres de formes variées ; l'usage des verres des lunettes n'améliore pas cet état : cette vue est troublée par le mouvement brusque, qui met obstacle à ce que l'œil saisisse et isole bien l'objet qu'il veut voir.

D'autres fois, l'oscillation n'est réellement une incommodité que lorsque le sujet regarde en dedans ou en dehors. Alors, dans une de ces deux positions, le muscle contracté agit par secousses, et imprime à l'œil des mouvements saccadés. Ainsi, dans cette variété, l'œil est balancé, soit en dedans, soit en dehors, selon que le sujet regarde de l'un ou de l'autre côté, mais jamais l'oscillation ne dépasse la ligne centrale de l'orbite. Dans ces cas, de même que dans les précédents, la vue n'est modifiée que par le mouvement du globe de l'œil.

Il existe encore une troisième variété de mouvements oscillatoires sans complication de strabisme. Le globe de l'œil reste fixe dans le centre de l'ouverture des paupières, et il tourne sur son axe avec une très grande rapidité. Ce mouvement ressemble beaucoup à celui qui est déterminé par l'élasticité du ressort à spirale des petites montres. Ces mouvements de quart de rotation sont produits le plus ordinairement par l'un des deux muscles obliques, et rarement par ces deux muscles réunis.

Enfin ces diverses variétés des mouvements oscillatoires accompagnent la déviation oculaire, et jusqu'à ce moment je ne l'ai pas encore vue dominer un œil seulement. Dans tous les cas les deux yeux étaient également balancés.

Ce qu'il y a de bien remarquable, c'est que l'oscillation augmente lorsque l'on ferme l'un des deux yeux.

Généralement on améliore cet état ou l'on guérit entièrement cette difformité par la section des muscles. Aussitôt que les muscles sont coupés, le tremblement oscillatoire cesse entièrement, et il renaît deux ou trois jours après l'opération ; il est alors beaucoup moins fort, et insensiblement il diminue pour disparaître sans retour.

Lorsque le mouvement spasmodique se fait latéralement, il faut couper les muscles droit interne et droit externe ; et lorsque l'oscillation a lieu autour de l'axe, en rotation, il faut alors couper le tendon du grand oblique.

Parmi les opérations que j'ai faites pour guérir le tremblement convulsif de l'œil, voici les deux observations qui m'ont semblé offrir le plus d'intérêt.

XXXIVe OBSERVATION.

Tremblement convulsif des deux yeux, sans complication de strabisme.

Celler aîné, âgé de treize ans, avait un tremblement convulsif des deux yeux, dont la direction était de droite à gauche, et bien horizontalement.

La vue était courte, il ne lisait qu'à une distance de quelques pouces. Avec un verre n° 6, il lit à une grande distance.

Ce tremblement date de sa naissance.

J'ai coupé le muscle droit interne et le muscle droit externe. Cette opération a été faite le 4 mai. Le résultat immédiat a été une légère diminution dans ce tremblement.

Le 6 mai l'amélioration était plus grande.

Le 13 mai il y avait peu de changement.

Le 20 mai il n'y a plus d'oscillation, excepté lorsqu'on couvre un œil.

Le 27 mai, le tremblement convulsif a entièrement cessé. Il ne peut pas lire les enseignes sans le secours de lunettes, mais avec le verre n° 6, il lit parfaitement bien et à des distances éloignées.

Cette observation démontre que la section des muscles droits est impuissante pour guérir la myopie, comme nous le verrons dans le chapitre suivant; mais que la section de ces muscles permet à l'œil de fixer un objet en faisant cesser le tremblement oscillatoire.

XXXVe OBSERVATION.

Tremblement convulsif des deux yeux, compliqué de strabisme interne de l'œil gauche.

Auguste Aubrion, âgé de dix ans, est venu au monde avec un strabisme interne de l'œil gauche, et un tremblement convulsif des deux yeux. Ce mouvement oscillatoire cesse lorsque cet enfant regarde vaguement, mais il reparaît aussitôt qu'il fixe un objet. Il cligne sans cesse les paupières lorsqu'il veut lire; de l'œil louche, il ne reconnaît pas les grands caractères, par exemple le titre du journal *Gazette des Hôpitaux*. L'oscillation devient plus forte lorsque l'on ferme un œil.

Le 22 avril j'ai coupé le muscle droit interne de l'œil gauche, et l'œil a été bien redressé. L'adduction était incomplète aussitôt après l'opération, et les oscillations étaient de beaucoup diminuées.

Le 29 avril, l'adduction était encore incomplète, l'oscillation était très faible, même lorsque l'on fermait un œil.

Le 6 mai, l'œil opéré était un peu convergent; j'ai opéré ce même jour l'œil droit, les muscles droit interne et droit externe furent coupés; immédiatement après ces sections, l'oscillation a un peu diminué.

Le 15 mai, le tremblement a reparu sur l'œil gauche, surtout lorsque cet enfant regardait en dedans.

Le 25 mai, l'œil gauche avait repris une position parfaitement droite, et cet œil voyait des caractères plus petits que ceux du grand titre dont j'ai parlé; l'adduction se fait complétement. Cet opéré dit pouvoir regarder des deux yeux; il cligne rarement les yeux, et le tremblement convulsif est très faible aujourd'hui 27 mai.

Conclusions.

Pendant les quelques mois qui viennent de s'écouler, nous avons entendu annoncer de si nombreux et de si beaux succès, que nous nous sommes demandé si les deux chirurgiens qui disent n'avoir jamais *éprouvé* d'accidents, exécutaient une opération dont la base était différente de celle sur laquelle repose celle que nous faisons. Mais lorsque nous avons eu connaissance des résultats réels de leur pratique, nous avons pu apprécier la valeur de leurs assertions : comme leurs annonces dépassaient la réalité des faits, comme l'affiche était plus séduisante que le spectacle même, il a bien fallu chercher la cause de ces mensonges : ils ont été les résultats, forcés peut-être, d'une vanité blessée, de ce qu'on ne pouvait *oser* avec les chirurgiens de Paris, ce que l'on *osait* impunément avec des aides et des sous-aides; et d'une autre part, ces petits mensonges ont de même été, forcément sans doute, produits dans le public, afin de sortir d'une position plus ou moins équivoque.

L'annonce de ces succès, toujours et constamment si beaux, nous ont tout d'abord effrayé ! En présentant la myotomie de l'œil comme une opération toujours facile à faire, jamais suivie d'accidents, on a encouragé les plus timides, et l'on n'a pas tardé à voir dans Paris des élèves de première année, souvent embarrassés pour faire une saignée, outiller avec une audace sans égale les louches qu'ils arrêtaient au milieu des rues. Les déceptions n'ont pas tardé à venir désabuser toutes ces espérances, et aujourd'hui, malheureusement, on entend rapporter des accidents graves. Nous pensons faire une chose utile et honnête, en faisant connaître quelques revers pris hors de la pratique de quelques opérateurs; pour avoir le droit de leur demander compte de leurs opérations, je rapporte mes insuccès, mes demi-succès, et je cite les cas dans lesquels j'ai réussi.

D'après ce qui est écrit dans ce travail, on voit qu'il

ne faut ajouter aucune importance à ce que M. Baudens a écrit relativement à ses succès constants. J'ai rapporté plusieurs faits qui démentent son assertion, et je suis convaincu qu'il pourrait, s'il voulait s'en donner la peine, publier une série d'observations d'insuccès primitifs, et d'accidents consécutifs. Ce travail serait intéressant à connaître et utile à la pratique, parce qu'il aurait pour base un nombre considérable de faits.

Ammon rapporte dans son travail les résultats de soixante-douze opérations : quarante-cinq ont eu des résultats entièrement bien ; treize ont été moins satisfaisants, et quatorze ont totalement échoué.

Dans ma pratique, j'ai pris au hasard cent observations, et je vais en rapporter les résultats.

Il fallait enfin arriver à produire une statistique *vraie*, mise à l'abri de toute passion, et soumise à un contrôle public ; et je puis aujourd'hui la faire connaître.

Toutes les observations ont été recueillies par M. Bouvier, membre de l'Académie, et par moi ; M. Bouvier a examiné la plupart des malades avant l'opération ; il a pris des notes sur chacun d'eux ; après avoir étudié les modifications de la vue, en soumettant l'œil à l'épreuve des verres de différentes portées, il a vu faire les opérations, il en a noté les résultats immédiats et consécutifs ; il a étudié l'état de quelques malades jusqu'à cinq mois après l'opération. Le résultat de chacune de ces observations a été vérifié par les nombreux médecins qui ont constamment suivi la pratique de mes opérations.

Le tableau que je publie n'est donc en grande partie

que le résumé des notes recueillies avec tant de soin par M. Bouvier.

Il contient le résultat de cent personnes opérées du strabisme.

RÉSUMÉ DE CENT OPÉRATIONS.

NOMS.	RÉSULTAT IMMÉDIAT.	RÉSULTAT DÉFINITIF.
Guérin, strab. int. avec une taie.	Redressé.	Redressé.
Iwang, strab. int.	Redressé.	Redressé.
Crette, strab. diverg.	Non redressé par moi	Redressé par M. Baudens.
Cerf, strab. conv.	Redressé.	Redressé.
Benoît, strab. conv.	Redressé.	Redressé.
Franquet, strab. conv.	Non redressé.	Redressé.
Royolle, strab. conv.	Redressé.	Redressé.
Dieudonné, strab. conv.	Non redressé, opéré une 2e fois. Redressem. incomp.	L'œil un peu en deh.
Huchet, strab. conv.	Redressé.	Redressé.
Hervé, strab. conv.	Non redressé; opéré une 2e fois. Incomplét. redressé.	Convergence légère.
Grand Champ, strab. conv.	Redressé.	Incomplét. redressé.
Damfred, strab. conv.	Redressé.	Redressé.
Damfray fils, strab. conv.	Redressé.	Redressé.
Floriac, strab. conv.	Redressé.	Redressé.
Bisonniere, strab. conv.	Incomplét. redressé.	Redressé.
Berthéis, strab. conv.	Redressé.	Redressé.
De Priel, strab. d v.	Non redressé.	Redressé.
Cotu, strab. conv.	Redressé.	Redressé.
B indossière, strab. conv.	Redressem. incomp.	Redressé.
Gravey, strab. conv.	Redressé.	Redressé.
Staal, strab. conv.	Redressé.	Redressé.
Dupré, strab. conv.	Non redressé.	Redressé incomplét.
Elis. Nicolas, strab. conv.; taie.	Redressé.	Redressé incomplét.
Genty, strab. conv.	Redressé.	Redressé incomplét.
Noël, strab. conv.	Redressé.	Redressé incomplet.
Carol. Charpentier, strab. conv.	Redressé.	Redressé.
Joséphine, strab. conv.	Redressé.	Redressé.
Petit, strab. conv.; cataracte	Non redressé.	Redressé.
Eug. Paron, strab. conv.	Redressé.	Redressé.
Jul. Pasquier, strab. div.	Incomplét. redressé.	Redressé.

NOMS.	RÉSULTAT IMMÉDIAT.	RÉSULTAT DÉFINITIF.
Lavollée, strab. conv.	Redressé.	Redressé.
Grolard, strab. conv.	Redressé.	Redressé.
Fournier, strab. conv.	Redressé.	Redressé.
Elis. Vité, strab. conv.	Redressé.	Redressé.
Al. Levot, strab. conv.	Non redressé.	Redressé.
Des Minimes, strab. conv.	Redre sé.	Redressé.
Pauline Limon, strab. conv.	Redressé.	Redressé.
Vigerie, strab. div.	Non redressé.	Redressé incomplét.
Adr. Hebert, strab. conv.	Non redressé.	Redressé incomplét.
Aud. Siequé, strab. conv.; cataracte.	Redressé.	Redressé.
Guillot, strab. conv.	Redressé.	Redressé incomplét.
Bardou, strab. conv.	Redressé.	Redressé.
Pilet, strab. conv.	Redressé.	Redressé.
Hugot, strab. conv.	Non redressé.	Redressé.
Delane, strab. conv.	Redressé.	Un peu en dehors.
Adr. Lacaze, strab. conv.	Redressé.	Redressé.
Lecier, strab. conv.	Redressé.	Redressé.
Esther, strab. conv.	Redressé.	Redressé en dehors.
Désiré Hebert, strab. conv.	Redressé.	Redressé.
Adel. Cuvelier, strab. conv.	Redressé.	Redressé.
Grellier, strab. conv.	Redressé.	Redressé incomplét.
Ruméñy, Lie conv.	Redressé.	Redressé.
Voizier, strab. conv.	Redressé.	Redressé.
De Chassepot, strab. conv.	Redressé.	Redressé.
Onouette, strab. conv.	Redressé.	Redressé.
Bridou, strab. conv.	Redressé.	Redressé.
Limayrac, strab. conv.	Redressé.	Redressé.
Delchere, strab. conv.	Redressé.	Redressé.
Petit-Jean, strab. conv.	Redressé.	Redressé.
Remmadi, strab. conv.	Redressé.	Redressé.
Caniux.	Non redressé.	Incomplét. redressé.
Thomas, strab. div.	Redressé.	Redressé.
Prévost, strab. conv.	Non redressé.	Redressé.
Dabloc, strab. div.	Non redressé.	Redressé.
Cherrier, strab. conv.	Redressé.	Redressé.
Dorlodot, strab. conv.	Redressé incomplét.	Redressé.
Leroy, strab. div.	Redressé.	Redressé.
Elis. Cottin, strab. div.	Redressé.	Redressé.
De Laistré, strab. conv.	Redressé.	Redressé.
Ad. Boulle, strab. conv.	Incomplét. redressé.	Incomplét. redressé.
Bray, conv.; sect. de 3 musc.	Redressé.	Redressé, avec une exophthalmie.
Caelin. Thomas, strab. conv.	Redressé.	Redressé.
Eléon. Merchand, strab. conv.	Redressé.	Redressé.
Peurelat, strab. conv.	Non redressé. Operé une seconde fois, non redressé.	Non redressé.
Antoire, strab. div.	Non redressé.	Redressé incomplét.
Lenlant, strab. conv.	Non redressé.	Redressé.

NOMS.	RÉSULTAT IMMÉDIAT.	RÉSULTAT DÉFINITIF.
Pougens, strab. div.	Non redressé.	Non redressé.
Aval, strab. conv.	Opéré une sec. fois.	Non redressé.
	Redressé.	Redressé.
Alex. Rosset, strab. div.	Redressé.	Redressé.
Thomas Harter, strab. div.	Incomplét. redressé.	Redressé.
Oriol, coupé 3 musc.; conv.	Redressé.	Redressé, avec une exophthalmie.
Honte, strab. conv.	Redressé.	Redressé.
Sophie Richard, strab. conv.	Non redressé.	Non redressé.
Lecot, strab. conv.	Redressé.	Redressé.
Brioud, strab. div.	Incomplét. redressé.	Redressé.
Sicard, strab. div.	Non redressé.	Non redressé.
Godard, strab. conv. opéré des deux yeux; coupé trois muscles à chaque œil.	Redressé incomplét.	Red., avec exophth.
Brun, strab. conv.	Redressé.	Redressé.
Valent. Gervère, strab. conv.	Redressé.	Redressé.
Couchou, strab. conv.	Redressé incomplét.	Redressé.
Célestin Leclerc, strab. conv.	Redressé.	Redressé.
Morillon, strab. conv; taie.	Non redressé.	Redressé.
Baudou, strab. conv.	Redressé.	Redressé.
Théret, strab. conv.	Redressé.	Redressé.
Bruckmann.	Incomplét. redressé	Redressé.
Larsonneur, strab. conv. des deux yeux.	Non red., 1ʳᵉ opérat.	Redressé.
	Redressé, 2ᵉ opérat.	Redressé.
De Flandre, strab. conv.	Redressé.	Redressé.
Gallois, strab. conv.	Redressé.	Redressé.
Hilaire Martin, strab. conv.	Redressé.	Redressé.
Bacteman, strab. conv.; taie.	Redressé.	Redressé.

Total : cent personnes opérées ; quelques unes l'ont été des deux yeux ; ce qui donne :

13 strabismes divergents,
69 ont été redressés immédiatement,
24 n'ont pas été redressés aussitôt après l'opération,
10 ont été incomplétement redressés.

Pour résultat définitif, nous trouvons :

75 bien redressés,
16 incomplétement redressés,
5 nullement redressés,
5 dirigés en dehors.

Dans le nombre de treize strabismes divergents, un a été opéré des deux yeux, et un autre a été opéré deux fois sans succès.

Comme résultat immédiat des strabismes divergents, nous trouvons :

> 10 non redressés immédia'ement,
> 3 incompléiement redressés,
> 3 nullement redres-és.

et comme résultat définitif, on compte :

> 9 redressés consécutivement,
> 1 nullement redressé,
> et les autres le sont incomplétement.

Trois fois, j'ai coupé trois muscles; un de ces malades a été opéré des deux yeux. Tous ont eu les yeux redressés, mais ils ont conservé une exophthalmie et la chute de la paupière inférieure.

Ainsi donc on peut établir les chiffres suivants, pour préciser autant que possible la valeur de cette opération. Les trois quarts des sujets opérés guérissent parfaitement bien. Il y a un vingtième d'insuccès, c'est-à-dire de non-redressement; un vingtième où les yeux sont dirigés dans une position opposée au strabisme que l'on a voulu guérir; et enfin, on compte un quinzième de demi-succès, c'est-à-dire de redressements incomplets.

Existe-t-il des strabismes qui ne puissent pas être redressés ? Jusqu'à ce jour, je n'en ai pas vu. Mais faut-i toujours tenter ce redressement? Je n'hésite pas à répondre que non.

Le redressement de certains strabismes ne peut être

obtenu que par la section de trois, quatre ou cinq muscles. Ces sections *multiples* produisent toujours des exophthalmies et la chute de la paupière inférieure. Rarement, la position de l'œil est en harmonie avec celle de l'œil de l'autre côté, et il en résulte presque toujours une fixité de l'organe qui le fait ressembler à un œil de verre, et le plus ordinairement la vue devient et reste double, et dans quelques cas, elle a été entièrement anéantie.

Je pense qu'il reste encore à étudier la partie la plus importante de la question, c'est-à-dire celle qui consiste à préciser les cas qui ne doivent pas être opérés.

J'ai déjà, dans ma pratique, trois catégories de strabismes que l'expérience m'a appris à ne pas opérer. Ce sont :

1° Les strabismes fixes, c'est-à-dire ceux qui ne peuvent pas quitter le lieu qu'ils occupent lorsque l'on ferme l'œil sain ;

2° Les strabismes qui sont le résultat de la paralysie d'un antagoniste ;

3° Les strabismes des enfants, avant le développement de la dentition.

Il est temps qu'une réaction commence et vienne mettre un terme aux excès de quelques hommes, qui ont été égarés par une véritable myotomanie.

CHAPITRE ONZIÈME.

GUÉRISON DE LA MYOPIE PAR LA TÉNOTOMIE.

Après avoir étudié l'œil des individus myopes en même temps que louches, et après avoir vu les changements que l'œil subissait par l'opération de la section des muscles, j'ai pensé qu'il serait possible de faire avec succès la ténotomie sur des individus myopes sans complication de strabismes. Désirant voir fructifier cette idée, j'ai, dans le mois de juillet 1840, adressé une lettre à l'Institut, pour faire connaître les résultats que j'avais obtenus par la section des muscles.

Dans le mois de décembre de la même année, M. Guérin a déposé à l'Institut un paquet cacheté renfermant des détails sur cette même question. Cet orthopédiste oublia de rappeler ma première communication, et s'attribuant la priorité de cette opération, je dus adresser ma réclamation à l'Académie des sciences. Il en est résulté une petite discussion dont je vais rapporter textuellement les parties principales, parce qu'elles renferment les différents procédés opératoires.

Huit jours après la première communication de M. Guérin, c'est-à-dire dans la séance suivante, M. Carron du Villards, Bonnet de Lyon, et moi, nous adressâmes chacun une réclamation.

M. Carron du Villards écrivit, à l'occasion de la communication de M. Guérin, que dans une brochure publiée en janvier 1841, il a émis cette opinion : *que la seule théorie raisonnable pour rendre compte des modifications de la vision consécutive à l'opération du strabisme est celle expliquée par les changements que subit la cornée à la suite de la section des muscles.*

Lettre adressée à l'Académie des sciences, par M. Bonnet, chirurgien en chef de l'Hôtel-Dieu de Lyon.

« J'ai eu l'honneur d'adresser à l'Académie des sciences, le 18 février 1841, une lettre cachetée, dans laquelle je cherchais à démontrer que la myopie peut être la conséquence d'une compression exercée autour de l'œil ; que les deux muscles obliques sont les agents principaux de cette compression, et que, pour la faire cesser, il faut couper ces muscles dans un point quelconque de leur longueur ; je montrais qu'après avoir choisi l'insertion antérieure du muscle petit oblique, comme le point sur lequel il était le plus facile d'interrompre la corde à laquelle j'attribuais la compression de l'œil, j'avais pratiqué la section de ce muscle, le 14 février, sur un jeune homme affecté de myopie amaurotique, et que l'amélioration immédiate de la vue avait démontré la justesse des données scientifiques qui m'avaient servi de point de départ. Cependant, bien que des opérations pratiquées sur trois malades affectés de myopie sans aucune complication m'eussent donné les résultats les plus satisfaisants, j'attendais de nouvelles observations pour livrer à la publicité les recherches dont je prenais date dans ma lettre du 18 février, lorsque j'ai eu connaissance de la note adressée à l'Académie le 15 mars par M. Jules Guérin, et dans laquelle cet auteur fait connaître une opération pratiquée dans le but de guérir la myopie sans strabisme, et qui consiste dans la section des muscles droits internes et externes de l'œil. Bien qu'il ne puisse s'élever aucune question de priorité entre nous, puisque les opérations auxquelles nous avons eu recours sont aussi différentes que les idées scientifiques dont elles sont la conséquence, je ne crois pas devoir différer plus long-temps la publication de mes recherches sur les causes de la myopie et sur l'opération entièrement nouvelle que j'ai imaginée pour la guérir.

» L'idée de m'occuper du traitement de cette maladie m'a été suggérée par la proposition qu'a faite M. Phillips de couper le grand oblique pour guérir la myopie, et par l'observation que j'ai souvent vérifiée et qui a été faite par tous ceux qui ont opéré un grand nombre de strabismes, savoir : que la myopie, lorsqu'elle accompagne la déviation de l'œil, guérit par la section des muscles rétractés. Ce changement, que l'état actuel de la science ne permettait pas de prévoir, me conduisit à reconnaître l'influence de la contraction musculaire sur la production de la myopie, et à chercher le rapport qui existait entre l'une et l'autre. Après avoir passé par une série d'idées qu'il serait trop long d'exposer ici, et dans lesquelles je me guidais surtout par les recherches généralement connues sur l'accommodation de l'œil à la vision des objets rapprochés, je pensai que la condition dans laquelle cet organe est propre à percevoir ces objets est celle où son diamètre antéro-postérieur est augmenté sous l'influence d'une compression circulaire, celle, en un mot, où il se place dans les conditions d'une lunette de spectacle, dont l'objectif et l'oculaire ont été éloignés, et avec laquelle on ne peut distinguer que les corps placés à une faible distance. L'expérience suivante vint confirmer les raisons théoriques sur lesquelles ces opinions étaient fondées.

» Je pris l'œil d'un lapin albinos, et, après l'avoir dépouillé de toutes les parties molles qui l'entouraient, je dirigeai sa cornée vers une fenêtre éloignée, et, regardant à travers son épaisseur, je vis la fenêtre se peindre sur le fond de l'œil parfaitement nette et renversée, ainsi que l'a constaté M. Magendie, à qui j'ai emprunté l'idée de me servir d'yeux de lapins albinos pour étudier l'action de l'œil sur la lumière. Cependant, si je serrais l'œil tenu entre les doigts, l'image, nette auparavant, devenait immédiatement confuse et comme recouverte d'un brouillard ; elle reprenait sa netteté dès que je cessais la compression, et cette alternative de perception nette et confuse put être produite à volonté par des alternatives de relâchement et de compression.

» Après avoir regardé à travers l'œil de lapin albinos des objets éloignés, je cherchai à voir à travers son épaisseur la flamme d'une bougie placée à une distance de quelques centimètres. La compression exercée sur lui n'empêcha pas alors la netteté de l'image ; il me parut même qu'elle l'augmentait de telle sorte que la compression circulaire du globe de l'œil reproduisait avec assez de précision les phénomènes de la myopie, savoir : la vision confuse des objets éloignés et la vision distincte des objets rapprochés.

» Confirmé par cette expérience dans l'idée qu'une compression exercée autour de l'œil plaçait cet organe dans les conditions où il s'adapte seulement à la vision des objets rapprochés, je cherchai quels étaient les muscles qui pouvaient produire cet effet, et je demeurai convaincu que ce devaient être surtout les deux muscles obliques. Ces deux muscles vont à la rencontre l'un de l'autre, et, réunis à la portion de sclérotique qui est placée entre leurs deux extrémités, ils forment une anse musculaire et aponévrotique qui entoure la moitié de l'œil. Ils ne peuvent se contracter simultanément sans comprimer cet organe, en même temps qu'ils le tirent en dedans et en avant. Je m'assurai de la possibilité de cette compression en mettant à découvert sur le cadavre les deux extrémites de ces muscles, et en observant la manière dont ils agissaient sur l'œil lorsqu'on exerçait des tractions sur leurs fibres musculaires.

» Conduit par cet ensemble de raisons à penser que la myopie pouvait être la conséquence d'une compression exercée sur l'œil par les muscles obliques, je songeai à faire cesser cette compression en coupant ces muscles dans une partie quelconque de leur longueur. Quelle que fût cette partie, la constriction devait être détruite. Je choisis l'insertion antérieure du muscle petit oblique, qui n'est entourée d'aucun nerf et d'aucune artère, et que l'on peut diviser si facilement par la méthode sous-cutanée. Il suffit, pour opérer cette section, de faire une

piqûre à la partie moyenne de la paupière inférieure :
à travers cette piqûre on introduit un ténotome mousse
dont on dirige l'extrémité en arrière et en dedans, avec
la précaution de lui faire suivre la paroi inférieure de
l'orbite ; lorsqu'il est arrivé à 3 centimètres de profondeur, on le ramène en avant jusqu'à ce qu'on le
sente au-dessous de la peau ; il accroche nécessairement alors l'insertion du muscle petit oblique, et la
divise complétement, surtout si l'on a soin de diriger
son tranchant en bas et au devant du maxillaire supérieur.

» Après avoir étudié ce procédé sur le cadavre et m'être
assuré de son innocuité par des expériences sur les animaux vivants, bien convaincu de la justesse des con-
naissances physiques et anatomiques sur lesquelles je venais fonder l'opération de la myopie, je pratiquai pour
la première fois cette section le 14 février 1841. Dans
cette opération comme dans toutes celles du même genre
que j'ai faites depuis, j'ai reconnu que la section du
muscle petit oblique n'est suivie d'aucune espèce d'accident. Au moment où l'on retire le ténotome, il s'é-
coule à travers la piqûre une certaine quantité de sang,
et celui-ci s'infiltre dans le tissu cellulaire des paupières ;
le gonflement qui résulte de cette infiltration se dissipe
au bout de 24 ou 48 heures ; mais ce n'est qu'après une
à deux semaines que la teinte bleuâtre que produit l'ecchymose est entièrement dissipée. L'œil reste complétement étranger aux phénomènes qui se passent autour
de lui, et tout au plus la conjonctive devient-elle un

peu ecchymosée vers le troisième et le quatrième jour, lorsque l'épanchement sanguin s'étend en se résorbant.

» Quant aux résultats curatifs, ils ont varié, comme on le présume aisément, suivant les conditions dans lesquelles se trouvaient les malades. Je cherchais avant tout des myopies contractées par l'application des yeux à la vision des objets rapprochés ; car c'était à cette espèce de myopie que me paraissait surtout devoir s'appliquer l'idée que cette maladie dépendait d'une rétraction des obliques qui, d'abord intermittente pour adapter l'œil à la vision des objets rapprochés, avait fini par devenir continue. Je n'ai trouvé encore qu'une seule occasion d'appliquer ma méthode dans ce cas, et cette occasion m'a été fournie par un étudiant en médecine, M. Louis Rieux, âgé de vingt-deux ans, myope depuis l'âge de quatorze ans, auquel j'ai pratiqué la section des deux muscles petits obliques. Le changement a été immédiat : aussitôt après l'opération, le malade, qui, avec ses deux yeux, ne pouvait lire qu'à une distance de 15 centimètres, a pu lire à la distance de 27 centimètres, et le lendemain à celle de 40 ; tandis qu'il ne pouvait reconnaître les personnes avant l'opération, sans avoir de lunettes (il portait habituellement celles du n° 6, et il pouvait lire avec des lunettes n° 2), dès le second jour, il les reconnaissait sans lunettes à plus de 20 mètres de distance, et il pouvait lire à sept ou huit pas des chiffres de 5 centimètres de hauteur, qu'il ne distinguait auparavant qu'à la distance de 2 ou 3 pas.

» Dans les deux autres cas de myopie simple que j'ai opérés, la maladie avait été remarquée dès la plus tendre enfance ; elle pouvait tenir dès lors à une forme déterminée de l'œil, indépendante de la contraction musculaire. Les résultats, dans ces cas, ont été moins frappants que dans celui que je viens de citer ; ils ont été toutefois très remarquables.

» L'un de ces malades, ouvrier en soie, âgé de dix-huit ans, ne fut opéré qu'à l'œil du côté gauche. Immédiatement après l'opération, cet œil, avec lequel il ne pouvait lire qu'à une distance de 13 centimètres, devint presque aussi fort que celui du côté droit, avec lequel il pouvait lire jusqu'à une distance de 17 centimètres. Depuis qu'il est sorti de l'hôpital, il travaille sans lunettes ; auparavant, il se servait du n° 3, et, ce qui est bien remarquable, tandis qu'à la chandelle il ne pouvait travailler plus de demi-heure à une heure, tant sa vue était rapidement fatiguée, aujourd'hui il peut se livrer aux travaux de son état pendant toute la soirée.

» L'autre est un négociant, âgé de quarante ans ; il a été opéré aux deux yeux. Le changement n'a pas été immédiat, il s'est fait attendre deux jours, et ne s'est montré que dans la vision des objets éloignés ; mais là, il a été très sensible. Dès le second jour, le malade a pu distinguer sans lunettes des enseignes placées à une centaine de pas de son appartement ; et huit jours après son opération, il a pu se promener sans lunettes, distinguer les personnes qu'il rencontrait, éviter tous les obstacles, ce qu'il n'avait pu faire depuis dix-huit ans.

» Dans deux autres cas où la myopie était compliquée

de symptômes amaurotiques, tels que des éclairs devant les yeux, regard fixe, les résultats ont été nuls. Dans un cas seulement, le premier que j'ai opéré, il y eut une amélioration très sensible, mais qui ne dura que deux jours.

« On voit, d'après ces faits, que l'opération n'est jamais nuisible ; qu'elle paraît devoir réussir dans toutes les myopies sans complication, et que dans celles qui sont le résultat d'une fatigue prolongée des yeux, elle permet d'espérer les résultats les plus immédiats et les plus complets. »

» M. Phillips écrit à l'Académie pour revendiquer en sa faveur la priorité des idées sur les causes de la myopie et sur la possibilité de sa guérison à l'aide de la ténotomie, que M. J. Guérin avait présentées comme siennes à la dernière séance. M. Phillips rappelle qu'en juillet 1840 il a présenté un travail à l'Académie sur ce sujet, travail dans lequel il a précisément développé par des faits pratiques ce que M. Guérin vient s'approprier aujourd'hui. Il en a également parlé dans sa brochure sur le strabisme, imprimée depuis plusieurs mois. Selon M. Phillips, la myopie dépendrait de la rétraction vicieuse du muscle grand oblique, et elle serait guérissable par la simple section de ce muscle. Il dit avoir rapporté des cas de guérison dans son travail manuscrit qui a été, dans le temps, renvoyé à une commission. »

Ces notes diverses ne satisfirent pas M. Guérin, malgré l'évidence ; il écrivit de nouveau à l'Académie des sciences pour réclamer une priorité à laquelle il n'avait aucun droit de prétendre. Voici cette lettre :

Lettre sur le traitement chirurgical de la myopie, adressée à l'Académie des sciences, le 29 mars 1841, par M. le docteur Jules Guérin.

« MONSIEUR LE PRÉSIDENT,

» L'Académie a reçu, dans sa dernière séance, deux réclamations relatives à la communication que j'avais eu l'honneur de lui faire sur la myopie.

» Dans la première, M. le docteur Phillips revendique pour lui la théorie que j'ai proposée concernant la myopie mécanique, et l'opération que j'ai pratiquée pour remédier à cette infirmité. L'Académie va juger sur quelle équivoque repose la réclamation de M. Phillips.

» J'ai posé en principe, et j'ai établi par des expériences directes, que la myopie mécanique est le résultat du raccourcissement de l'œil par la rétraction simultanée des muscles droits, et j'ai guéri des myopes que j'ai rendus immédiatement presbytes par la section des muscles dont il s'agit. Or, qu'a dit et fait M. Phillips ? Je cite textuellement : « Si l'action contractile des muscles obliques est spasmodique, s'ils sont dans un perpétuel état de contraction, il en résulte un changement dans l'axe de l'œil ; le globe étant écrasé dans la moitié de sa circonférence par les deux tendons des obliques, forme une convexité en avant, et la myopie est le résultat de cette modification.... C'est ainsi que nous l'avons toujours remarqué dans les strabismes par la contraction du grand oblique. Après les opérations, on a toujours obtenu des résultats contraires, c'est-à-dire que le grand oblique étant coupé, la convexité de la cornée s'est affaissée et la myopie a été guérie (1)... Après les guérisons obtenues par cette opération (chez les personnes atteintes de strabisme compliqué de myopie), ne peut-on pas espérer pouvoir guérir la myopie en coupant le muscle grand oblique ? (2). »

» Telles sont la théorie et la pratique de M. Phillips. Quel rapport ont les idées de ce chirurgien avec les miennes ? J'attribue la myopie à la rétraction des muscles droits, il la met sur le compte des muscles obliques; il la regarde comme le résultat d'une dépression latérale, c'est-à-dire un allongement du globe oculaire, et moi d'une dépression antéro-postérieure, c'est-à dire d'un raccourcissement ; il propose la section du grand oblique, je fais celle des droits; enfin M. Phillips n'a point opéré de vrais myopes : il a seulement conclu de ce qu'il croyait avoir vu dans le strabisme compliqué de myopie, à la possibilité de guérir la myopie seule par la section du grand oblique ; et moi j'ai guéri des myopes atteints ou non de strabisme par la section des seuls muscles droits. D'après ce simple rapprochement, l'Académie comprendra peut-être difficilement le motif et le sens de la réclamation de M. Phillips. Je n'ai pas à examiner ni discuter la valeur de nos idées respectives ; en revendiquant les miennes à son profit, M. Phillips a montré implicitement le cas qu'il fait des unes et des autres.

(1) *Du strabisme*, par M. Phillips, p. 124.
(2) *Compte-rendu de l'Académie des sciences*, juillet 1840, p. 174.

» Dans la seconde réclamation, M. le docteur Carron du Villards croit pouvoir rapporter à sir Everard Home et à Ramsden les conséquences physiologiques que j'ai tirées de mes expériences. Quelques mots suffiront, je pense, pour mettre l'Académie à même de juger la valeur de l'assertion de M. Carron.

»Sir Everard Home et Ramsden ont cherché à prouver que l'œil s'adapte aux différentes distances au moyen de changements dans la courbure de la cornée, changements dus à la contraction des muscles droits. M. Carron a induit que les altérations de la vision dans le strabisme sont les effets d'une influence analogue sur la sphéricité de la cornée. Je ne conteste pas cette influence jusqu'à un certain degré, et je l'ai moi-même signalée bien avant M. Carron. Il y a plus de six mois que j'ai prié M. Biot de m'indiquer le moyen de mesurer rigoureusement les changements de forme de la cornée et de tout le globe oculaire dans le strabisme, et j'ai exposé les différentes particularités relatives à ces déformations du globe oculaire dans ma conférence du 12 août 1840. Mais ce n'est pas de cela qu'il s'agit dans ma communication sur la myopie; j'ai dit que la myopie mécanique est le résultat d'un raccourcissement de l'œil, et directement d'un changement de rapport entre le cristallin, la cornée et la rétine, par suite d'une brièveté trop grande des muscles droits. J'ai ajouté que mes expériences tendent à infirmer l'opinion de ceux qui attribuent à un changement de forme du cristallin la faculté qu'a l'œil de voir distinctement à différentes distances. Or, cette dernière opinion relative au changement de forme du cristallin a été proposée postérieurement à celle de sir Everard et Ramsden , précisément pour la combattre, par sir Thomas Young ; et si cet habile physicien n'est point parvenu à donner à sa théorie tout le degré de certitude désirable , il est au moins parvenu à renverser complétement celle de sir Everard Home et Ramsden, à l'aide d'expériences fort ingénieuses. Thomas Young a montré en effet que si on annule la faculté réfringente de la cornée, au moyen d'un liquide mis en contact avec sa surface extérieure , et qu'on supplée sa sphéricité par des lentilles fixes de foyer équivalent, l'œil conserve cependant la propriété de s'accommoder aux distances. Donc les changements supposés dans la courbure de la cornée sont insuffisantes à expliquer cette facilité de l'organe (1).

» Du reste , je prie l'Académie de vouloir bien remarquer que je n'ai donné jusqu'ici que les conclusions

---

(1) Voici comment l'expérience de Thomas Young est rapportée dans la *Bibliothèque britannique*, t. XVIII, p. 248 : « M. Young prend , dans un microscope botanique, une lentille double convexe, de 8/10 de pouce de rayon et de distance focale , montée sur un anneau profond de 1/5 de pouce. Après avoir garni de cire les bords du verre , il remplit l'anneau aux trois quarts d'eau presque froide , et applique son œil par-dessus, de manière que la cornée soit en parfait contact avec l'eau qu'elle contient. L'œil devient immédiatement presbyte, et la force réfringente de la lentille, qui est réduite par le contact de l'eau à un foyer d'environ 16/10 de pouce, ne suffit plus à remplacer la cornée , dont l'action est annulée par le contact de l'eau à sa surface antérieure. Mais l'addition d'une lentille de 5/12 de foyer ramène l'œil à l'état naturel, et même un peu au-delà. Il l'applique alors à l'optomètre, et observe la même inégalité dans les réfractions horizontale et verticale qu'il avait remarquée sans l'intervention de l'eau ; et il se trouve avoir, dans les deux directions, une faculté de modifier son foyer, équivalente à une longueur focale de 4 pouces précisément comme auparavant. »

d'un travail que j'aurai l'honneur de lui présenter, et c'est alors que je lui soumettrai toutes mes observations et mes expériences sur cet intéressant sujet.

» Veuillez agréer, etc.　　　　*Signé*, GUÉRIN. »

» *P. S.* Je prie M. le secrétaire de vouloir bien ouvrir un paquet cacheté que j'ai déposé à l'Académie, le 13 décembre 1840. Il contient l'indication de ma première opération de myotomie oculaire pour remédier à la myopie. »

Contenu du papier cacheté. (Déposé le 13 décembre 1840.) — « La myopie est, dans le plus grand nombre des cas, le résultat de la brièveté primitive des muscles droits de l'œil. Le traitement chirurgical de cette infirmité doit consister dans la section des muscles trop courts. J'ai pratiqué cette opération avec le plus grand succès. Aujourd'hui, dixième jour de l'opération, la vue s'est considérablement allongée, et le globe oculaire a subi un changement de forme très remarquable. »

M. Guérin ne se borna pas à adresser cette lettre à l'Institut, il la fit aussi publier dans plusieurs journaux de médecine. Je dus répondre à cette prétention nouvelle, et j'écrivis la lettre suivante au rédacteur de la *Gazette des hôpitaux*, ainsi qu'à la commission nommée par l'Institut.

A M. le rédacteur en chef de la Gazette des Hôpitaux.

«MONSIEUR LE RÉDACTEUR,

» M. Guérin écrit. dans le numéro du 3 avril de la *Gazette des hôpitaux*, que la réclamation que j'ai eu l'honneur d'adresser à l'Institut relativement à la myopie, repose sur une équivoque. Je crois que les préoccupations de M. Guérin l'ont empêché de bien apprécier les faits. Afin qu'il ne reste plus de doute dans son esprit, je rapporterai son texte en regard du mien.

Texte de M. Guérin.

Texte de ma brochure.

3° Très fréquemment la myopie se combine avec le strabisme : c'est lorsqu'il existe plusieurs muscles droits rétractés, avec brièveté relative plus grande de l'un d'eux, ou bien encore lorsqu'il n'y a qu'un muscle droit rétracté, mais à un faible degré.

Page 88 :
Une remarque générale, toujours la même, c'est que les yeux déviés par le grand-oblique étaient myopes, et qu'aussitôt après l'opération la vue devenait longue.

4° La moitié antérieure du globe de l'œil est conique ; la cornée représente un segment de sphère d'un rayon de courbure beaucoup plus petit que le segment de l'œil qu'il remplace. Les parties latérales du globe oculaire sont déprimées, aplaties dans la direction des muscles trop courts.

Page 124 :
Le globe étant écrasé dans la moitié de sa circonférence par les deux tendons des obliques, forme une convexité en avant, et la myopie est le résultat de cette modification.

5° le traitement actif de la myopie mécanique doit consister dans la section sous-conjonctivale des muscles trop courts ou rétractés.

Après les opérations, on a obtenu des résultats contraires, c'est-à-dire que le grand-oblique étant coupé, la convexité de la cornée s'est affaissée, et la myopie a été guérie.

7° Ces faits et ces expériences tendent à démontrer que le cristallin ne change pas de forme pour s'adapter à la vue à différentes distances, ainsi qu'avaient cherché à l'établir plusieurs auteurs ; mais qu'il change seulement de rapports avec la rétine et la cornée transparente, dont il s'éloigne et se rapproche alternativement.

Page 89 :
Cette modification de la vue est le résultat du déplacement de la lentille ; déplacement, comme on le voit, tout à-fait sous la dépendance de la contraction des muscles obliques.

» En résumant les faits contenus dans ma brochure, j'ai terminé ce travail par le passage suivant, page 120.

« Une observation qui s'est toujours présentée de la même manière, c'est celle de la myopie lorsque le muscle grand oblique était contracté; cette myopie cessait, la vue devenait longue aussitôt après la division de ce muscle. N'est-on pas autorisé à penser que cette myopie est sous la dépendance de cette contraction musculaire?

» Après la guérison obtenue par cette opération, après ce que nous avons vu de la manière d'agir de ce muscle sur le globe de l'œil, ne peut-on pas espérer pouvoir améliorer l'état des myopes en coupant le tendon du muscle grand oblique? »

» M. Guérin dit que je n'ai pas opéré de vrais myopes: qu'en sait-il? Pour se donner raison, il commence par me supposer dans l'erreur. Jusque là ce n'était que plaisant; mais voici ce qui n'est pas loyal, et ce qui me fait dès aujourd'hui renoncer à toute discussion avec M. Guérin. Dans sa lettre, il écrit: « Or, qu'a dit et fait M. Phillips? Je cite textuellement. » En effet, M. Guérin cite mon texte, mais en le surchargeant de la phrase suivante : « *Chez les personnes atteintes de strabisme compliqué de myopie.* » Je défie M. Guérin de la montrer dans mon ouvrage: si dans ma pensée il eût été question de myopie compliquant le strabisme, cette phrase, qui altère ma proposition, eût été imprimée, et elle ne l'est pas.

» La différence qui existe dans nos deux opérations, c'est de couper ou les obliques ou les muscles droits :

c'est à l'expérience à démontrer laquelle des deux est la meilleure.

» M. Guérin ne sait pas toujours ce qu'il dit ou ce qu'il veut dire. Opposons, par exemple, M. Guérin du 15 mars à M. Guérin du 29 mars.

» Le 15 mars il dit que la moitié antérieure du globe de l'œil est conique, *les parties latérales* du globe oculaire sont déprimées, aplaties dans la direction des muscles trop courts, etc.

» Le 29 mars, il dit que la myopie mécanique est le résultat d'un raccourcissement de l'œil, d'une dépression *antéro-postérieure !* De sorte que, en quinze jours, voilà l'œil myope déprimé latéralement d'abord, et ensuite d'avant en arrière !

» Tout ceci peut trouver son explication.

» L'œil était déprimé latéralement, lorsque M. Guérin croyait l'avoir indiqué le premier ; alors il pouvait dire : *Je l'avais dit dans mes conférences.* Mais voilà que M. Carron du Villards vient apprendre à M. Guérin que sir Everard Home et Ramsden ont publié ce fait avant que M. Guérin ne *l'eût dit dans ses conférences;* et huit jours après la lettre de M. Carron du Villards, M. Guérin déprime l'œil d'avant en arrière pour avoir quelque chose de nouveau *à dire dans ses conférences!*

» Je conclus de cet exposé : 1° que la myopie dans le strabisme, et sa disparition dans ce cas par la myotomie, sont des faits démontrés depuis long-temps; 2° que j'ai formellement indiqué la myotomie comme moyen de guérison de la myopie indépendante du strabisme.

» Agréez, etc.   Ch. PHILLIPS. »

Depuis cette époque, j'ai pratiqué deux fois encore la section des muscles pour guérir la myopie compliquée de nystagme; la première fois sur un jeune garçon de onze ans : les muscles droit interne et droit externe ont été divisés, la vue a été légèrement modifiée, mais elle n'est pas devenue plus longue ; la seconde fois, j'ai opéré un jeune homme de vingt-deux ans : le grand oblique *seul* a été coupé, le nystagme a été guéri, et la vue est devenue plus longue.

Ce malade était *véritablement* myope, puisqu'il lisait avec des lunettes n° 6 et 4, tandis qu'après l'opération, il ne reconnaissait plus les objets en se servant des verres, et il les voyait très nettement après avoir enlevé les lunettes.

La section des muscles pour guérir le nystagme a été faite pour la première fois par Dieffenbach dans les premiers mois de l'année 1840 ; il a publié un travail sur cette matière dans le *Wochen-Schrift von Casper.* Berlin.)

CHAPITRE DOUZIÈME.

AMAUROSE PAR CONTRACTION MUSCULAIRE.

Il existe une altération des fonctions de l'œil que l'on peut aussi appeler amaurose, car la vue est abolie, et l'on ne remarque aucune modification dans le globe oculaire, si ce n'est la mobilité de la pupille et son extrême dilatation. Plusieurs fois j'ai coupé des muscles produisant le strabisme, ainsi que cette lésion des fonctions visuelles, et chaque fois la vue a été rétablie.

Je crois pouvoir expliquer ce phénomène de la manière suivante : le nerf oculo-moteur qui anime les muscles droits, produit aussi leur contraction spasmodique ; cet état maladif est porté au ganglion ciliaire par continuité, c'est-à-dire par la courte racine de ce ganglion, et ce centre nerveux transmet l'état spasmodique du muscle à la membrane sensible de l'œil, par le nerf central de la rétine, ce qui rend cette membrane insensible. Elle recouvre toute sa sensibilité par la section des filets nerveux qui font contracter les muscles.

C'est dans des cas désespérés que j'ai fait ces opérations, et les résultats heureux m'engagent à la conseiller. Cette opération a depuis été faite avec succès en Angleterre. Je ferai connaître l'observation publiée par Adams ; mais, avant, voici mes deux premiers faits.

XXXVI° OBSERVATION.

Strabisme divergent de l'œil gauche; grande dilatation de la pupille déviée; cécité; guérison.

Igounoff, âgé de quarante-trois ans, du gouvernement de Moscou, a été rayé des cadres de l'armée impériale parce qu'il était devenu aveugle. Lorsqu'il vint me consulter à Saint-Pétersbourg, il me dit avoir eu une opthalmie qui dura long-temps, et qui produisit le strabisme externe dont il était affecté. Un grand nombre de médecins avaient vu ce malade, et ils l'avaient laissé comme incurable. L'immobilité et la grande dilatation de la pupille avaient fait diagnostiquer une amaurose.

Je me rappelais avoir opéré des louches qui ne voyaient pas avec l'œil dévié, et qui virent après l'opération. Je pris aussitôt la détermination d'opérer le strabisme de ce pauvre soldat.

Lorsque le muscle externe fut coupé, la pupille se contracta, et le malade dit qu'il voyait des étincelles; insensiblement la vue s'éclaircit, et huit jours après l'opération, Igounoff vint *seul* chez moi, heureux de pouvoir montrer aux médecins qui l'avaient encouragé les beaux résultats de cette opération.

XXXVII° OBSERVATION.

Amaurose des deux yeux; fixité de l'œil gauche; section des muscles droit, interne et externe; guérison.

Charitonoff, âgé de quarante-huit ans, Moujik, habitant Saint-Pétersbourg, était aveugle. L'œil droit avait conservé de la mobilité, mais l'œil gauche était maintenu fixe au milieu des paupières; la pupille était largement dilatée et immobile. Encouragé par le fait précédent, je fis d'abord la section du muscle droit interne, et la pupille se contracta. Cette opération détermina la formation d'un strabisme externe. Je coupai aussitôt le muscle externe, et immédiatement après cette opération le malade nous dit qu'il voyait la lumière. Il fut suivi avec beaucoup d'intérêt par plusieurs médecins qui constatèrent son entière guérison. Quelques jours après l'opération, il vint seul à la consultation ; l'inflammation qui suivit ces deux myotomies fut très faible, et trois semaines après il ne restait plus de rougeur.

XXXVIIIe OBSERVATION.

Amaurose incomplète guérie à l'aide de la section des deux muscles droits latéraux, par M. Adams (1er mars).

Sarah Heiks, domestique, âgée de vingt-deux ans, délicate, cheveux et iris noirs, bien réglée, était amaurotique depuis deux ans. Ses yeux sont droits, sans apparence ; le droit cependant est plus petit que l'autre ; pupilles pas plus larges qu'à l'état normal, mobiles à l'action de la lumière lorsqu'elles y sont exposées simultanément. Observées cependant séparément, elles offrent une différence notable ; celle du côté droit est légèrement irrégulière, se contracte plus lentement et moins complétement.

Lorsque les deux yeux sont ouverts, la femme ne peut travailler à l'aiguille, ni lire, ni voir les petits objets plus de quelques minutes, sans éprouver beaucoup de vertiges et de confusion dans la vue, ce qui l'oblige à faire reposer ses yeux. Si elle se sert de son œil gauche uniquement, elle n'éprouve aucun inconvénient pendant plusieurs heures ; mais si elle emploie l'œil droit, des vertiges, des brouillards se manifestent constamment, à un tel degré qu'elle ne peut même voir à se conduire. Avec l'œil droit elle peut distinguer à peine les barres d'une fenêtre, mais pas les rubans de la jalousie ; elle peut bien distinguer sur un imprimé les caractères et la marge, mais elle ne peut lire aucun caractère quelconque, quelque gros qu'il soit. Le brouillard devant cet œil est moindre lorsqu'elle regarde dans la direction de l'œil interne.

La patiente est très sujette aux vertiges et aux douleurs au sourcil et à la tempe du côté droit ; elle a éprouvé des douleurs intenses au côté droit de la face et du nez. Ces douleurs se renouvellent lorsqu'elle commence à travailler, à lire ou lorsqu'elle fait du bruit ; elles sont plus intenses le matin et le soir devant les lumières artificielles. Quelquefois, les vertiges de la vue et les douleurs sont légers, et elle peut travailler pendant quelques heures sans inconvénient. Dans d'autres temps, elle ne peut travailler un quart d'heure, ni faire sa besogne de domestique, car à peine a-t-elle fait un peu de mouvement, ou changé vivement d'une place à une autre, que les vertiges et les douleurs de tête recommencent d'une manière si intense, qu'elle devint presque aveugle. Trois fois en effet elle s'est trouvée complétement aveugle pendant plusieurs heures, mais ensuite la vue est redevenue à son état primitif.

La malade a fait la narration suivante sur le début et la marche de l'affection : Il y a deux ans environ, en travaillant à l'aiguille, elle a été saisie subitement de brouillard devant les deux yeux, brouillard qui disparaissait en fermant l'œil droit. Elle éprouva en même temps une sensation curieuse de mouvements désordonnés dans les yeux, qu'elle compare au vol d'un papillon. Le brouillard et cette sensation ont continué et sont devenus si incommodes, qu'elle a été non seulement obligée d'abandonner tout ouvrage d'aiguille, mais encore de quitter sa place. Quelques jours après elle a repris son ouvrage, mais au bout d'un mois elle a été de nouveau obligée de quitter sa maîtresse, car les vertiges, la céphalalgie et la confusion de la vue étaient incessantes. Elle s'est soumise à un traitement de six mois, mais sans avantage : des saignées, des vésicatoires, et probablement aussi du mercure, avaient fait la base de ce traitement. On l'a envoyée à l'air natal, où on l'a traitée encore sans plus d'avantage. La malade voyait avec l'œil droit des étincelles et des flammes.

1ᵉʳ mars. J'ai divisé le muscle droit interne après l'avoir exactement et complétement disséqué. L'effet immédiat de cette division a été une légère abduction de l'œil droit en dehors de la ligne naturelle, et une légère mais manifeste amélioration de la vue : le brouillard est moins dense dans la direction du muscle droit externe.

Le 4, la vue est beaucoup améliorée, le brouillard est plus leger qu'il n'était aussitôt après l'opération; la malade voit plus distinctement dans la direction de l'angle externe : tous les objets paraissent plus clairs, elle peut distinguer les cordes de la jalousie; elle lit en présence de plusieurs personnes un imprimé en gros caractères; mais elle voit les objets doubles lorsque les deux yeux sont ouverts.

Le 12, la vue est considérablement améliorée. La patiente lit aujourd'hui en présence de plusieurs confrères. La position de l'œil opéré est presque naturelle. La malade déclare que l'œil s'est redressé subitement depuis trois jours.

Le 15, la vue est toujours en progrès : la femme lit, mais elle voit toujours double. Depuis l'opération, les douleurs autour de l'œil et du sourcil sont moindres, mais la malade a éprouvé deux ou trois attaques de céphalalgie.

Je procède maintenant à la division du muscle droit externe que j'ai disséqué d'abord très exactement du tissu cellulaire ambiant. L'effet immédiat de cette opération a été de rectifier parfaitement l'œil, qui est revenu au centre de l'orbite et en harmonie avec celui du côté opposé. La diplopie a disparu sur-le-champ, et la vue est devenue parfaite dans l'œil opéré.

Le 20, la vue est plus étendue depuis la seconde opération; la malade voit aussi bien avec l'œil droit qu'avec le gauche, et elle peut lire toute espèce d'imprimés sans se fatiguer.

Le 24, amélioration progressive. La femme peut lire la petite impression, travailler à l'aiguille sans se fatiguer ni éprouver le moindre obscurcissement dans la vue. Guérison.

CHAPITRE TREIZIÈME.

DU BÉGAIEMENT.

C'est la myotomie oculaire qui a été le point de dé
part des recherches faites pour guérir le bégaiement **par**
la section des muscles de la langue. Les opérateurs sont
partis d'une idée juste pour arriver à une application
fausse. En effet, dans le strabisme, c'est l'organe qui est
dévié, tandis que, dans le bégaiement, c'est la fonction
qui est altérée. Plus des deux tiers des bègues n'ont aucune particularité, aucune modification dans la langue
et dans sa musculature.

On a voulu établir comme une règle générale la légère déviation de la langue à droite ou à gauche; mais
ceux qui parlent avec facilité présentent ce phénomène;
c'est-à-dire que le premier sujet venu, bègue ou non,
s'il abandonne sa langue sans efforts hors la bouche, cet
organe est toujours porté légèrement, soit à droite, soit
à gauche. On a aussi admis comme une des causes du
bégaiement, l'impossibilité de porter le bout de la langue jusque sur le nez; mais combien de personnes ne
bégayant pas, qui ne peuvent allonger ainsi la langue!
et, enfin, combien de bègues ont la langue de beaucoup
plus longue que des sujets qui ne bégaient pas! Ces dis-
tinctions puériles ont cependant été posées comme des

indications positives, et c'est sur de telles données que l'on a déchiqueté toutes les bouches de ceux qui bégaient.

Ce mot de bégaiement a englobé toutes les variétés des altérations de la parole, et, ne tenant aucun compte de ces modifications, on a tout opéré. D'après le nombre des bègues que j'ai eu l'occasion d'étudier, et d'après ce que j'ai vu dans la pratique de plusieurs opérateurs, et dans la mienne, je ne crois pas que l'on puisse trouver plus de cinq sur cent bègues propres à obtenir des résultats complets par la seule opération.

Voici les variétés pour lesquelles l'opération me paraît être impuissante. Il y a des individus qui éprouvent une grande résistance lorsqu'ils veulent prononcer quelques mots ; les traits du visage se déforment, toute la figure grimace, les lèvres tremblent, se meuvent avec rapidité, ou elles sont invinciblement appliquées l'une contre l'autre. Les muscles du cou prennent part à ces mouvements spasmodiques, et enfin, lorsque, après de grands efforts, ils parviennent à prononcer une seule syllabe, les autres suivent avec rapidité, et elles sont prononcées très nettement tant qu'il y a de l'air dans les poumons ; aussitôt que ces organes n'en contiennent plus, la lutte recommence pour se terminer comme nous venons de le dire. Tous les sujets qui sont atteints de ce pénible défaut de la parole articulent nettement lorsqu'ils parlent en s'astreignant à un système quelconque, ce qui les force à dépenser avec mesure l'air contenu dans leurs poumons. La section des muscles génio-glosses corrige momentanément cette difformité ; mais après

huit ou dix jours, lorsque la cicatrisation de la plaie est
achevée, les efforts se reproduisent, et quelquefois même
l'état du bègue est aggravé.

D'autres commencent par ouvrir largement la bouche; ils émettent un son qu'ils traînent long-temps, ils
s'arrêtent en voulant articuler, et le son est de nouveau
produit; enfin, après une lutte de quelque durée, ils
prononcent avec netteté et grande rapidité plusieurs
phrases de suite. Lorsqu'on les engage à parler avec une
mesure quelconque, ils prononcent de suite toutes les
syllabes sans pousser ces sons si pénibles à entendre.
L'opération est tout aussi impuissante chez ces sujets
que chez les premiers. L'amélioration que l'on obtient
aussitôt après la section des génio-glosses cesse par la
cicatrisation de la plaie.

Il en est qui éprouvent un grand embarras dans la
bouche lorsqu'ils veulent prononcer quelques syllabes;
jamais ils ne parviennent à les articuler clairement.
Cette variété dépend de ce que les sujets ne savent pas
se servir de l'instrument qu'ils ont à leur disposition.
Presque toujours leur langue n'est pas mise en mouvement d'une manière convenable; il suffit de leur montrer la manière de prononcer les syllabes qui les embar-
rassent. Lorsqu'ils ont pu imiter le jeu de la langue, que
l'on vient de leur montrer, ils articulent de suite très
bien, et ils sont obligés quelquefois de faire de grands
efforts pour parler comme ils le faisaient avant d'avoir
reçu cette leçon.

La section des génio-glosses est impuissante sur cette
difformité, soit immédiatement, soit long-temps après

l'opération. Quelques individus hébétés, abrutis, remuent les lèvres quelque temps avant que de parler; les premiers sons qu'ils émettent sont obscurs, leur prononciation est embarrassée, et c'est après avoir fait quelques efforts que leur attention, dispersée, est définitivement arrêtée sur un point quelconque, et qu'ils parviennent enfin à prononcer clairement.

Ces sujets ne parlent pas, parce qu'ils n'ont rien à dire : presque toujours énervés par la masturbation, ces êtres ont besoin d'un certain temps pour rassembler leurs idées et pour les émettre. Évidemment l'opération est impuissante dans de semblables conditions, et cependant nous avons vu faire plusieurs opérations sur de tels sujets.

Une variété que l'on a encore l'occasion de voir souvent est celle qui consiste à ne pas parler, par défaut de respiration. Les sujets commencent par fermer la bouche lorsqu'ils veulent parler, leurs lèvres s'appliquent l'une contre l'autre, il ne se passe aucun mouvement extérieur, seulement la face rougit plus ou moins, et il semble que l'on ait devant soi un individu qui se condamne au silence le plus obstiné; plus on le presse de répondre, plus il ferme les lèvres, et enfin, par un effort violent, il ouvre largement la bouche, il fait une profonde inspiration, et il parle aussi correctement que celui qui ne souffre pas de cette pénible infirmité. Que peut donc la section des génio-glosses sur un pareil sujet?

La plupart des individus qui parlent avec les modifications diverses que nous venons d'étudier, disent presque tous ressentir une vive douleur derrière le sternum pendant le temps que dure la lutte. Cette douleur cesse aussitôt après avoir largement respiré.

Les véritables bègues sont ceux qui redoublent certaines lettres, et qui ne peuvent pas changer cette manière de parler en respirant profondément, et chez lesquels le rhythme ou la mesure ne modifient pas la difformité. Ceux-là sont seuls aptes à être opérés avec succès, mais aussi ceux-là sont les moins nombreux. Je ne parle pas ici des résultats que l'on peut obtenir par l'opération de Dieffenbach ; d'après l'assertion du chirurgien de Berlin, la division de la langue atteint presque toutes les variétés du bégaiement ; je dis presque toutes, parce qu'une phrase de sa brochure laisse entrevoir qu'il y a des exceptions. Il dit : « Quant à ce qui concerne *les indications* de cette opération, elles sont beaucoup plus difficiles à déterminer dans les *cas particuliers* que celles de l'opération du strabisme. »

Parmi les véritables bègues, il en est qui redoublent le b. p. d. t. , et qui prononcent, *par exemple*, b. b. b. b. b... a.. etc. Ceux-là peuvent être améliorés par la section des génio-glosses, mais non pas radicalement guéris ; les lèvres jouent un trop grand rôle dans l'articulation de cette lettre. Ceux qui redoublent le t. t. t. t. t. a, le d. d. d. d. a., peuvent être radicalement guéris par la section des génio-glosses , si toutefois il n'y a pas de vice dans la respiration.

Le bégaiement sur l's et le z. peut aussi être diminué

par l'opération ; mais s'il porte sur l'h, le k, l'm, l'opération est impuissante. Je n'ai jusqu'à ce jour pu apprécier le plus léger changement sur ces lettres après l'opération.

Lorsque le bègue veut parler avec rapidité, il bégaie davantage, et quelquefois, lorsqu'il est agité par une passion violente, il éprouve une impossibilité entière de prononcer même une seule syllabe. C'est alors que le visage se crispe, les lèvres tremblent et se contractent spasmodiquement, les ailes du nez sont en mouvement, les paupières s'écartent ou se rapprochent convulsivement d'une manière étrange, la langue se roidit, elle se meut en totalité dans la bouche, ou elle appuie avec force contre les dents. Cet état a été caractérisé par Dieffenbach d'une manière assez pittoresque. Cette espèce d'horreur toute particulière qu'éprouvent quelques bègues à prononcer certains sons, a une grande analogie avec l'état d'agitation et d'angoisses que procure aux hydrophobes la vue de l'eau. C'est pourquoi on pourrait le désigner sous le nom de PHONOPHOBIE.

Les préoccupations de certains chirurgiens ont été si grandes depuis les premières opérations faites à Paris, qu'ils ont été aveuglés au point d'admettre partout une contraction musculaire qui n'existe pas ; M. Amussat voit toujours des déformations de la langue : il fait tirer la langue à tous ceux qui ont un vice quelconque de la parole, et il décrit une déviation de cet organe, lorsque pour tout le monde elle n'existe pas. On comprend donc pourquoi, dominé comme il l'est par l'idée de la contraction musculaire, il mutile toutes les langues, et ensuite il fait parler les opérés, qui, dans la grande majorité des cas, n'ont obtenu aucun changement.

Dans cette question du bégaiement, M. Amussat a pensé qu'il était convenable de prendre une position extraordinairement grave ; il dit aux chirurgiens : « J'ai revu l'anatomie de la langue (*Gazette des Hôpitaux*). Il faut *étudier et méditer profondément* cette opération, etc.» A ce ton grave et professoral, ne croirait-on pas qu'il s'agit d'une question immense? Que l'on ne pense pas que ces conseils soient donnés à propos du fond de la question, c'est-à-dire de la section des muscles génio glosses ; il s'agit seulement de savoir si la résection des glandes sub-linguales facilite la section des muscles!

Quant à la question en elle-même, il n'en parle pas, et pour cause. En avouant avec franchise que les opérations qu'il a faites n'ont pas de valeur, il ferait une chose beaucoup plus utile que de conseiller de méditer profondément sur la section des glandes salivaires.

On a lieu d'être étonné du peu d'attention que MM. Amussat et Baudens ont donné aux indications qui devaient faire admettre ou éloigner les sujets qui réclamaient cette opération. Cependant les travaux de Mac-Cormac, Colombat, Malebouche, etc., avaient déjà établi des catégories.

M. Mac-Cormac affirme qu'avec l'attention la plus ordinaire, chacun peut se guérir en peu de temps, et avec la plus grande facilité, du bégaiement le plus opiniâtre et le plus invétéré, quelles qu'en soient les causes. Ce médecin dit que, quatre-vingt-dix-neuf fois sur cent, le bégaiement reconnaît pour cause l'absence de l'air dans les poumons, lorsque le bègue veut articuler des mots.

Tous les chirurgiens connaissent les travaux de Colombat (de l'Isère), les beaux succès qu'il a obtenus, et les prix que l'Institut lui a donnés pour le récompenser de ses constants et ingénieux efforts.

Ces travaux n'existent pas pour MM. Amussat et Baudens ; ils ont vu partout des langues déviées, et ils ont indistinctement déchiqueté la bouche de ceux qui avaient et qui ont encore conservé pour la plupart quelque vice de la parole.

§ **I. Historique.**

Deux personnes habitant New-York se sont associées pour exploiter un secret qui guérit les bègues. Mme Leigh et le docteur G... ont souvent fait avec succès l'application de ce moyen dont on ignore le véritable inventeur. Le docteur Mac-Cormac a connu ce secret pendant son voyage en Amérique, et de retour en Europe il le rendit public. Le docteur Dubar fit une traduction des mémoires de M. Mac-Cormac, et elle fut publiée dans la *Revue des Revues*. Le secret de M. Mac-Cormac fut cependant connu de quelques personnes avant la publication de son mémoire, et c'est alors que M. le docteur Malebouche, étant à Bruxelles, en relations avec M. Jobard, dont l'activité égale le tact et l'esprit, apprit de ce dernier le complément du secret de Mme Leigh. En 1828, M. Magendie fit un rapport sur le travail présenté par M. Malebouche, qui, par la méthode de Mme Leigh, avait guéri plusieurs bègues (1).

M. Colombat (de l'Isère) étudia aussi cette question avec une grande activité, et les nombreux succès qu'il a obtenus prouvent la valeur de sa méthode.

Je n'ai pas à m'occuper ici de la description de ces méthodes, puisqu'elles n'appartiennent pas à la chirurgie. Mais M. Colombat a ajouté à son mode de traitement une petite opération chirurgicale, non pas dans le but de guérir le bégaiement, mais afin de préparer les malades à son mode de traitement, et afin de donner plus de liberté à leur langue.

M. Colombat a fait un grand nombre de sections du frein; c'est lui qui le premier a porté cette opération aussi loin et dans des vues pratiques, et M. Malebouche a été dans l'erreur, lorsqu'il a écrit à l'Institut en réclamant pour Mme Leigh la priorité de cette section.

Depuis les travaux de M. Colombat, on n'a plus rien fait de nouveau pour chercher à guérir le bégaiement.

Ce n'est que dans les premiers jours de cette année 1841, que les chirurgiens ont pensé pouvoir atteindre cette difformité.

Un journal politique du lundi 1er février 1841, contenait les lignes suivantes : « Il n'est bruit à Berlin que d'une opération que vient de faire le professeur Dieffenbach, en pratiquant une incision sur la langue. »

Aucun journal de médecine, allemand, français ou

____

(1) Art. BÉGAIEMENT du *Dict. de médecine et de chirurgie pratiques*, par M. Magendie, t. IV, p. 63.

anglais, ne parlait de cette opération. Le champ était ouvert à tous les opérateurs, chacun pouvait donc faire des essais et chercher à connaître ce qu'avait imaginé l'ingénieux chirurgien de Berlin.

Tous les opérateurs qui se sont occupés de la section des muscles de l'œil ont dû penser à donner de l'extension à cette pratique heureuse ; et Dieffenbach, dans son ardent amour de la chirurgie, dit un jour, après avoir fait un grand nombre d'opérations de *strabotomie*, qu'il avait la conviction qu'un grand nombre d'altérations qui, jusqu'à ce jour avaient été rebelles à l'action des agents thérapeutiques, céderaient devant la division musculaire, et il cita les tics douloureux, les spasmes des paupières et le bégaiement.

Tous ceux qui voyaient les brillants résultats de la section des muscles devaient avoir cette idée : aussi j'ai rencontré plusieurs chirurgiens qui m'en ont parlé. M. le docteur Roustoff, à Saint-Pétersbourg, m'a dit, dans le mois de septembre 1840, qu'il ferait des recherches sur cette matière ; et lorsque je parlai de la myotomie à M. Amussat, dans le mois de décembre 1840, il me dit avoir aussi pensé au bégaiement. Plus tard, lorsque j'eus fait connaître mes quatre premières opérations, M. Velpeau fit une leçon à la Charité, et il dit que, depuis deux années, il cherchait les moyens de remédier à cette difformité.

Et M. Baudens! lui qui est resté étranger à tous les travaux de myotomie jusque dans les premiers jours du mois de novembre 1840, vient nous dire : « que c'est aussi son opinion, que le bégaiement doit être attribué à l'état spasmodique de la langue ! » M. Baudens formule quatre propositions (1) qu'il généralise :

1° Légère déviation de la langue à droite ou à gauche. M. Amussat a dit : « J'ai constaté qu'en général les bègues ont la langue déviée. » (*Gazette des Hôpitaux*, 18 février 1841), par conséquent seize jours avant M. Baudens.

2° Impossibilité de porter la pointe de la langue sur la lèvre supérieure sans le secours de la mâchoire inférieure qui alors s'avance pour la soutenir.

M. Dieffenbach a dit : « C'est particulièrement sur cette dernière méthode que j'avais fondé le plus d'espérances (l'excision d'un morceau de langue), parce qu'elle avait pour résultat le raccourcissement de la langue et qu'elle lui procurait la faculté de se porter à volonté contre *la paroi supérieure de la cavité buccale, mouvement qu'on cherche surtout à développer*, etc. (2), à la page 436 : L'opéré a le sentiment d'un raccourcissement de la langue *et d'un relèvement de la pointe contre le palais.* »

3° Développement remarquable des muscles génioglosses à leur insertion aux apophyses géni ; développement aisé à constater en faisant porter la langue vers le palais.

Dans une leçon faite à la Charité, le samedi 13 fé-

___

(1) *Gazette des Hôpitaux*, samedi 6 mars.

(2) De la guérison du bégaiement au moyen d'une nouvelle opération chirurgicale. (*Annales de la chirurgie française et étrangère.* Paris, 1841, t. I, p. 422).

vrier, M. Velpeau a très longuement développé ce point, et M. Amussat, dans ses communications *académiques*, a dit, en parlant de ses opérés : « Ils avaient le filet fort et dur, etc. »

4° Agitation spasmodique de la langue pendant l'acte de la phonation ; celle-ci se porte dans ce moment dans la cavité buccale, sans frapper de sa pointe la voûte du palais. Les bègues parlent la bouche étant entr'ouverte toujours au même degré ; il semble que leur mâchoire inférieure soit immobile dans la crainte de pincer la langue, qui s'étale et se porte convulsivement sous les arcades dentaires (1), c'est-à-dire que M. Baudens a rassemblé les détails donnés par Dieffenbach, et qu'il les a présentés réunis, sous la forme de propositions.

C'est avec ce bagage d'emprunt que M. Baudens est entré dans l'histoire de cette nouvelle opération. Nous le retrouverons encore bientôt avec son *mode opératoire nouveau*.

Après la lecture du fait rapporté dans un journal politique, je fis. en présence de M. Pinel-Grandchamp, quelques recherches sur le cadavre, et le samedi 6 février, je présentai deux opérés à la société de médecine du xiie arrondissement, présidée par M. Bégin. Le 8 février, j'écrivis à l'Institut pour faire connaître l'opération que je venais de faire avec succès, et le 9 j'adressai également une lettre à l'Académie.

C'est après la publication de ces faits que M. Amussat

(1) De la guérison du bégaiement au moyen d'une nouvelle opération chirurgicale. *Annales de la chirurgie française et étrangère.* Paris, 1841, t. I, p. 425, 429, 432.

adressa le 15 février une lettre à l'Institut pour faire part à cette assemblée des résultats qu'il venait d'obtenir. Le lendemain il présenta deux malades à l'Académie.

M. Velpeau fit plusieurs opérations dont les résultats furent heureux. Il exécuta sa première opération le même jour que M. Amussat, c'est-à-dire le 14 février 1841, à la Charité, à huit heures du matin.

M. Roux dit aussi, dans une séance de l'Académie, avoir opéré un bègue, « mais avec un résultat très passager. » Séance du 23 février.

Enfin la brochure de Dieffenbach nous a appris comment il opérait.

En résumant les dates, nous pouvons facilement donner à chacun la place qu'il doit occuper dans cette note historique.

Le 1er février, un journal politique a fait connaître le succès obtenu par Dieffenbach, *sans indiquer l'opération*.

Le 6 février, j'ai montré deux sujets *opérés*, à la société de médecine du XIIe arrondissement.

Le 8 février, j'ai écrit à l'Institut pour faire connaître ces résultats.

Le 9 février, j'ai écrit à l'Académie dans le même but.

Le 14 février, MM. Velpeau et Amussat ont opéré chacun de leur côté.

Le 15 février, M. Amussat a écrit à l'Institut et a montré ses malades.

Le 16, il a présenté à l'Académie deux malades non opérés.

Enfin le mémoire de Dieffenbach a été connu à Paris ; et dans les premiers jours du mois de mars, M. Baudens est entré dans les rangs pour inventer un procédé exécuté déjà par MM. Velpeau et Amussat. Voilà les dates bien déterminées ; il semble facile de faire la part de chacun : il n'en est rien cependant ; nous allons voir M. Amussat réclamant une priorité qui ne lui appartient pas, et M. Baudens inventant une chose déjà inventée deux fois avant lui, et dans l'espace de huit jours.

Les essais que j'ai faits sur le cadavre m'ont fait adopter le procédé suivant :

On fait asseoir le patient sur une chaise, il appuie sa tête contre la poitrine d'un aide, et il ouvre largement la bouche. L'opérateur saisit le frein de la langue à son angle de réflexion sur la langue même ; l'instrument qui sert à exécuter cette manœuvre est une érigne coudée à angle droit, afin que l'aide à qui on le confie ne gêne pas les mouvements de l'opérateur. Ce dernier implante une petite érigne dans le frein, à une demi-ligne au-dessous des canaux de Warton, et entre ces deux érignes il donne un coup de ciseaux qui ouvre aussitôt largement la muqueuse ; alors, en abandonnant les ciseaux, il introduit par cette plaie un crochet mousse, tranchant sur sa concavité, depuis le bouton jusqu'au manche ; il ramasse sur cet instrument toute la masse musculaire de la langue, et, faisant décrire à ce crochet un demi-cercle étendu, il coupe en un instant toute la musculature de la langue.

L'hémorrhagie qui suit cette opération est très abondante, mais elle est salutaire au malade; le douzième jour, la cicatrisation est achevée.

M. Velpeau a exécuté ce procédé dans le mois de mai dernier, et il a montré à ses élèves le malade entièrement guéri.

Après une première communication faite à l'Académie, M. Amussat adressa à l'Institut la lettre suivante :

§ **II. Guérison du bégaiement par la section des muscles de la langue.**

A M. le président de l'Académie des sciences.

« Monsieur le président,

« J'ai l'honneur de vous prier d'informer votre savante compagnie que *j'ai aussi* opéré deux bègues avec succès par la section des muscles de la langue.

» En réfléchissant à la justesse de l'induction tirée de l'orthopédie par M. Stromeyer pour le strabisme, et aux résultats admirables et nombreux que nous avons obtenus (déjà M. L. Boyer et moi avons opéré plus de 200 louches), je me suis demandé s'il n'y aurait pas quelque autre application à en faire pour une infirmité du même genre; je me suis tout naturellement arrêté au bégaiement, et j'en ai fait part immédiatement à M. L. Boyer, mon beau-frère, et à M. Levaillant, ainsi qu'aux médecins français et étrangers qui suivent mes cours. Je dois ajouter que j'ai communiqué cette idée à M. Phillips avant que M. Dieffenbach et lui eussent annoncé la possibilité de guérir le bégaiement comme le strabisme; M. Phillips me répondit qu'il y avait aussi pensé, et nous avons travaillé chacun de notre côté.

» Ce n'est point du reste une question de priorité que je viens soulever devant l'Académie ; mon but est seulement d'établir que la même idée peut venir simultanément aux personnes qui s'occupent des mêmes travaux.

» Dès que j'eus pensé qu'il y avait peut-être quelque analogie entre les bègues et les louches, j'ai fait sur moi-même et sur les autres des études relativement aux mouvements de la langue dans la prononciation , et j'ai recherché avidement l'occasion d'observer les bègues. Bientôt j'ai eu la satisfaction de pouvoir confirmer mes prévisions , c'est-à-dire que j'ai constaté qu'en général les bègues ont la langue déviée , plus courte , et qu'ils ne peuvent exécuter des mouvements aussi étendus que dans l'état normal.

» Aussitôt que j'eus constaté ce fait , je me suis hâté de revoir l'anatomie de la langue , et j'ai fait , conjointement avec M. L. Boyer , des études opératoires sur le cadavre et sur les animaux vivants. Après avoir étudié et médité , je me suis décidé à pratiquer la section des muscles génio-glosses.

» Le premier malade que j'ai opéré , avec l'aide de MM. L. Boyer, Levaillant et Foucart. est un enfant de onze ans. Il avait un embarras très grand dans la prononciation ; l'articulation des sons était empâtée et difficile ; le bégaiement était peu sensible. Le filet, assez fort et dur , tendait à se déchirer lorsqu'on voulait , par des tractions allonger la langue. Cet état , auquel on avait déjà cherché à remédier par la section du filet , était accompagné d'une déviation à droite de la langue , et de l'impossibilité d'élever cet organe jusqu'aux arcades dentaires supérieures. Immédiatement après l'opération, que le père et l'enfant désiraient beaucoup, nous remarquâmes, ainsi que les assistants, une amélioration évidente dans la prononciation et une diminution dans l'empâtement. Le filet, dont l'attache inférieure venait d'être coupée en même temps que le muscle, ne s'opposait plus aux mouvements d'élévation de la langue.

» Le deuxième opéré est âgé de quarante ans, ancien militaire. Il avait un bégaiement aussi complet que possible ; le filet très fort était distendu au point de se déchirer lorsqu'on essayait d'allonger la langue, et, comme conséquence naturelle, les mouvements d'élévation étaient très bornés.

» Il existe, en outre, une déviation à droite de la langue, lorsque cet organe était porté hors la bouche. Enfin, les mots « *opération, et caporal, hors la garde* », prononcés par le malade, dans l'intention d'avoir après l'opération un moyen certain de comparaison, ces mots étaient articulés par syllabes et avec beaucoup d'efforts.

» L'opération fut pratiquée à Versailles, chez M. le docteur Thibault, avec l'assistance de MM. L. Boyer, Lemazurier, Euvrard, Aug. Voisin, Guérineau, Levaillant, etc. Immédiatement après, l'état du malade était sensiblement amélioré, à tel point que les mots *opération*, etc.. que nous venons d'indiquer, étaient articulés sans hésitation. Le malade lui-même s'aperçut si bien du changement qui s'était opéré, qu'il s'écria qu'il y avait autant de différence entre sa prononciation actuelle et l'ancienne, qu'entre un verre d'eau qu'il tenait à la main et un verre de vin.

» Le procédé que j'ai employé consiste, la langue étant renversée en arrière et en haut, la bouche fortement ouverte, à couper perpendiculairement avec des ciseaux la muqueuse à la partie inférieure du frein ou filet entre les deux canaux de Warthon ; puis on coupe en travers au-dessous et on écarte les bords de la muqueuse divisée. Alors, en faisant tirer la langue en avant et en haut hors de la bouche, les muscles viennent s'offrir d'eux-mêmes à la section avec des ciseaux ou un petit scalpel en rondache, et on les divise plus ou moins selon leur contraction.

» Dans le point où je pratique la section des muscles génio-glosses, l'opération est moins difficile et moins dangereuse que dans tous les autres. On agit sur un double faisceau ou sur le sommet du triangle, tandis que plus haut, comme on le sait, le muscle s'épanouit en éventail, et il est entouré de vaisseaux et de nerfs.

» Je me suis fait un devoir de communiquer le plus promptement possible à l'Académie mes recherches sur ce sujet, pour mettre les praticiens en mesure de méditer cette nouvelle opération, afin de les encourager à la tenter, et à nous aider à la perfectionner. J'ose espérer qu'elle nous donnera incessamment les mêmes résultats et la même satisfaction que l'opération du strabisme.

» Agréez, etc.   AMUSSAT.

» Paris, 15 février 1841.

» *P. S.* J'ai l'honneur de prévenir l'Académie que les malades opérés sont dans la salle d'entrée à la disposition de MM. les membres qui voudraient examiner leur état. »

Dans cette lettre, M. Amussat ne parle pas du point de départ. Lui si chatouilleux sur la priorité, doit se rappeler que M. le docteur Séguin est allé lui apprendre le résultat de mes deux opérations. M. Séguin avait vu les deux opérés le samedi précédent à la Société de médecine.

M. Amussat dit qu'il a eu l'idée de cette opération avant qu'on ne lui en eût parlé. Cela prouve en faveur de l'esprit inventif de M. Amussat, mais il ne peut pas empêcher MM. Dieffenbach, Roustoff, Velpeau, etc., d'avoir aussi eu cette idée. Il ne peut réclamer la priorité de cette opération, puisque je l'ai faite huit jours avant lui. C'est donc pour l'idée qu'il combat, comme il a soin de le dire dans sa lettre : « Ce n'est point du reste une question de priorité que je viens soulever devant l'Académie. » On voit que dans cette lettre M. Amussat accepte le terrain préparé par d'autres.

Dans la seconde lettre il est moins facile à contenter ; déjà il ne cite plus ceux qui ont pu avoir avec lui ou avant lui la même idée.

§ III. Bégaiement traité par la section des muscles génio-glosses.

Voici la lettre que M. Amussat a adressée à l'Académie des sciences :

« Monsieur le Président,

» J'ai l'honneur de vous prier de nouveau d'informer l'Académie que depuis lundi dernier j'ai opéré sept bègues, ce qui fait neuf avec les deux que j'ai déjà soumis à l'examen de MM. les membres de l'Académie. Parmi les sept nouveaux opérés se trouvent les deux bègues que j'avais présentés à la séance dernière pour faire constater leur état avant l'opération, afin que l'on pût apprécier les effets de la section du muscle génio-glosse. Les résultats obtenus sont déjà fort encourageants ; ils me causent une grande satisfaction, ainsi qu'à tous ceux qui ont vu les bègues avant et après l'opération ; et, malgré les appréhensions de quelques personnes, j'espère que ces résultats se maintiendront comme ceux de l'opération du strabisme.

» Je n'ai pas la prétention de guérir tous les bègues et de faire disparaître tous les vices de la parole par la simple section des muscles génio-glosses ; mais je puis dire que les succès déjà obtenus par cette opération ont beaucoup dépassé mes espérances et celles de tous les amis sincères des progrès de la chirurgie.

»Je dois ajouter que le procédé que j'emploie pour la section des muscles génio-glosses est le même que celui que j'ai indiqué dans ma précédente lettre, et à cette occasion je m'empresse de prévenir les praticiens, comme nous l'avons déjà fait, M. Lucien Boyer et moi, pour le strabisme, qu'il faut détruire avec précaution et persévérance tous les agents de la déviation ou du raccourcissement qui produisent le bégaiement, jusqu'à ce que le résultat soit obtenu, parce que déjà plusieurs chirurgiens ont échoué pour le bégaiement comme pour le strabisme ; sans doute, ils se sont trop pressés d'appliquer, ils n'ont pas fait tout ce qu'il fallait faire. »

Il dit que c'est M. Lucien Boyer et lui qui en

conseillé aux praticiens de tout couper pour redresser l'œil qui louche. Que M. Amussat lise la première leçon de M. Baudens, et quelques articles que j'ai écrits, qu'il se rappelle les entretiens que nous avons eus ensemble, il s'apercevra qu'il se trompe dans son assertion.

M. Amussat devient plus pressant dans la lettre adressée aux membres du conseil de l'Académie; il parle de sa vie passée. « C'est une chose fort difficile de conserver la priorité d'une découverte; pour arriver à ce but, il faut travailler sans relâche, et appliquer le plus promptement possible; il faut faire ce que j'ai fait pour la torsion des vaisseaux sanguins, pour l'anus artificiel ET POUR LE BÉGAIEMENT; que cela soit bien entendu des chirurgiens ingénieux, mais sans expérience des questions de priorité, qui croient se mettre en sûreté en prenant date dans un journal, ou en consignant leurs idées dans UN PAQUET CACHETÉ. »

On voit que M. Amussat n'hésite plus : « il faut faire ce que j'ai fait pour la torsion, pour les anus, *pour le bégaiement.* »

La fin de ce passage surtout est curieuse, les paquets cachetés ne servent à rien, dit-il; je pourrais lui répondre : à qui le dites-vous? Dans sa première lettre, il disait : J'ai *aussi* opéré deux bègues; c'est-à-dire qu'il l'avait fait après d'autres ; mais aujourd'hui il écrit que c'est une chose difficile de conserver une découverte!

Voici le procédé de M. Amussat.

« Je dois dire, pour les praticiens qui veulent employer mon procédé, que je l'exécute en deux temps distincts ; dans le premier, je détache complétement le frein ou filet de la langue à son attache à l'os maxillaire; je détruis en même temps la membrane cellulo-fibreuse qui se trouve au-dessous, et je m'arrête, si le bègue parle mieux et tout-à-fait bien, ce qui arrive quelquefois. Déjà quatre ou cinq malades sur vingt et un ont retiré un très grand avantage de ce premier temps de l'opération.

» Sur les autres, j'ai été obligé d'aller plus loin, et de pratiquer la section des muscles génio-glosses.

» J'ai déjà dit que l'opération était quelquefois accompagnée d'une hémorrhagie assez abondante. Pour remédier à cet accident, j'employais autrefois des boulettes de charpie trempées dans de l'eau styptique ; maintenant je me sers d'un moyen beaucoup plus simple, d'une injection d'eau froide ou d'eau glacée dans la plaie. Déjà, dans plusieurs cas, ces derniers moyens m'ont complétement réussi.

» Quant aux suites de l'opération, elles n'ont rien présenté de particulier jusqu'à présent. Une légère inflammation de la langue, de la gorge et des environs de la plaie, a quelquefois retardé la guérison, qui, en définitive, est survenue, terme moyen, huit jours après l'opération. »

M. Amussat parle dans ses lettres des conseils qu'il donne aux praticiens ; de l'hémorrhagie qui suit l'opération, etc. Je citerai le passage suivant extrait d'une communication faite à l'Académie le 8 février 1840.

Le docteur Phillips a communiqué à l'Académie de médecine trois opérations faites pour guérir le bégaiement : le succès a été immédiat. Aussitôt après l'opération, les individus ont parlé librement et sans aucune hésitation, même sur les lettres qu'ils prononçaient avec le plus de peine avant d'avoir été opérés.

Ces opérations ont été exécutées en présence de M. Pinel-Grandchamp et de M. Baud, interne des hôpitaux; dix jours sont déjà écoulés depuis le moment de l'opération, et le résultat est resté aussi positif qu'il l'avait été après l'exécution de ce nouveau procédé.

Lorsque le bégaiement existe sur les lettres qui sont prononcées avec la langue seule, ou avec la langue et les autres parties de la bouche, on réussit à faire cesser la difformité; mais l'opération devient impuissante pour le bégaiement dépendant des lèvres. *L'hémorrhagie est abondante, et elle persiste pendant quatre à cinq heures*; cet écoulement sanguin est, du reste, favorable au malade, parce qu'il prévient le développement de l'inflammation. En trois ou quatre jours la cicatrisation de la plaie est achevée, et c'est difficilement que l'on aperçoit les traces de l'opération.

M. Amussat sera sans doute convaincu qu'ayant fait long-temps avant lui des opérations pour guérir le strabisme, ces inconvénients ne nous ont pas été inconnus, et c'est pourquoi nous les avons écrits.

M. Velpeau a opéré plusieurs bègues avec succès. A l'occasion du paquet cacheté que j'ai déposé à l'Académie, et des assertions de Dieffenbach, le professeur de la Charité a dit : J'ai voulu m'assurer expérimentalement de la valeur de cette assertion, sans connaître pourtant les conditions particulières de l'opération de

M. Dieffenbach : la ténotomie pouvait porter sur les muscles stylo-glosses , hyo-glosses , génio-glosses; j'ai opéré sur ces derniers , présumant que cette section allongerait la langue , et la rendrait plus apte à la prononciation. L'individu a paru avoir aussitôt après la langue plus libre, et prononcer quelques mots plus facilement ; mais comme l'opération n'a été faite que depuis hier, je ne puis encore rien dire sur le résultat définitif. J'ai voulu en informer l'Académie pour prendre date , me réservant d'y revenir par la suite.

Voici son procédé :

Il fait asseoir le bègue sur une chaise ; il appuie sa tête contre la poitrine d'un aide , et il ouvre largement la bouche. L'opérateur prend la muqueuse avec des pinces ou avec une érigne , en dessous de l'orifice des conduits de Warton , et il coupe cette membrane avec des ciseaux. Par cette ouverture, il introduit un bistouri, avec lequel il divise les attaches des muscles génioglosses à la face interne du maxillaire inférieur (1).

M. Baudens a fait imprimer une longue leçon sur le bégaiement ; il expose ce qu'il appelle *son* procédé. Voici le texte :

A. Procédé de M. Baudens.

Un aide placé derrière le bègue lui soutient la tête légèrement renversée ; il lui recommande d'ouvrir la bouche, et il place ses deux petits doigts dans la commissure des lèvres pour les tirer en arrière.

(1) M. Velpeau a opéré un bègue, il y a quelques jours, à la Charité , en coupant un morceau triangulaire de la pointe de la langue. Les deux côtés ont été réunis par des points de suture.

L'opérateur saisit une érigne de la main gauche, l'implante dans la membrane muqueuse, sur la ligne médiane et au-dessus des tendons des muscles génio-glosses, afin de tendre ces derniers ; il reconnaît la corde qu'ils dessinent. Il plonge en rasant la mâchoire inférieure les lames entr'ouvertes des ciseaux qu'il tient de la main droite, à un bon pouce de profondeur, de manière à embrasser les tendons des génio-glosses ; puis en rapprochant brusquement les lames des ciseaux, il les coupe d'un seul temps. On entend un craquement, et l'opération, qui dure dix secondes au plus, est terminée.

Les muscles génio-glosses, privés d'attache, fuient en arrière. En engageant l'index par l'ouverture faite à la membrane muqueuse, on rencontre une excavation formée par le retrait des muscles ; on constate qu'il ne reste plus de fibres attachées aux apophyses géni supérieures, sans quoi il faudrait les détruire avec le bistouri boutonné. On tamponne la cavité avec un morceau d'éponge roulé et trempé dans du vinaigre.

B. Procédé de M. Lucas.

« Ayant divisé la muqueuse de la langue qui couvre les muscles génio-hyo-glosses dans l'étendue d'un pouce, et disséqué soigneusement et largement le tissu cellulaire sous-muqueux, il a mis en évidence leurs bords antéro-inférieurs. A l'aide de deux incisions il a divisé les deux muscles et enlevé une portion triangulaire de leur substance, dont la base correspond à la muqueuse ; il a enlevé en même temps quelques autres portions de fibres qui lui ont semblé pouvoir s'opposer aux libres mouvements de la portion intérieure et du sommet de la langue en haut. Après que la membrane muqueuse et le tissu cellulaire sous-jacent ont été divisés , se sont présentées clairement plusieurs veines et une branche du nerf lingual , frisant le bord externe de chaque muscle. Aucune artère n'a été aperçue ; cependant la proximité des ranines a obligé d'agir avec précaution.

» Pendant quelque temps après l'opération , le patient s'est plaint d'une douleur accompagnée de tintements d'oreille (tingling pain) , qui partait de la plaie , et se prolongeait jusque derrière le lobe de l'oreille , ce qui provenait sans doute de la division de quelque filet de la neuvième paire ; mais cette douleur s'est bientôt dissipée. »

Après l'opération les patients ont cru sentir leur langue plus libre , et plusieurs prononçaient sans hésiter le mot *hippopotamus*. Quelques uns n'ont éprouvé aucune amélioration. Dans aucun cas M. Lucas n'a eu à combattre d'hémorrhagie , ce qu'il attribue au soin minutieux qu'il a mis d'éviter les veines et les artères qui se présentent sur les parties latérales des deux muscles.

§ IV. Méthode sous-cutanée.

Procédé de M. Bonnet, de Lyon.

Ce chirurgien fait une piqûre sur la ligne moyenne, à trois ou quatre centimètres en arrière du menton. A travers cette piqûre, il introduit un ténotome mousse, en le faisant pénétrer de bas en haut et un peu d'arrière en avant: son tranchant est dirigé contre la mâchoire, et lorsqu'il est arrivé jusqu'au-dessous de la muqueuse, ce que l'on reconnaît avec le doigt indicateur introduit dans la bouche, on cherche à sentir les apophyses géni. et l'on coupe à droite et à gauche de ces apophyses en portant toujours le tranchant du ténotome contre la mâchoire inférieure, et en n'agissant que sur la partie supérieure de la convexité que celle-ci présente en arrière sur la ligne moyenne : à l'aide de ces précautions, on ne coupe que l'insertion des muscles génio-glosses, et l'on évite les géni-hyodiens.

M. Colombat (de l'Isère) a réclamé la priorité de cette opération, en écrivant à l'Institut la lettre suivante :

« Monsieur le Président,

» M. le docteur Bonnet ayant annoncé dans une lettre publiée dans plusieurs journaux de médecine qu'il venait de pratiquer la section des génio-glosses sans intéresser la muqueuse qui recouvre ces muscles, veuillez, s'il vous plaît, faire savoir à l'Académie que j'ai eu l'idée d'une opération semblable il y a plus de six semaines, et que le 19 février dernier je l'ai mise en pratique avec un succès incomplet en présence de M. Bouché, sur un jeune homme affecté de bégaiement choréique lingual.

» Quoique les instruments que j'ai imaginés pour opérer d'après cette méthode, figurent dans le dernier catalogue que M. Charrière a publié dans le mois de février dernier et qu'il a adressé à presque tous les chirurgiens de Paris et des départements, je suis loin d'accuser M. Bonnet de plagiat ; mais je tiens à prouver, d'une manière incontestable, que l'ingénieux chirurgien de Lyon n'est pas le premier qui ait eu l'idée de la section sous-cutanée ou plutôt sous-muqueuse des génio-glosses. S'il fallait d'autres preuves pour établir ma priorité, je m'appuierais non seulement sur le témoignage d'un grand nombre de médecins et d'élèves qui suivent les conférences de M. Amussat, mais encore sur celui de plusieurs autres praticiens distingués, parmi lesquels sont MM. Deleau, Caffe, Pidoux, etc., etc., à qui j'avais parlé de la méthode en question, les 15, 16 et 22 février, c'est-à-dire avant et après l'opération.

» Dans un mémoire que je vais publier sur le traitement chirurgical du bégaiement, je ferai connaître avec détails toutes mes tentatives à cet égard, et je dirai consciencieusement tout ce que j'ai fait et tout ce que j'ai vu faire sur la glossotomie, qui ne sera jamais qu'une méthode exceptionnelle.

§ **V**. **Méthode par la ligature.**

Après avoir essayé les divers procédés, après avoir opéré un bègue en coupant un morceau triangulaire de la pointe de la langue, qui fut réunie par des sutures ; en examinant un jeune homme qui bégayait très fortement et qui avait la langue très longue, M. Velpeau imagina et exécuta à la Charité une méthode dont le but était d'étrangler par des ligatures, un coin sur le dos de la langue, à peu près de la même grandeur que celui que Dieffenbach résèque ; il fit cette opération par le procédé suivant :

Le malade est assis sur une chaise, la tête appuyée et

fixée sur la poitrine d'un aide ; une aiguille chargée de quatre fils est préalablement préparée. M. Velpeau saisit avec un linge, de la main gauche, le bout de la langue et attire cet organe le plus possible au-dehors. Cela fait, avec la main droite il passe transversalement, au niveau du tiers postérieur de la longueur de la langue, et vers le milieu de l'épaisseur de cet organe, l'aiguille préalablement préparée. Après quoi l'aiguille est retirée, et les fils, au nombre de quatre de chaque côté de la langue, sont disposés de la manière suivante : On en prend deux de chaque côté pour donner plus de solidité à la ligature, et on les lie ensemble sur le dos de la langue le plus en arrière possible. Les quatre autres qui restent sont ensuite liés en avant. On comprend facilement que ces deux ligatures circonscrivent alors sur le corps de la langue un coin qui disparaîtra par la mortification des tissus comprimés par les fils, et qu'on aura, en définitive, une perte de substance comme par la méthode de Dieffenbach. M. Velpeau serra les fils avec une certaine force, et prévint que si le résultat était avantageux, on pourrait confectionner un instrument capable d'opérer cette constriction avec plus de facilité.

Le malade ne parut pas souffrir beaucoup de cette opération. Immédiatement après, il put prononcer quelques paroles que toutes les personnes présentes entendirent très distinctement.

Il restait à savoir quelles seraient les suites de cette opération en elle-même. M. Velpeau fut très contrarié que le malade ne voulût pas rester dans le service pour que tous les élèves pussent observer les suites de l'opération. Cependant il promit de revenir tous les jours.

Nous avons tenu compte de tout ce qui s'est passé, et en voici le relevé : Les quatre premiers jours qui suivirent l'opération, la langue prit un accroissement assez considérable ; les parties voisines se tuméfièrent aussi, mais aucun accident sérieux n'est survenu. Quelques sangsues autour du cou, des gargarismes, ont suffi pour ramener le calme. Nous l'avons vu avant-hier à l'hôpital et il ne bégaie presque plus.

Dieffenbach a publié une lettre adressée à l'Institut de France, dans laquelle il décrit trois opérations différentes pour guérir le bégaiement (1). Ce travail porte un cachet d'originalité si remarquable, qu'après l'avoir lu on reste étonné, et l'on se demande ce qu'il faut le plus admirer dans le génie de cet homme, ou la grandeur de la conception, ou l'audace de l'exécution. C'est qu'en effet il ne s'agit de rien moins que de couper la langue en deux parties. Mais suivons-le dans ses développements.

Dieffenbach pense d'abord à changer l'innervation de la langue ; et aussitôt il crée une méthode opératoire qui déplace les rapports des parties de cet organe.

C'est en examinant des louches qui bégayaient que cette idée se présenta à son esprit ; et, impatient de voir réaliser son rêve si brillant, il créa les trois opérations suivantes :

1° La section horizontale transverse de la racine de la langue ;

(1) *Annales de chirurgie*, t. I, p. 420.

2° La section sous-cutanée transversale de la racine de la langue avec conservation de la muqueuse ;

3° La section horizontale de la racine de la langue avec excision d'une pièce triangulaire dans toute sa largeur et dans toute son épaisseur.

Il a déjà opéré dix-neuf personnes, et toutes lui font espérer un résultat satisfaisant.

Ces opérations ne peuvent être mises en doute ; cependant, comme à Paris plusieurs chirurgiens n'ont pas hésité à accuser de mensonge les communications du chirurgien de Berlin, lorsqu'il s'est agi du strabisme, nous pensons devoir citer les noms des professeurs de l'école de Berlin et des médecins qui ont assisté aux opérations de Dieffenbach.

Ce sont MM. Mueller, Krause, Schœnlein, Romberg, Busse, Buehring, Jungken, etc.

§ **VI. Méthode par excision** (1).

Le jeune homme était assis sur une chaise, la tête appuyée contre la poitrine d'un assistant. Je fis tirer la langue autant que possible, puis je la saisis dans la partie antérieure avec une pince de Museux, de manière que les crochets de la pince pénétrassent dans les bords en serrant les branches de l'instrument. La langue fut ainsi comprimée latéralement, et son volume devint plus étroit tout en gagnant en épaisseur, deux conditions favorables à l'exécution de l'opération. Pendant qu'un des aides amenait la langue autant que possible en

____
(1) Je prends le texte de Dieffenbach.

dehors, et un peu de côté, et que l'autre retenait en
arrière avec des crochets obtus les coins de la bouche,
je saisis avec le pouce et l'index de la main gauche la
racine de la langue, et je la relevai en la comprimant
latéralement. Cela fait, j'enfonçai la lame de mon bistouri, dont le taillant était dirigé en haut, dans la partie
gauche de la racine de la langue, et après avoir fait pénétrer mon instrument jusqu'au point opposé à celui où
j'étais entré, je terminai de bas en haut la section complète. Après avoir fixé le bord postérieur de la plaie avec
une forte suture, je saisis avec une pince munie de
pointes le bord antérieur, et l'ayant comprimé latéralement, j'enlevai dans toute l'épaisseur de la langue, de
haut en bas, un morceau de trois quarts de pouce en
forme de coin. Pour cette dernière section, je me servis
d'un petit bistouri droit ; la lèvre postérieure de la plaie
fut, au moyen de la suture dont j'ai parlé et d'un double crochet, amenée assez en avant pour que je pusse re-
coudre. Six forts points de suture réunirent la plaie et
empêchèrent l'hémorrhagie d'autant plus sûrement que
j'avais eu soin de les faire pénétrer dans le fond même
de la blessure.

A. Section simple de la racine de la langue.

On fixe la langue comme dans le cas précédent ; six
fortes sutures réunissent les bords de la plaie et suffisent
pour arrêter la perte de sang ; on traverse la langue à sa
base avec le bistouri à fistule, le tranchant dirigé en
haut, et on coupe en travers toute l'épaisseur de la
langue.

B. Section sous-cutanée de la racine de la langue.

Je saisis la langue avec une pince de Museux, et je la tirai fortement en dehors de la bouche, puis j'enfonçai en arrière dans la face inférieure un bistouri à fistule, et j'incisai la racine de la langue dans toute son épaisseur, en laissant intacte la muqueuse qui revêt la face supérieure. La largeur de la plaie que j'avais faite en enfonçant et en faisant ressortir le bistouri, ne parut pas dépasser celle de l'instrument, ce qui provenait de l'extensibilité de la muqueuse ; le sang jaillit avec abondance des deux blessures latérales comme s'il fût sorti d'un gros tronc d'artères, et la langue se tuméfia bientôt par la masse de sang qui s'accumulait dans le vide produit par la section sous-cutanée.

Pour rétrécir cet espace, je fis une forte suture d'arrière en avant dans l'épaisseur de la langue, et je fermai aussi les deux points latéraux par lesquels j'avais fait pénétrer mon bistouri.

La guérison des blessures de la langue est ordinairement complète le troisième jour ; il est prudent d'attendre le quatrième jour pour enlever les points de suture.

Dieffenbach ne se dissimule pas les dangers de cette opération. « La perte de la langue par la gangrène ou par une forte suppuration, ou même par la maladresse d'un assistant qui peut facilement la déchirer, sont autant de considérations qui demandent à être mûrement pesées, et qui, jointes à la difficulté qu'elle présente,

empêcheront des opérateurs peu exercés de vouloir la
tenter. »

Pour faire la section des génio-glosses à leur attache
à la mâchoire, je me sers d'un petit canif dont la pointe
est recourbée : je le plonge derrière la dent canine du
côté gauche, et j'enfonce perpendiculairement la lame
dans la profondeur du plancher de la bouche : en
abaissant le manche de l'instrument, la lame est relevée
et je coupe ainsi en un seul temps toute la musculature
attachée à la mâchoire (pl. 1, fig. I et pl. XII.)

Instruments pour l'opération du bégaiement.

1. Érigne coudée, de M. Phillips.
2. Bistouri concave, à crochet (modèle du même auteur).
3. Bistouri coudé, de M. Amussat.
4. Une paire de ciseaux condés sur le plat (modèle du même auteur).
5. Érigne doublement coudée, de M. Baudens.
6. Bistouri à double courbure (modèle du même auteur).
7. Une paire de ciseaux courbes sur le côté, pointus (modèle du même auteur).
8. Bistouri à crochet, de M. Boinet.
9. Ciseaux à lames verticales, de M. Colombat (de l'Isère).
10. *Id,* à angles droits (modèle du même auteur).
11. Sécateur de la muqueuse, pour le premier temps de l'opération (modèle du même auteur).
12. Deux pinces à mors recourbés (modèle du même auteur).
13. Glosso-labe, pour saisir la langue et la maintenir hors de la cavité buccale (modèle du même auteur).
14. Couteau à rondache pour diviser la muqueuse linguale (modèle du même auteur).
15. Refoule-langue (modèle du même auteur).
16. Myotome et perforateur, pour la section sous-muqueuse (modèle du même auteur).
17. Crochet mousse, de M. Jobert (de Lamballe).
18. Pince à dents aiguës, de Dieffenbach.
19. Pince à râpe, pour tenir les aiguilles, *id.*
20. Aiguilles courbes, *id.*
21. Bistouri courbe, *id.*

§ **VII.** Suites de l'opération.

Ce qui étonne d'abord , lorsque l'on vient de couper les génio-glosses , c'est la grande liberté que la langue vient d'acquérir. *Tous* les bègues disent que leur langue est plus longue, qu'elle se meut plus librement , et la plupart prononcent d'une manière plus nette et plus facile les mots qui les embarrassaient le plus. Il arrive encore que les mouvements spasmodiques de la face et du cou sont modifiés , mais jamais ils ne cessent entiè-ment. Ces résultats sont , non seulement la suite de la section des génio-glosses, mais encore de la seule section de la muqueuse sub-linguale. Il s'écoule par la plaie une plus ou moins grande quantité de sang, que l'on arrête par l'application du vinaigre ou de la glace, et en sept ou huit jours la cicatrisation de la plaie est assurée. Voilà la marche des suites de l'opération dans les cas les plus simples, mais qui ne sont malheureusement pas les plus fréquents. Que de fois n'a t-on pas eu à déplo-rer des hémorrhagies qui ont compromis les jours des opérés ! Ces faits n'ont pas été publiés, mais ils sont connus de quelques personnes, et les chirurgiens qui ont proclamé tant et de si beaux succès, sans parler des accidents, ont sciemment trompé les praticiens : à Paris ce silence a fait peu de dupes, ces revers ont été bientôt connus ; mais dans la province il n'en est pas de même ; sur la foi des succès publiés dans les journaux, on a opéré des bègues, et les mécomptes ne se sont pas fait attendre.

Les accidents qui sont le plus à redouter et les plus fréquents après la section des génio-glosses sont : 1° l'hémorrhagie ; 2° le gonflement. L'hémorrhagie ne compromet pas toujours la vie des malades, mais elle les affaiblit, et c'est souvent après bien des soins que l'on parvient à s'en rendre maître. Dans ma pratique, j'ai vu des bègues perdre du sang pendant sept à huit heures après l'opération, sans qu'il ait été possible d'arrêter cette perte.

D'autres ont dû employer des styptiques, la compression, la cautérisation par le feu, et c'est à peine s'ils ont pu parvenir à mettre un terme à cet écoulement de sang. Les malades ont du reste une disposition qui nuit à la cicatrisation de la plaie, ils aspirent continuellement le sang qu'ils crachent ensuite ; en un mot, ils font avec la bouche l'office de la ventouse. Cette hémorrhagie ne s'arrête qu'après la formation d'un caillot plus ou moins volumineux sous la langue. Lorsque les opérés ouvrent la bouche, on voit, derrière les dents inférieures, une tuméfaction considérable, noirâtre et d'un aspect fongueux ; elle ressemble assez à un volumineux champignon : c'est le caillot, auquel il ne faut pas toucher, car en provoquant sa chute on peut voir l'hémorrhagie se reproduire. Alors le fait est grave ; j'ai vu deux fois des hémorrhagies se renouveler après la chute du caillot, et cela a été une chose difficile et pénible d'arrêter cet écoulement du sang.

J'ai dit que d'autres praticiens avaient eu aussi de ces accidents consécutifs, mais tous ne les ont pas rendus publics. M. Guersent, dans le but d'éclairer cette question , n'a pas hésité à faire connaître les faits qui lui appartiennent. Voici entre autres un cas très remarquable d'hémorrhagie consécutive :

« L'enfant que nous avons opéré ici, devant vous, dit M. Guersent, et à l'occasion duquel nous sommes entré dans les quelques considérations qui précèdent, a son père et un frère également bègues. Il est d'une bonne constitution ; mais une circonstance qui nous était malheureusement inconnue avant l'opération, c'est qu'il est éminemment sujet aux hémorrhagies spontanées , essentielles en quelque sorte. A plusieurs reprises il a eu des épistaxis alarmants que l'on n'est parvenu à arrêter qu'avec peine ; d'autres hémorrhagies également graves ont eu lieu à différentes époques par la bouche. Ce n'est pas tout, et il paraîtrait qu'en outre notre petit opéré a eu la dysenterie et a rendu plus d'une fois du sang avec les selles. Disons enfin qu'ici à l'hôpital, quelques jours avant l'opération, il a eu une hémorrhagie que l'on a eu beaucoup de peine à arrêter, à la suite de l'extraction d'une dent. Evidemment, il existe chez ce sujet une diarrhée hémorrhagique qui ne nous fût pas restée inconnue si nous nous étions informé des antécédents qui sont arrivés trop tard à notre connaissance. Il est vrai de dire cependant que cette circonstance ne nous eût probablement pas détourné de l'opération , tellement nous étions pénétré de son innocuité, de sa bénignité.

» Au moment de l'opération, il s'écoula un demi-verre de sang environ. Le lendemain (vendredi), il survint une hémorrhagie abondante que l'on parvint à arrêter avec des tourdonnets de charpie imbibés d'une dissolu-

tion d'alun employés comme tamponnement. Le surlendemain (samedi), une nouvelle hémorrhagie eut lieu ,
moins abondante que la précédente , et que l'on arrêta
de la même manière. Le dimanche , l'écoulement du
sang ne se renouvela point, et l'on persista dans l'emploi
des lotions froides et de la glace, dont on introduit des
fragments dans la bouche du malade.

» Le lundi matin , l'hémorrhagie reparut plus intense
que jamais : on évalue approximativement à deux livres
la quantité de sang qui s'est écoulée. A notre arrivée à
l'hôpital , quoique l'hémorrhagie touchât à sa fin , nous
nous hâtâmes cependant d'employer le fer rouge , qui
fut porté sur toute l'étendue de la plaie pratiquée au
frein de la langue. Nous avions d'ailleurs grande confiance dans les effets du cautère actuel , qui nous avait
constamment réussi dans les cas d'hémorrhagie que nous
avions eu à combattre après différentes opérations pratiquées par nous, soit en ville, soit à l'hôpital, à la suite
desquels cet accident était survenu.

» Après la visite et la consultation, nous remontâmes à la
salle Saint-Côme pour revoir le malade : le sang n'avait
pas cessé de couler, et nous fîmes une nouvelle application du fer rouge.

» Vingt-quatre heures se passèrent sans hémorrhagie ;
puis le lendemain (mardi matin), le sang coula de nouveau. Le fer rouge fut de nouveau appliqué, et , chose
remarquable , pendant cette opération le sang paraissait
jaillir sur les côtés du cautère avec plus de violence. Il
fallut renouveler la cautérisation sept fois , et encore le
sang continua-t-il à suinter. Nous essayâmes de combat-

tre ce suintement sanguin par l'application de boulettes de charpie imbibées d'une dissolution d'alun soutenues avec une légère compression.

» Le mercredi, il n'y eut pas d'hémorrhagie dans la journée; le soir, un léger suintement sanguin eut lieu, qui persistait encore le jeudi matin. A cette époque, le petit malade était pâle ; mais le pouls, qui battait 120 fois par minute, n'était pas extrêmement faible. On persistait dans l'emploi de la compression ; mais l'état du petit malade continuant à nous inspirer la plus vive inquiétude, afin d'être mieux fixé sur le choix des moyens ultérieurs, si l'hémorrhagie prenait de nouveau un caractère sérieux, dans ce but nous avons cru devoir nous éclairer des lumières de notre confière de l'hôpital Necker. M. A. Bérard, qui se rendra tout-à-l'heure près du malade pour nous aider de ses conseils.

» Ce fait, ajoute en terminant M. Guersent, doit être d'un grand enseignement pour tout le monde, et nous n'épargnerons rien pour qu'il obtienne toute la publicité qu'il mérite. L'intérêt de l'humanité devant être, en effet, le premier mobile de nos actions, notre devoir dans cette conjoncture était de rendre ce fait aussi public que possible, quels que soient d'autre part les mécomptes que les charlatans peuvent y trouver. Si les succès que l'on proclame si haut engagent trop facilement les sujets à se faire opérer, ceux-ci trouveront un frein salutaire à leurs désirs en apprenant d'autre part que l'opération peut être suivie d'accidents graves.

» Pour ce qui est de l'hémorrhagie, elle était arrêtée au moment de la consultation (jeudi matin à dix heures).

Un caillot volumineux recouvrait la plaie ; l'écoulement de la salive, qui entraînait la partie colorante du sang après l'avoir dissoute, aurait pu faire croire à un écoulement sanguin, qui n'existait réellement pas.

» Il fut dès lors convenu que l'on ne toucherait pas au caillot existant, premier moyen employé par la nature pour tarir l'écoulement du sang. On s'opposerait pour lors, autant que possible, au retour de l'hémorrhagie en exposant le malade à un courant d'air frais, plutôt que d'employer la glace, qui occasionne toujours une réaction, laquelle pourrait être suivie de nouveau du *molimen hemorrhagicum.* »

Huit jours après, M. Guersent a fait connaître les suites de cette opération. Je transcris ce fait en entier, parce qu'il donne d'utiles enseignements.

« Nous nous sommes trop hâté en vous annonçant jeudi dernier la cessation complète de l'hémorrhagie qui était survenue chez le petit malade couché au n° 17 de la salle Saint-Côme, que nous avons soumis il y a quinze jours à la section des muscles génio-glosses, dans l'espoir de le débarrasser du bégaiement dont il était atteint. Il serait superflu de revenir de nouveau sur tous les points de son histoire ; nous rappellerons seulement la funeste tendance du sujet aux hémorrhagies, les difficultés que nous avions rencontrées pour arrêter l'écoulement du sang, qui n'avait cédé qu'au huitième jour, et l'état anémique auquel le petit malade s'était trouvé réduit par suite de la grande quantité de sang qu'il avait perdue.

» Au neuvième jour de l'opération, c'est-à-dire vendredi dernier, le sang recommença à couler, lorsque déjà tout paraissait annoncer qu'un pareil accident ne se reproduirait plus: l'hémorrhagie fut peu abondante, et céda aux lotions répétées faites avec l'eau hémostatique de Brocchieri. Une sorte de tamponnement fut pratiqué avec des bourdonnets de charpie, que l'on arrosait à des intervalles très rapprochés avec la même eau.

» Samedi, l'hémorrhagie reparut encore, de même que le mardi et le mercredi; peu abondante, on parvint toujours à l'arrêter, soit avec la poudre d'alun, soit avec l'eau de Brocchieri, soit avec l'eau froide seulement. Mais toutes ces hémorrhagies successives, quoique peu copieuses, considérées séparément, n'en ont pas moins jeté le petit malade dans un état anémique très alarmant. Ajoutons que la dernière hémorrhagie, celle du mercredi, a été plus abondante que celles du mardi et du dimanche, ce qui n'est rien moins que rassurant pour l'avenir.

» Le pouls bat 88 fois par minute ; le petit malade est extrêmement faible ; la peau est exsangue ; la surface du corps présente la coloration propre à l'anémie la plus confirmée. Qu'avions-nous à faire pour le présent ? Relever les forces du malade était la première indication ; dans ce but, nous avons prescrit le quinquina, quelques petites doses de vin de Bagnols, du bouillon par la bouche et en lavement. Pour peu que l'état du malade nous le permette, nous aurons recours au plus tôt aux préparations ferrugineuses pour augmenter la plasticité du sang.

» Quant à l'état de la bouche, nous n'avons rien de

particulier à vous signaler, si ce n'est que quelques petites escarres ne sont pas encore tombées.

» Si l'hémorrhagie venait encore à reparaître, chose malheureusement trop probable, que nous resterait-il à faire? Évidemment la cautérisation avec le fer rouge cesse d'être indiquée, car la chute des escarres qui arriverait ultérieurement préparerait de nouvelles hémorrhagies. Il nous reste donc, comme dernière ressource, d'essayer les compresseurs imaginés dans ce but par M. Martin d'une part, et par M. Charrière de l'autre. »

Enfin, trois semaines après, M. Guersent fit une dernière leçon sur cet opéré. Voici ses paroles :

L'hémorrhagie n'a plus reparu chez notre petit malade, qui a subi l'opération du bégaiement. Il est à présent dans de bonnes conditions, et son état s'améliore tous les jours sous l'influence d'une bonne alimentation jointe aux préparations ferrugineuses (chocolat ferrugineux). Ainsi, nous n'avons désormais plus rien à craindre de fâcheux de ce côté.

Quant au résultat obtenu par la section des génioglosses sur le vice de la parole, il est complétement nul, et l'enfant bégaie comme par le passé. Une circonstance bien plus fâcheuse encore, c'est que la langue se trouve beaucoup plus courte qu'avant l'opération, ou du moins le petit bègue ne peut plus la sortir autant de la bouche qu'auparavant.

Au total, ce fait nous présente encore un exemple des nombreux insuccès qui, de l'aveu du plus grand nombre des opérateurs, s'observent à la suite de l'opération du bégaiement. Nous qui avons accueilli avec faveur cette nouvelle opération, nous qui, un des premiers, l'avons exécutée sur le vivant, et qui, par cela même, avons le droit d'être à l'abri de toute sorte de prévention dont on pourrait nous accuser, nous pouvons affirmer qu'il n'y a eu rien d'exagéré dans ce que nous vous avons dit relativement aux chances peu nombreuses de succès qu'elle présente. Cet avis est d'ailleurs partagé par des hommes recommandables et très compétents dans la matière.

On parle aussi de mort par hémorrhagie et par asphyxie. Tout le monde connaît ce fait si déplorable d'un jeune homme opéré, chez qui la langue a acquis un volume considérable; il s'est formé dans la paroi inférieure de la bouche un vaste clapier; pendant la nuit ces symptômes sont devenus de plus en plus alarmants, et enfin le résultat final a été enveloppé d'un si profond mystère qu'il a été impossible de jamais revoir cet opéré. Combien d'autres faits ont eu le même sort!

Dans la *Gazette des Hôpitaux* du 1er juin, M. Amussat a avoué un cas de mort; le sujet avait été opéré en présence de la commission nommée par l'Académie. Le même journal contient aussi l'histoire d'un homme qui faillit périr asphyxié par le gonflement de la langue, etc.

Si l'on a été assez favorisé pour ne pas avoir ces tristes suites, la plaie marche donc comme nous l'avons dit vers sa cicatrisation. Sur le lieu même de l'incision, il se développe bientôt un bourrelet ou nœud solide qui devient une cause d'un léger embarras pour la langue, et la petite amélioration obtenue après l'opération cesse lors de la formation de ce nœud sous-lingual.

Sous le rapport de l'innocuité, cette opération est définitivement jugée : non, elle n'est pas sans dangers ; son exécution faite par des mains exercées produit encore de funestes résultats.

Sous le rapport de l'utilité, elle est aussi jugée : elle n'est applicable qu'à certaines modifications de la parole, qu'à certains bègues, comme nous l'avons vu dans le commencement de ce chapitre.

Sous le rapport de l'opportunité, il faut d'abord examiner si le bégaiement est assez fort pour faire courir au malade les chances d'une telle opération, et surtout il faut les lui faire connaître, afin que lui-même se décide ou à conserver son bégaiement, ou à s'exposer aux douleurs et aux suites de cette opération. L'opérateur doit, en un mot, céder aux désirs du malade ; il doit se laisser forcer la main et il ne doit pas allécher les malades, comme on l'a vu faire à Paris par un chirurgien militaire.

§ **VIII.** Appréciation des méthodes opératoires.

En très peu de temps plusieurs méthodes ont été imaginées pour agir sur les muscles génio-glosses.

En les examinant d'après l'époque de leur publication, il y a d'abord les trois méthodes de Dieffenbach ; mais nous ne pouvons formuler aucun jugement sur leur valeur réelle et sur leur valeur relative, parce que jusqu'à ce jour elles n'ont pas encore été exécutées à Paris. Ce que l'on en sait, c'est que Dieffenbach a presque toujours réussi. Il n'agit pas seulement sur les génio-glosses, mais il change l'innervation de la langue en la divisant à sa racine, comme nous l'avons vu plus haut. C'est donc son témoignage qui nous sert de base, et qui nous fait accepter comme authentiques les résultats qu'il a fait connaître.

Vient ensuite l'opération que j'ai faite sur les génio-glosses à leur épanouissement dans la langue. Cette méthode, bien qu'ayant donné des résultats heureux, n'en doit pas moins être abandonnée; elle est entourée de trop d'écueils pour que l'on puisse la conserver dans la pratique. L'hémorrhagie est *toujours* très abondante, et l'on ne possède aucun moyen de l'arrêter, si ce n'est par une seconde opération plus pénible et plus cruelle que celle faite pour guérir le bégaiement. Ensuite la langue est brusquement abandonnée à elle-même, sans appui, sans soutien, et elle a une grande force de rétraction qui la fait renverser en arrière, écraser la glotte, et produire une suffocation qui peut devenir funeste à l'opéré.

Cependant par cette méthode j'ai eu des résultats que n'ont pas obtenus d'autres opérateurs en exécutant d'autres procédés; je veux parler des spasmes de la figure et du cou, qui ont presque toujours cessé. Est-ce que, par cette section profonde sous la langue, je faisais la division des gros troncs nerveux, comme le fait Dieffenbach par ses méthodes? c'est probable; mais comme je ne portais pas l'instrument aussi loin et aussi profondément qu'il le fait, je n'ai pas aussi toujours eu des succès aussi complets que ceux qu'il fait connaître. Quoi qu'il en soit, je n'hésite pas à abandonner mon opération, pour faire la section des génio-glosses à leur insertion à l'apophyse géni, comme le fait M. Velpeau.

Le procédé de M. Velpeau n'a pas les inconvénients du mien ; il est d'une exécution plus facile, il n'expose pas le malade à d'aussi grands périls, et l'hémorrhagie consécutive est le plus ordinairement très faible. M. Amussat opère par le procédé de M. Velpeau et quelquefois par le mien.

Il est nécessaire de bien apprécier la valeur des résultats obtenus jusqu'à ce jour par nos procédés. D'après ce que j'ai vu, soit des résultats de MM. Velpeau et Amussat, soit des miens, je considère comme un devoir de dire aux praticiens que cette opération n'est applicable que dans certaines conditions, et que dans la majorité des cas elle modifie seulement le bégaiement, et souvent elle est impuissante pour corriger les accès spasmodiques que l'on voit sur la figure des bègues lorsqu'ils veulent parler.

Cette opération donne des résultats bien remarquables lorsque le bégaiement est fort sur les lettres qui se prononcent avec la langue, soit avec la langue seule, ou lorsque la langue porte sur les dents. Elle modifie seulement le bégaiement sur les lettres sifflantes, et elle est quelquefois impuissante lorsque le sujet bégaie en prononçant les labiales.

Nous avons rapporté le procédé *créé* par M. Baudens ; comparons ce procédé avec celui de M. Velpeau, et nous verrons quel effort d'imagination a fait M. Baudens pour produire *son procédé*. M. Baudens fait asseoir son malade comme M. Velpeau, comme M. Amussat, comme tout le monde enfin.

Il dit ensuite : « Un aide place ses deux petits doigts dans la commissure des lèvres pour les tirer en arrière. »

Dieffenbach (1) : « Pendant qu'un aide retirait en arrière, avec des crochets obtus, les coins de la bouche, etc. »

M. Baudens saisit avec une érigne la membrane muqueuse sur la ligne médiane...

M. Velpeau saisit la membrane muqueuse avec des pinces ou avec une érigne.

M. Baudens se sert de ciseaux pour couper l'attache des muscles.

Les autres opérateurs se servent du bistouri. Voilà ce qui donne à M. Baudens le droit de faire une leçon dans laquelle il parle de trois opérations de bégaiement *faites par son procédé.*

Il faut être juste envers tout le monde, il faut laisser à M. Baudens ce qui lui appartient. Dans l'histoire de l'opération faite pour guérir le bégaiement, M. Baudens a substitué les petits doigts d'un aide aux crochets obtus de Dieffenbach, et il a remplacé le bistouri de M. Velpeau par les ciseaux!!! *risum teneatis...* (2)

La méthode sous-cutanée n'a pas encore assez produit de faits pour pouvoir être définitivement appréciée ; cependant on doit déjà lui accorder un grand avantage sur les autres méthodes, c'est qu'elle met les malades à l'abri des hémorrhagies et des inflammations de la plaie.

Quant à la méthode par la ligature, elle n'a, je pense,

---

(1) *Annales de chirurgie.* t. I, p. 424.
(2) Brochure de M. Baudens.

été appliquée qu'une seule fois : le résultat a été satisfaisant ; mais il faut un plus grand nombre de faits pour la juger.

M. Amussat vient de modifier son opération : il la divise en deux temps, de sorte qu'il parvient quelquefois, dit-il, à changer l'état des bègues en opérant le premier temps, qui consiste à couper seulement le frein de la langue, en allongeant plus ou moins l'incision sur les côtés ; ensuite il résèque les glandes salivaires, en respectant le plus possible les conduits de Warton. Cette résection, dans la pensée de M. Amussat, n'a pas pour but d'améliorer l'état de la parole, mais il pense obtenir une cicatrice moins forte et moins volumineuse. C'est après n'avoir obtenu aucun résultat avantageux qu'il coupe les génioglosses en s'éloignant de l'apophyse géni. Cette opération faite par ce procédé est très longue et très douloureuse. M. Amussat a de nouveau modifié cette opération : voilà donc trois modifications ! Cette dernière consiste à ébarber les génio-glosses, soit dans la partie inférieure de la langue, soit sur leurs faisceaux isolés.

En résumé, les procédés opératoires qui ont été imaginés pour guérir le bégaiement varient suivant la théorie que chacun a conçue de cette difformité.

Nous devons diviser les méthodes opératoires en deux classes.

1 L'opération qui tend à modifier l'innervation de la langue ;

2° L'opération qui tend à rendre plus de liberté à la langue.

La première de ces deux classes comprend :

1° Les opérations faites sur la langue au moyen du bistouri : elles appartiennent à Dieffenbach ;

2° L'opération faite sous la langue par l'instrument tranchant : c'est celle que j'ai exécutée pour la première fois ;

3° L'opération faite sur la langue par des ligatures : elle appartient à M. Velpeau.

La seconde classe renferme les opérations qui ont été faites sur l'attache du muscle génio-glosse; elle peut être exécutée par trois procédés différents, qui sont celui de Velpeau, Amussat et le mien.

Enfin la section des génio-glosses a aussi été faite par la méthode sous-cutanée.

Dieffenbach a opéré de deux manières, suivant la plus ou moins grande longueur de la langue. Lorsque la langue est trop courte, il fait seulement une incision transversale sur la racine de la langue ; cette incision divise toute l'épaisseur de cet organe, sépare en deux parties toute la musculature linguale, et en change l'innervation; il réunit ensuite les deux parties divisées par six points de suture forts et épais.

La seconde opération est plus grave; elle est indiquée surtout dans ces cas où la langue est trop longue ; et ce qui la distingue de la première, c'est l'ablation d'un morceau triangulaire qu'il faut former aux dépens de la racine de la langue. Pour exécuter cette opération, il faut amener dehors la bouche la langue du bègue, en la tenant avec des pinces de Museux ; on la fait ainsi sortir de toute sa longueur: on enfonce à la base de la racine de la langue un bistouri étroit, on traverse l'organe d'un côté à l'autre, et en relevant le tranchant de la lame on coupe la langue en deux parties. Il faut aussitôt accrocher avec une érigne le moignon postérieur, afin qu'il ne retombe pas sur la glotte. Ce mouvement pourrait devenir mortel, en empêchant le malade de respirer. L'aide qui tient la partie antérieure de la langue doit donner toute son attention à cet acte important de l'opération; car il pourrait aussi arracher la partie antérieure de la langue s'il faisait le moindre mouvement brusque ou inopportun.

L'opérateur prend alors avec des pinces un morceau triangulaire qu'il emporte avec un bistouri, hors de la partie de la langue que l'aide tient; ensuite il fait passer six points de suture, en commençant par le moignon postérieur et en finissant sur la partie antérieure de la langue. Ces deux parties sont ainsi réunies, et l'hémorrhagie, *toujours* abondante, est arrêtée. L'écoulement du sang est d'autant plus sûrement maîtrisé que l'on a fait pénétrer les aiguilles plus profondément dans la plaie.

Lorsqu'on enlève la première ligature, il sort des points de suture quelques gouttes de sang; il ne faut pas continuer l'extraction des fils. Ces gouttes de sang sont un avertissement que la cicatrisation n'est pas encore assez solidement établie; ces fils doivent être enlevés sans secousses; le malade doit tirer la langue hors de la bouche; on prend alors avec des pinces l'extrémité d'une ligature un peu au-dessous du nœud, on la soulève, et on la coupe au-dessous du nœud. La cicatrice reste toujours visible ; la partie antérieure de la langue est un peu atrophiée, et il existe un sillon plus ou moins profond entre le moignon postérieur, qui a conservé son innervation et sa circulation première, et entre la partie antérieure, qui a subi des changements dans ses deux principes d'existence.

Dieffenbach a également fait la section transverse de la langue en conservant la membrane muqueuse qui recouvre supérieurement cet organe. Il ne se loue pas infiniment de cette pratique, et je pense qu'il y a renoncé.

L'opération que j'ai faite sous la langue consiste à soulever cet organe avec une érigne, et à tendre le plus possible l'éventail musculaire formé dans la langue par les génio-glosses. Ensuite j'ai ouvert la membrane muqueuse avec des ciseaux, et j'ai fait entrer sous la langue un crochet tranchant sur sa concavité. Cet instrument chargeait l'éventail musculaire, et en le ramenant hors de la bouche, par le mouvement d'un quart de cercle d'étendue, j'ai coupé toute la musculature inférieure de cet organe.

L'hémorrhagie qui a suivi cette opération a constamment été très abondante, et l'on est pour ainsi dire privé de tout moyen d'action pour l'arrêter ; car elle se fait en nappe ou par de petites artères que l'on ne peut pas saisir.

Dans le but d'éviter l'hémorrhagie si abondante après la division de la langue, M. Velpeau a cherché à modifier la méthode de Dieffenbach ; il a limité avec de fortes ligatures le coin triangulaire que Dieffenbach emporte avec le bistouri. L'opération de M. Velpeau consiste à faire passer à la base de la langue une forte ligature double; on sépare les chefs doubles, de sorte que l'on peut en serrer deux en arrière et deux en devant; on forme de cette manière un coin dont le sommet est renversé et dont la base répond à la face supérieure de la langue.

Les opérations qui ont été faites sur l'attache des génio-glosses à la mâchoire inférieure, ont eu pour but de donner plus de liberté à la langue, soit en permettant son allongement, soit en facilitant ses divers mouvements; elles ont été faites sur trois points différents de l'espace compris entre l'orifice des canaux de Warton et l'insertion musculaire à l'apophyse géni.

M. Velpeau coupe le muscle près de l'apophyse géni; il soulève la muqueuse avec des pinces, et, après l'avoir ouverte, il coupe le muscle avec un bistouri. J'ai jusqu'à ce jour coupé les muscles génio-glosses au-dessous des canaux de Warton; après avoir fait soulever la langue par une érigne implantée dans le filet, j'enfonce un canif recourbé en serpette sur un des côtés des génioglosses, et en abaissant le manche de l'instrument, la lame coupe en un instant toute la musculature qu'elle rencontre sur son passage : ce procédé est exécuté avec une grande promptitude.

M. Amussat divise cette opération en deux parties qu'il nomme *temps*; il recommande de *méditer profondément* le premier temps, qui consiste à couper *le filet*. Alors on fait parler le malade; s'il n'y a pas d'amélioration dans la parole, M. Amussat coupe la partie supérieure des glandes sublinguales. On engage l'opéré à

26

parler encore ; si les spectateurs ne sont pas satisfaits , M. Amussat coupe les muscles génio-glosses. La résection des glandes sublinguales et la division de cette opération en deux temps , sont deux choses qui appartennent à M. Amussat. Jusqu'à ce jour on a peu compris la portée de cette résection des glandes , aussi M. Amussat donne le conseil aux chirurgiens de la *méditer profondément.*

On peut conclure de ces méthodes que la division du frein de la langue réussit quelquefois, si on a étendu la section à droite et à gauche , sur une longueur de sept à huit lignes ; et que cette opération n'expose le malade à aucun danger.

La section des génio-glosses à leur attache à la mâchoire réussit rarement d'une manière complète. Elle expose les malades à de grands dangers ; nous avons vu qu'un opéré de M. Amussat était mort des suites de cette myotomie.

L'excision d'un morceau triangulaire, dehors de la pointe de la langue, a peu d'action sur le bégaiement. La méthode par la ligature est un peu plus satisfaisante.

Et la section des piliers du voile du palais comme elle a été faite par M. Velpeau n'a produit aucune amélioration. Quant aux modifications de M. Amussat, il y a ceci de remarquable : c'est que par son premier procédé il a obtenu et publié des succès étonnants (*Gaz. des Hôpit.*) : il a imaginé un second procédé qui a encore donné des résultats étonnants , enfin il a imaginé un troisième procédé qui a donné des résultats toujours étonnants ! M. Baudens n'a jusqu'à présent trouvé qu'un procédé aux résultats étonnants. M. Amussat est donc beaucoup plus étonnant que M. Baudens.

Quelques opérateurs ont bien encore modifié ces procédés : ils coupent un millimètre au-dessus ou au-dessous du point sur lequel M. Velpeau et moi agissons ; ils se servent de ciseaux lorsque d'autres emploient le bistouri, et alors dans l'histoire de l'opération on trouve le procédé de M. Baudens, etc., etc.

Il ne faut pas oublier, parmi tous ces procédés, ce qui a été fait en Angleterre. M. Jearsley, de Londres, a réséqué les amygdales, et a coupé la luette afin de laisser à l'air un passage plus libre. Selon ce chirurgien, le bégaiement dépend d'un empêchement apporté à la sortie de l'air lors de l'expiration.

Quel est le résultat final de l'exécution de toutes ces méthodes et de tous ces procédés ? Dieffenbach dit avoir obtenu presque autant de succès qu'il a fait d'opérations. Il faut croire ce que ce célèbre opérateur publie, parce que ces assertions sont entourées de preuves qu'on ne peut pas hésiter à admettre. Il cite comme témoins de ses opérations MM. de Humboldt, J. Muller, Schœulein, etc., et ensuite on conçoit que la division totale des nerfs de la langue produise un changement dans l'innervation de cet organe.

M. Bonnet, de Lyon, a également fait connaître quelques succès ; le caractère et le talent de M. Bonnet sont des garanties de la véracité des faits qu'il a annoncés.

Maintenant faut-il ajouter foi à ces succès *si nombreux* rapportés par les journaux de médecine de la capitale ?

Nous pensons que les opérateurs se sont abusés sur leurs résultats, et que les succès qu'ils ont proclamés si haut ne sont que quelques légères modifications dans la parole, produites immédiatement par l'opération. Ces modifications pour la plupart, cessent à mesure que la cicatrisation de la plaie se fait; il est arrivé qu'un bègue bégayait plus fortement après l'entière guérison de la plaie qu'avant d'avoir été opéré. Les recherches que j'ai faites sur les bègues m'ont donné les chiffres suivants :

Sur cent individus parlant mal, et que l'on appelle improprement bègues, on trouve seulement cinq sujets bégayant réellement, et ceux-là seuls sont aptes à être opérés avec succès. De ces cinq individus, on compte deux ou trois qui bégaient seulement sur les lettres linguales; dans ces cas l'opération est brillante par ses résultats. le bégaiement cesse entièrement. Les deux autres bégaient sur les linguales et sur les labiales; alors l'opération fait seulement disparaître le bégaiement des linguales, et elle modifie à peine le bégaiement des labiales.

J'ai vu dans le service de M. Velpeau un succès brillant après une opération faite sur un sujet qui bégayait, c'est-à-dire qui redoublait les linguales.

Les quatre-vingt-quinze autres individus ne bégaient pas, mais ils parlent mal, soit parce qu'ils ferment la bouche en voulant parler, soit parce qu'ils ne respirent pas, soit parce qu'ils ne peuvent pas ou ne savent pas se servir de la langue pour aider l'articulation, soit enfin parce qu'ils n'ont rien à dire.

Ce sont autant de modifications qu'il faut savoir apprécier, et cependant ce sont autant de cas que M. Amussat opère. Nous répéterons à ce chirurgien le conseil *qu'il a eu l'idée* de donner aux praticiens, c'est de *méditer profondément* sur les variétés que nous venons d'énumérer, afin de ne plus déchiqueter la bouche de tous ces pauvres sujets qui ont le malheur de ne pas manœuvrer la langue aussi habilement que ceux qui ne se fatiguent pas de la mutiler.

FIN.

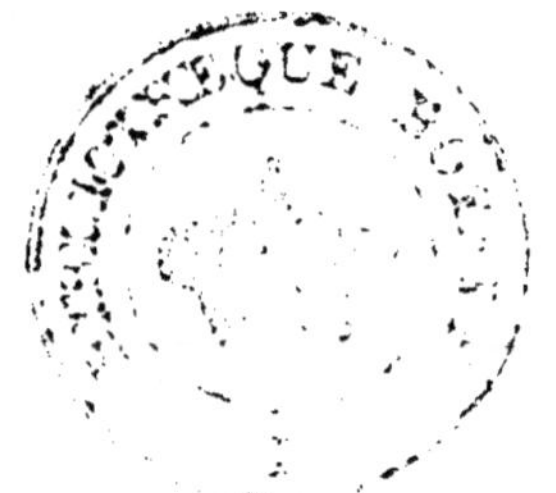

TABLE DES MATIÈRES.

EXPLICATION DES PLANCHES.

___

PLANCHE PREMIÈRE.

Fig. 1. Ténotome de Dieffenbach.
Fig. 2. Machine de Stromeyer.

PLANCHE DEUXIÈME.

Fig. 1. Botte de Scarpa modifiée.
Fig. 2. Carcasse en fer de la botte de Scarpa pour le traite-
    ment du pied-équin.
Fig. 3. Semelle articulée pour le traitement du pied-équin-
    varus.

PLANCHE TROISIÈME.

Fig. 1. Pied-varus.
Fig. 2. Pansement du pied précédent après la section des ten-
    dons, pour ramener le pied-varus dans la forme du
    pied-équin.
Fig. 3. Pied-équin après la section des tendons du valgus.
Fig. 4. Pansement du pied-valgus après la section des ten-
    dons, pour produire un pied-équin.

PLANCHE QUATRIÈME.

Fig. 1. Pied-équin du premier degré.
Fig. 2. Pied-équin du deuxième degré.
Fig. 3 et 4. Pied-équin du troisième degré.

PLANCHE CINQUIÈME.

Fig. 1. Pied-varus du premier degré.
Fig. 2. Pied-varus du deuxième degré.
Fig. 3 et 4. Pied-varus du troisième degré.

PLANCHE SIXIÈME.

Fig. 1. Pied-valgus du premier degré.
Fig. 2. Pied-valgus du deuxième degré.
Fig. 3. Pied-valgus du troisième degré.
Fig. 4. Pied-Talus.

PLANCHE SEPTIÈME.

Fig. 1. Appareil de M. Bouvier pour le traitement du torti-
colis.
Fig. 2. Clef pour agir sur les vis.
Fig. 3. Appareil dont je me sers pour guérir le torticolis.
Fig. 4. Tige en fer articulée à la plaque dorsale.

PLANCHE HUITIÈME.

Fig. 1. Appareil pour redresser les doigts après la section des
tendons.
Fig. 2. Profil de l'appareil.

PLANCHE NEUVIÈME.

Fig. 1. Gouttière pour recevoir la jambe opérée.
Fig. 2. Pansement de la jambe opérée.
Fig. 3. Appareil pour obtenir le redressement.

PLANCHE DIXIÈME.

Appareil pour redresser la jambe opérée.

PLANCHE ONZIÈME.

Fig. 1. Premier temps de l'opération du strabisme.
Fig. 2. Deuxième temps de l'opération du strabisme.

PLANCHE DOUZIÈME.

Opération du bégaiement.

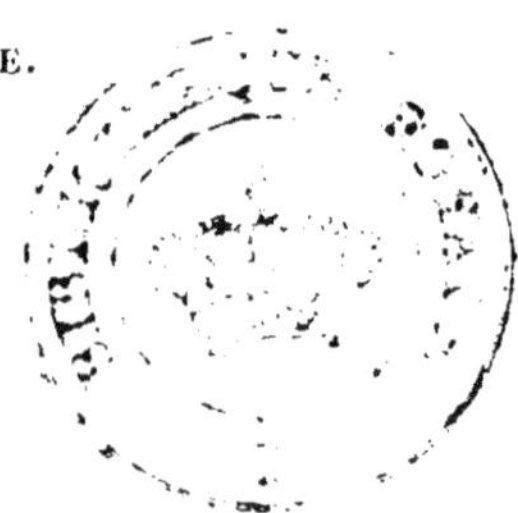

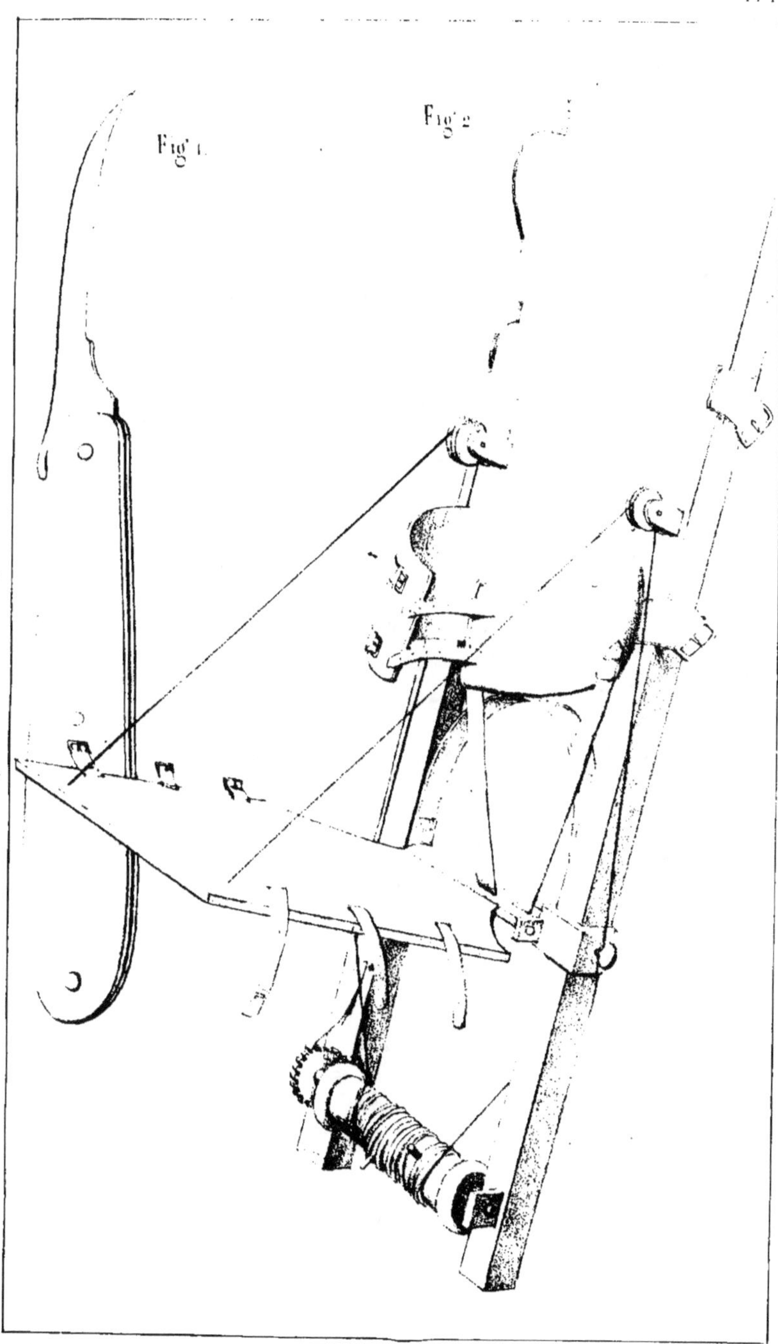

Fig. 1.
Fig. 2.
Ch. Phillips del.

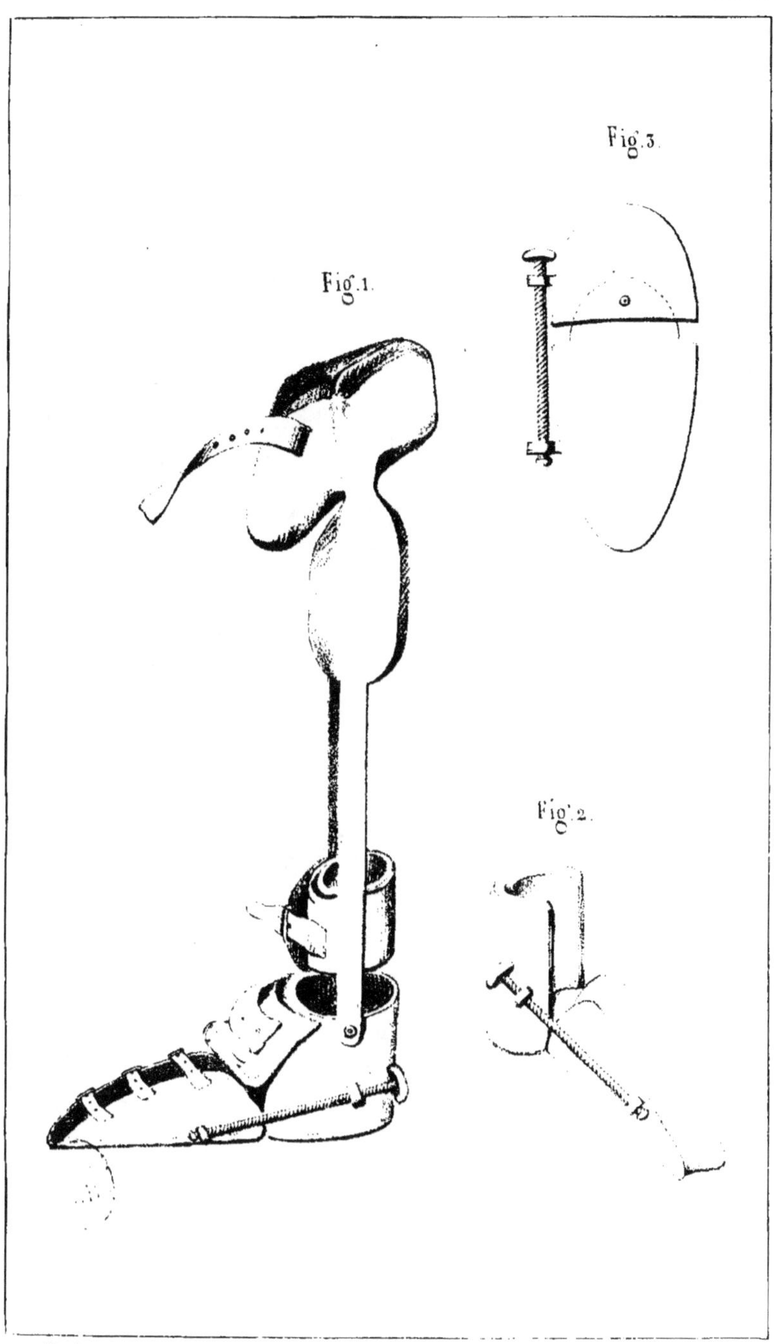

Fig. 1.
Fig. 2.
Fig. 3.
Ch. Phillips del.

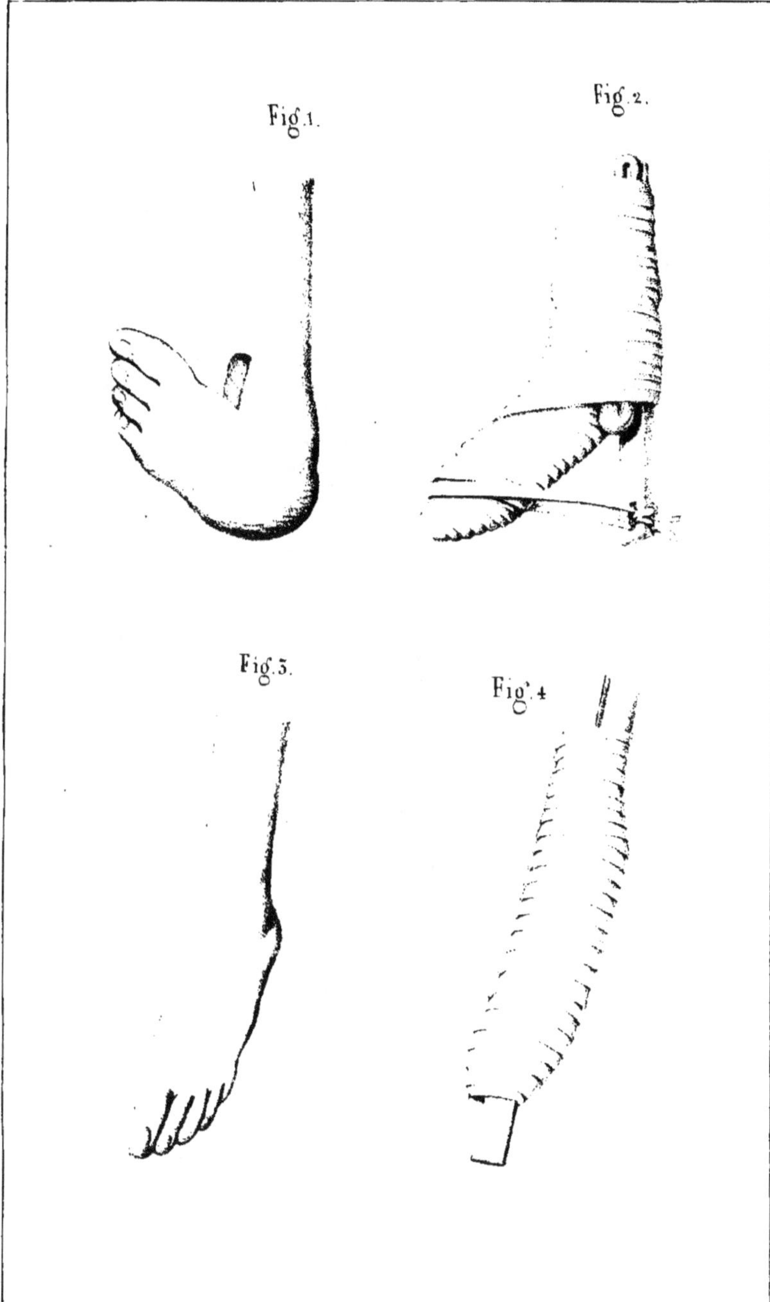

Ch. Phillips del.

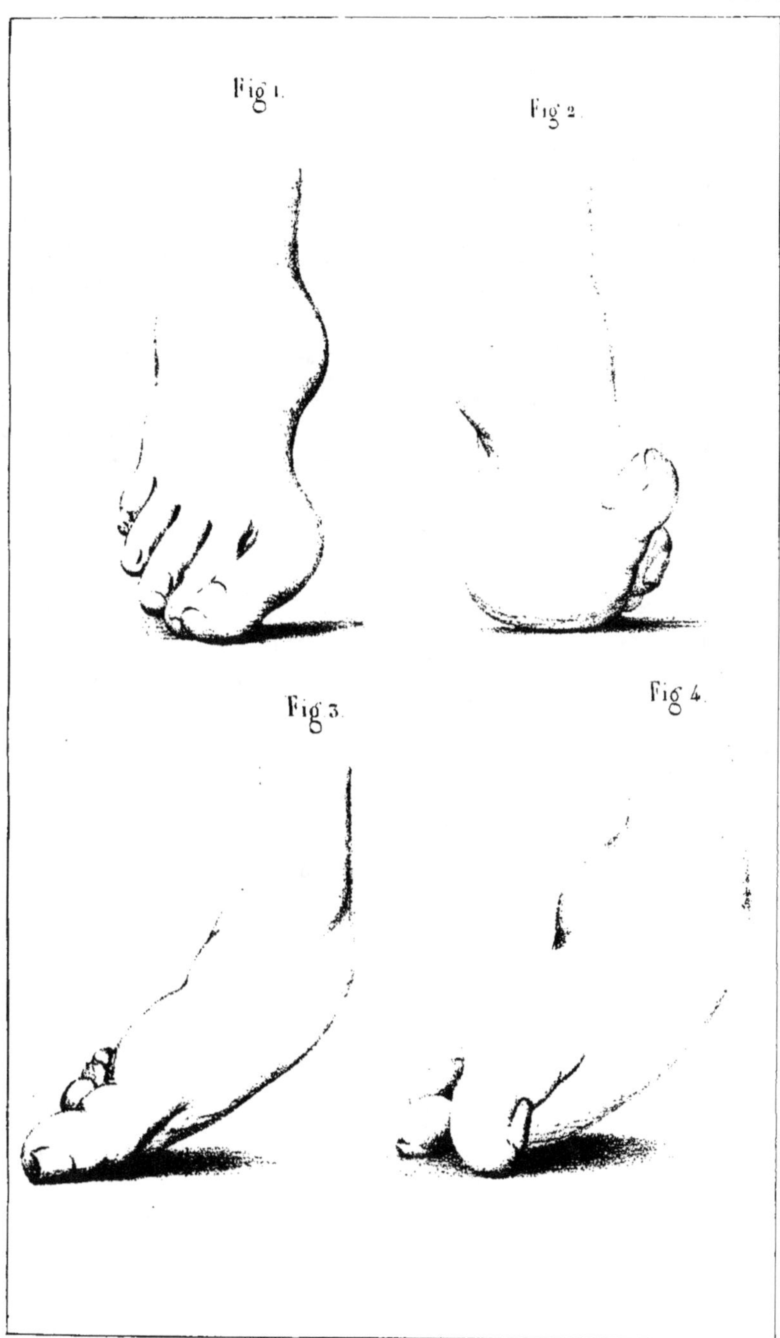

Ch. Phillips del.   Imp. Lemercier, Bénard et C.

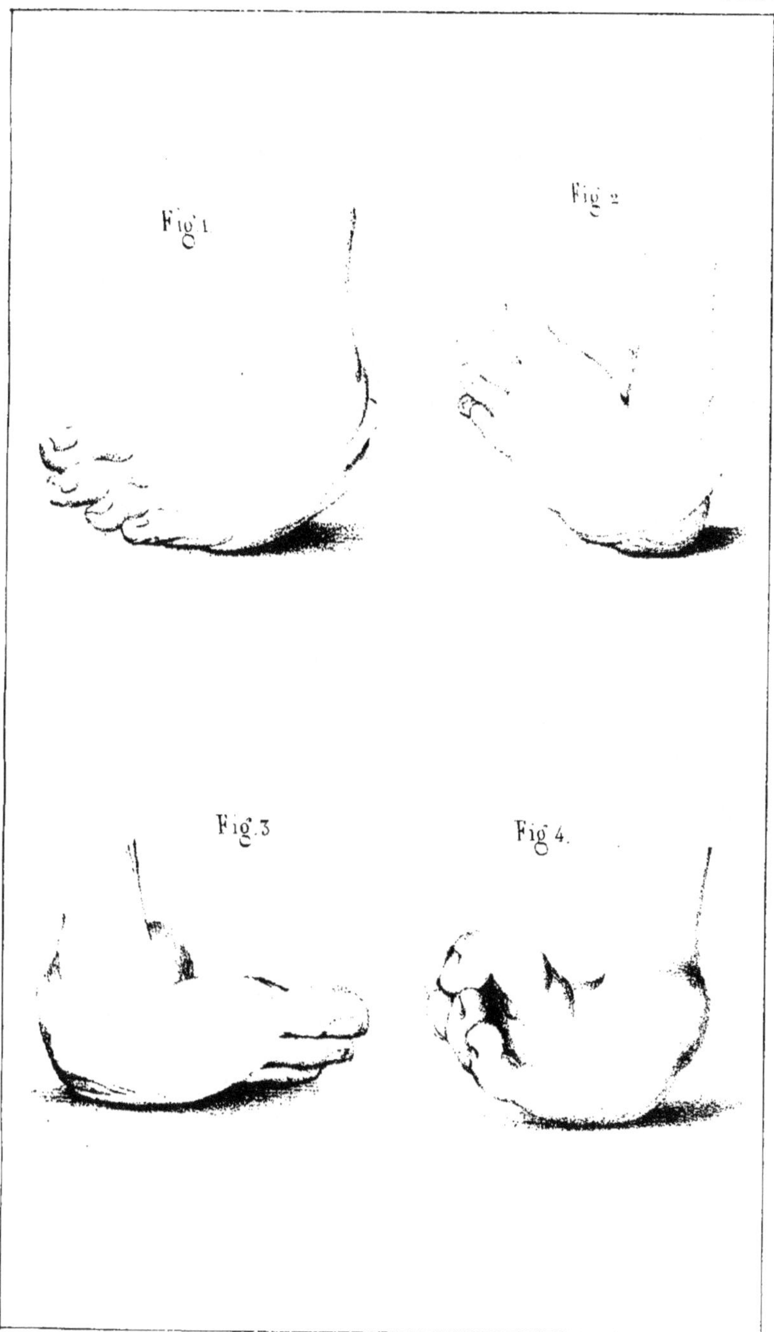

Ch. Phillips del.

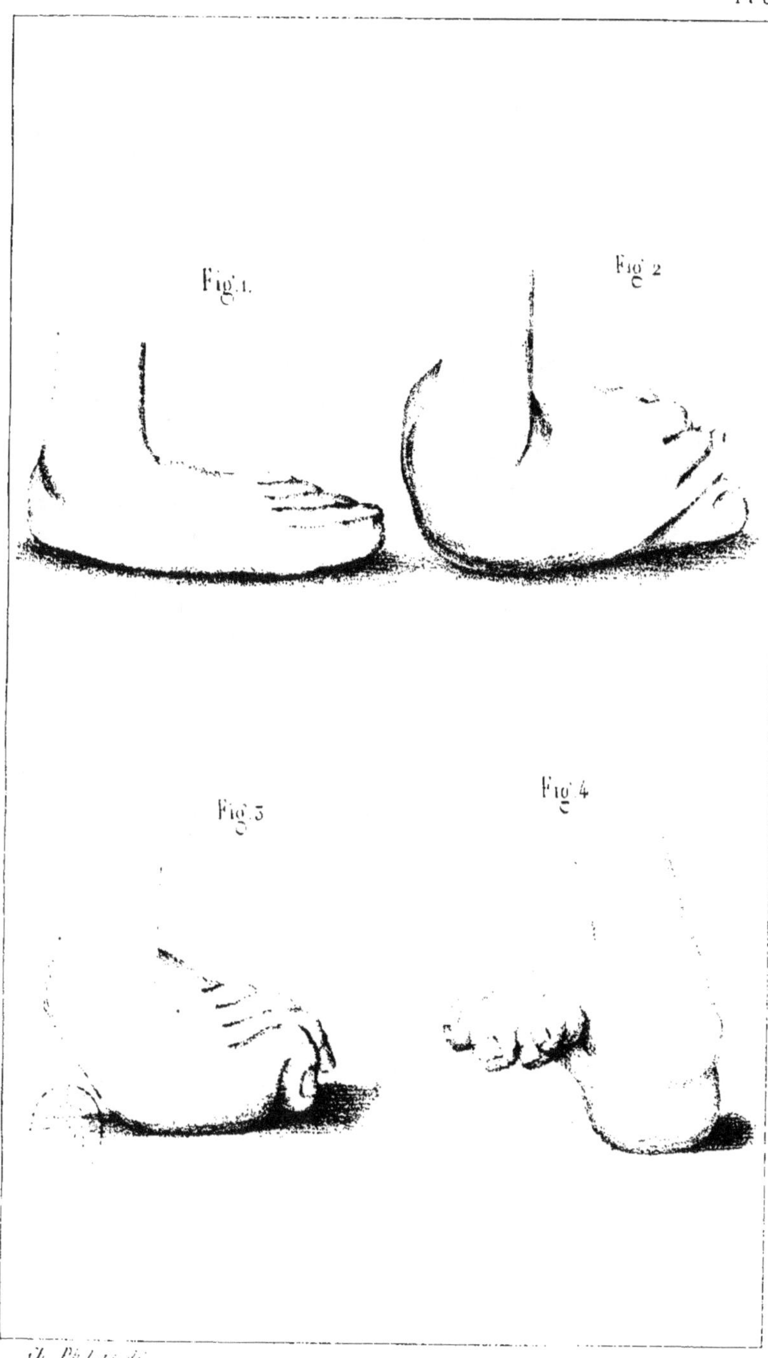

Ch. Philippe del.

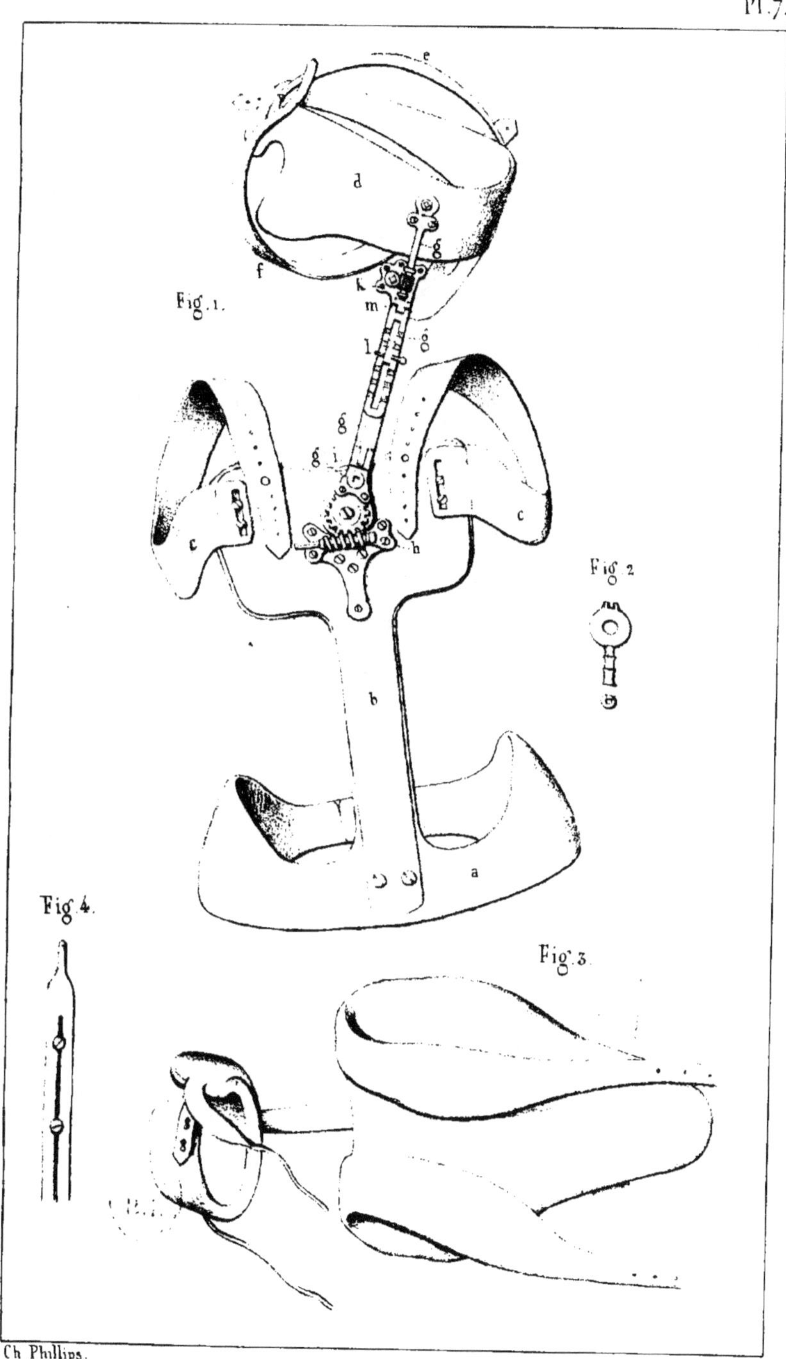

Fig.1.
Fig. 2
Fig. 3
Fig. 4.
Ch Phillips.

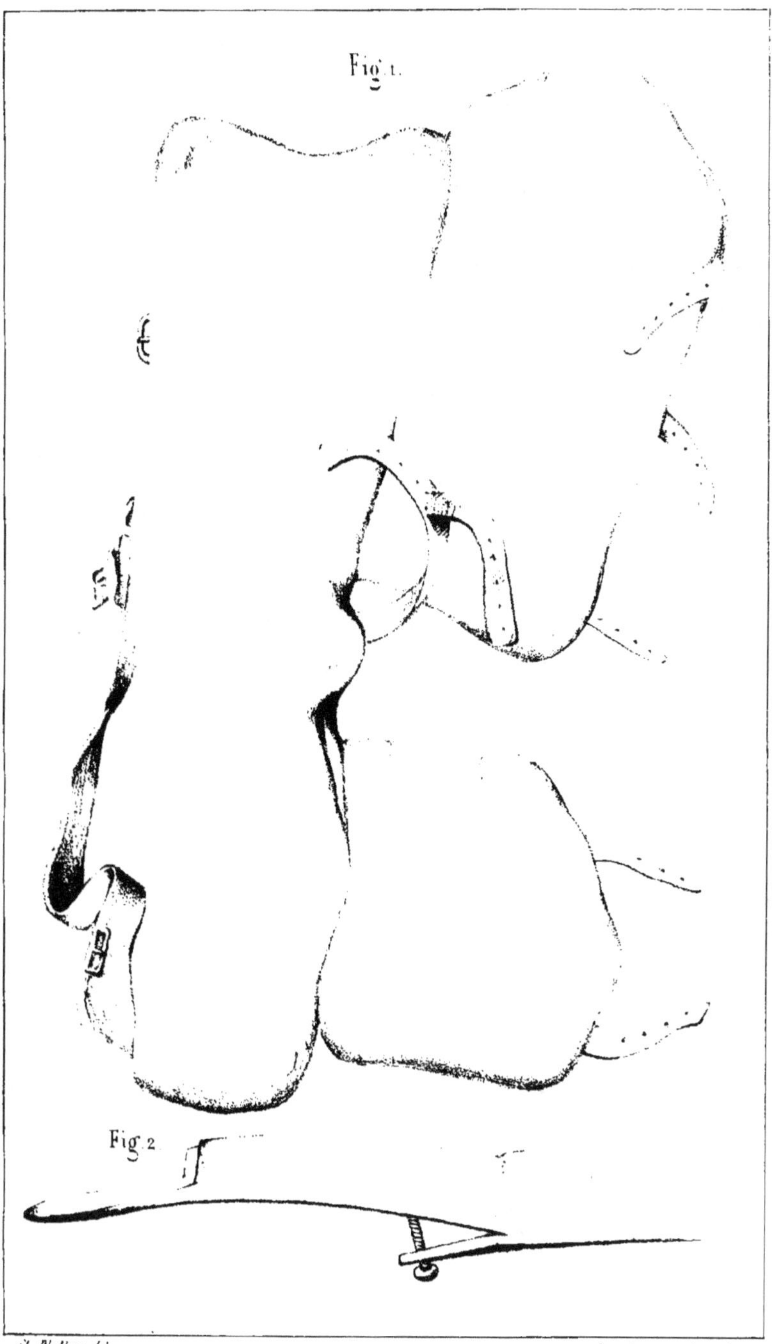
Fig. 1.
Fig. 2.
Ch. Phillips del.
Imp. Lemercier Bénard et c.

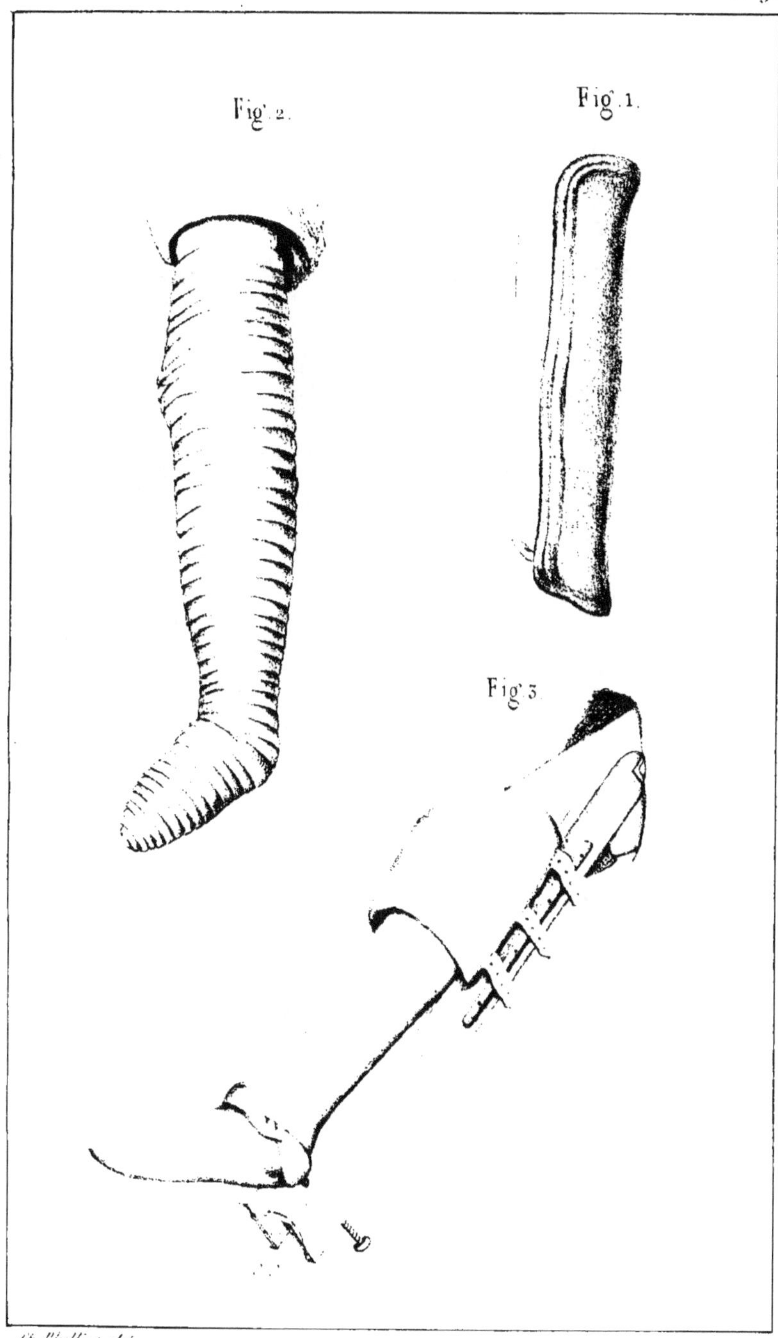
Fig. 2.
Fig. 1.
Fig. 3.

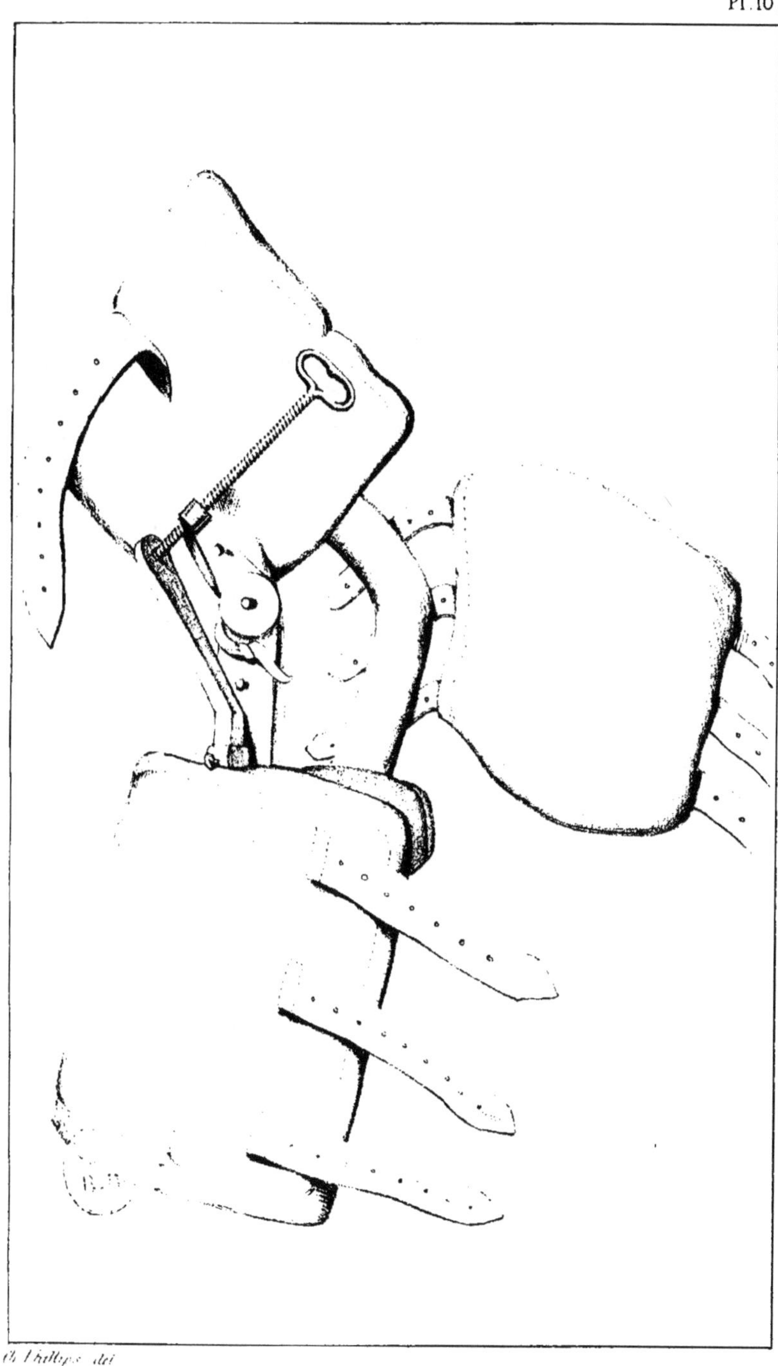

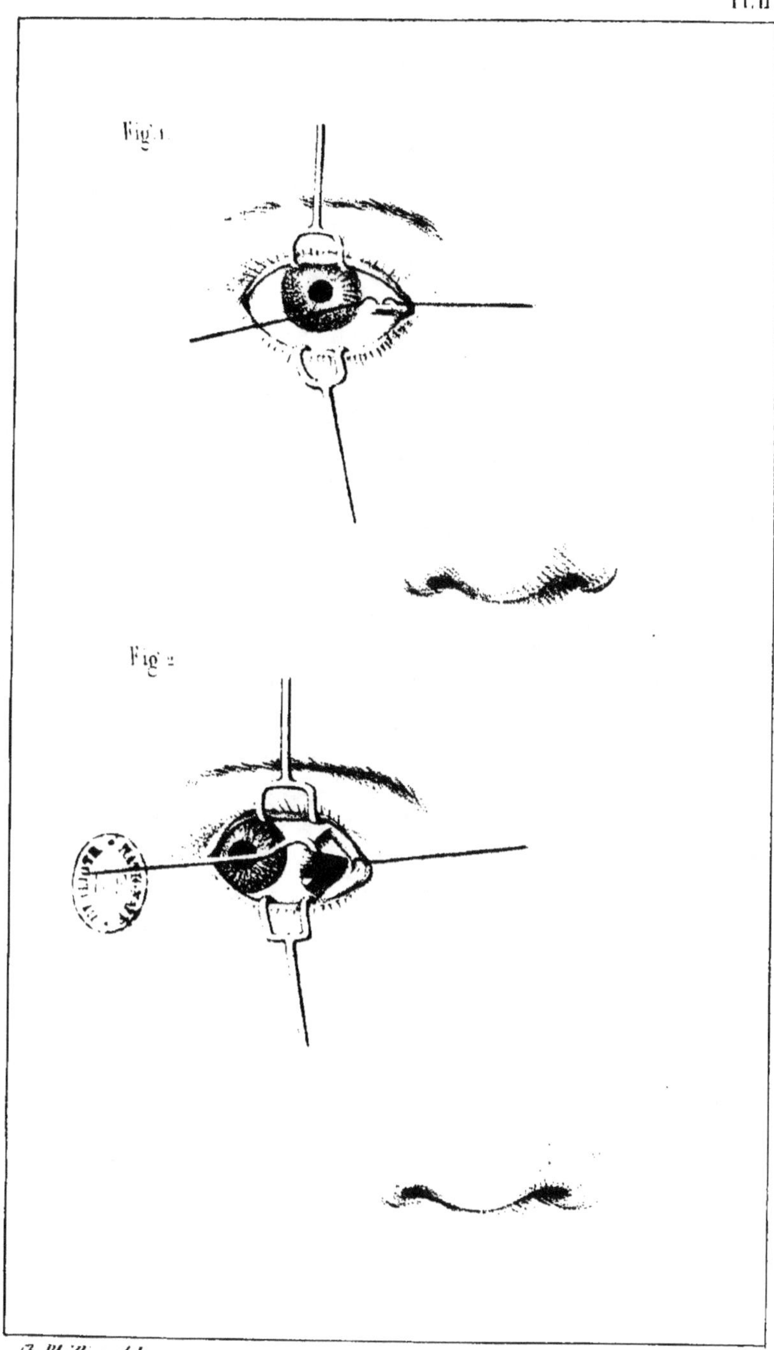

Ch. Phillips del.

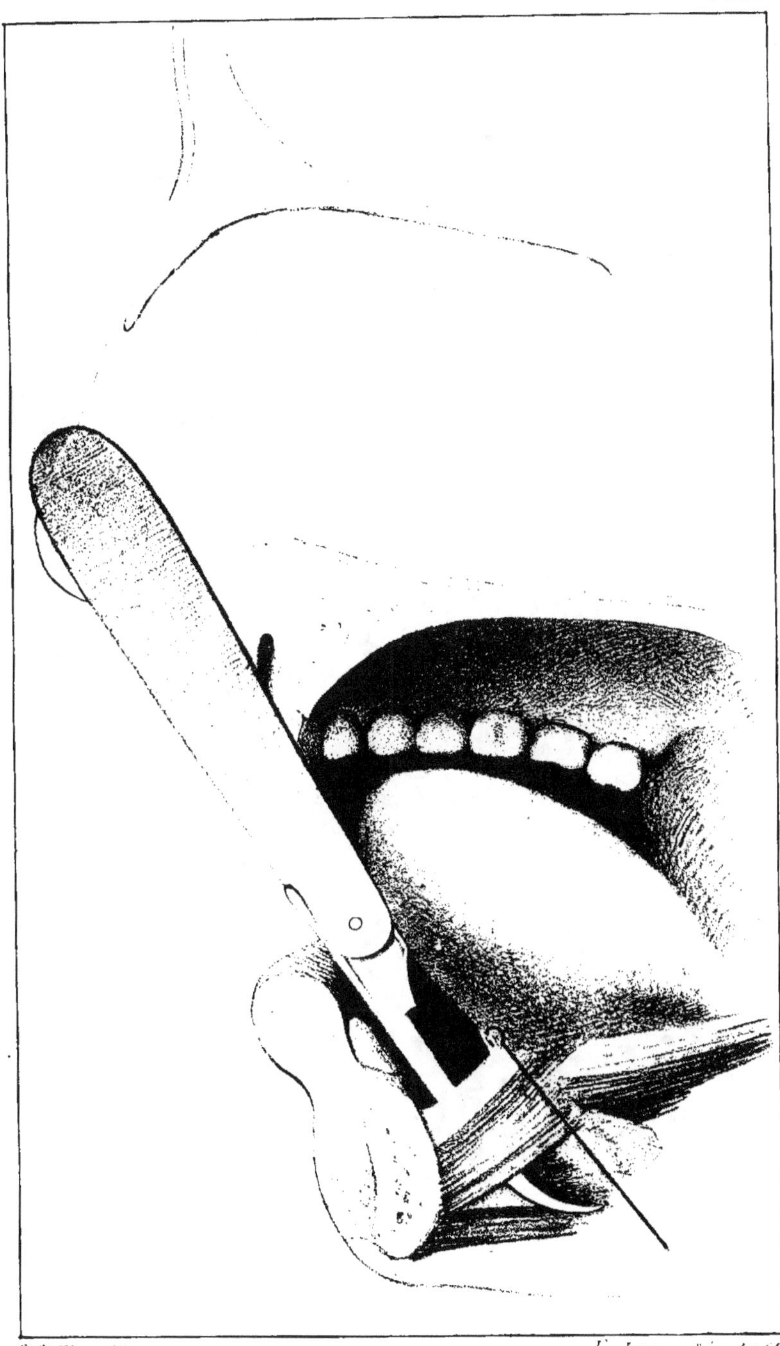

Pl. 12.
Ch. Phillips del.
Im. Lemercier Benard et C.